全国高等医学院校教材

供临床医学、预防医学、全科医学、护理、检验及相关专业使用

医学统计学

（修订版）

主　编　王福彦　赵宏林

科学出版社

北　京

内 容 简 介

本书以应用为目的，全面、系统地介绍了医学科研及临床中应用到的统计学方法，全书共18章，前9章为医学统计学的基础内容，10～14章为多因素统计分析方法，15～18章为针对医学科研需求的专题性统计方法。全书内容简明实用、要点突出；每章以“临床实例”的方式引入主要内容；软件辅助，将统计学的学习与软件应用有机结合，适用于医学相关专业本、专科生，研究生教学和岗位培训。

图书在版编目(CIP)数据

医学统计学 / 王福彦，赵宏林主编．—修订本．—北京：科学出版社，2016.8

全国高等医学院校教材

ISBN 978-7-03-049433-7

Ⅰ．医…　Ⅱ．①王…　②赵…　Ⅲ．医学统计－统计学－医学院校－教材

Ⅳ．R195.1

中国版本图书馆CIP数据核字(2016)第171011号

责任编辑：郝文娜 / 责任校对：桂伟利

责任印制：赵　博 / 封面设计：陈　敬

科学出版社 出版

北京东黄城根北街16号

邮政编码：100717

http://www.sciencep.com

天津市新科印刷有限公司 印刷

科学出版社发行　各地新华书店经销

*

2016年8月第　一　版　开本：787×1092　1/16

2024年1月第十一次印刷　印张：15 1/4

字数：362 000

定价：39.80元

（如有印装质量问题，我社负责调换）

《医学统计学》(修订版)
编写人员

主　编　王福彦　赵宏林

副主编　葛　杰　张星光　程晓萍

编　者　(按姓氏笔画排序)

王春生　湖州师范学院医学院
王丽华　黄河科技学院医学院
王福彦　台州学院医学院
包丽红　内蒙古民族大学医学院
占颖鹏　南昌市卫生学校
朱坚胜　台州医院
杜茂林　内蒙古医科大学
余　清　温州医科大学
张　鹏　泰州职业技术学院
张星光　内蒙古医科大学
范春红　杭州医学院
周玲玲　台州学院医学院
赵宏林　内蒙古民族大学医学院
高玉敏　内蒙古医科大学
贾　芳　河套学院医学系
盛爱萍　金华职业技术学院医学院
龚戬芳　浙江海洋学院医学院
葛　杰　齐齐哈尔医学院
韩云峰　齐齐哈尔医学院
程晓萍　辽宁医学院
董海娜　丽水学院医学与健康学院

前 言

PREFACE

一、撰写动因

在给研究生及医学继续教育学生的统计学讲课中，常有学员讲道："医学统计学系统学了4、5次，仍学不会。"也有许多临床及科研工作者因不能正确应用医学统计方法而烦恼。对此，笔者作了长期的思考与探索，总结医学统计学难学有如下原因：

第一，医学统计学的学科特点使然。统计学是一门透过偶然现象分析事物内在规律的学科，思维上的抽象是其主要特点，而医学生习惯于直觉、感性思维，难以适应抽象思维方法。另外，统计学的出发点是群体，从宏观上认识事物，而医学生习惯于关注具体疾病的个体问题，群体、宏观思维的建立有一定难度。

第二，教材、教法的缺陷。现有的教材、教法，使学生将更多的时间用在统计计算过程，学生的主要精力耗费在计算和公式的记忆上，致使一些学生公式记了一大堆，应用时却不知该用哪一个，因而产生无论如何学不会统计学的感觉。

第三，对每一种统计方法，学习的目的不够明确，使不少学生产生"统计学到底是干什么用的"之疑问，学习和实际应用联系不够紧密，导致不能正确应用医学统计方法。

鉴于上述认识，我们编写了这本《医学统计学》，目的在于消除未来医学生学习统计学之困惑，学以致用。本书编写特点如下：

1. 简明实用　用简单、明了、直接的方法与语言告诉读者每一章的中心与要点。但简明并非简单，其一，涵盖了临床实际工作者可能应用到的几乎所有内容；其二，每一章的基本思想、应用条件、使用注意等方面写得更细致，目的是使学生将医学统计学的学习重点放在具体方法的思想、应用上，将所学知识与实际工作紧密联系。

2. 实例引入　为了解除"为什么学统计学"之困惑，使学与用相结合，每章首先以"临床实例"的方式引入要讨论的主要内容，使学生明确学习目的，明确本章要解决什么问题，应用于什么资料，同时，也激发学生的学习兴趣。

3. 软件辅助　统计学的重点不在计算和公式上，而在于其思想和应用。本书对于复杂的统计方法，如多元线性回归、logistic 回归，简要介绍了常用统计软件 SPSS 的应用，并同时配套编写出版了《SPSS 在医学中的应用》，将 SPSS 的操作与书中引用的实例有机结合，使统计计算成为一个极其简单的过程，引导学生明确学习重点。

4. 针对需要　有些临床工作者讲："医学统计学重要、必要，因此，买过诸多统计学教材，但需要时不知该阅读哪一本。"对此，我们对医学实际工作所需的内容作了深入分析与思考，精心选择了临床与医学科研会应用到的统计学方法，使学员在将来有这一本书就够用、能用。“为将在医学事业上不懈耕耘、奋斗者打造一本终生相伴书籍”是我们的殷切期望。

二、学习医学统计学之意义

谈这一问题似乎多余，但因有许多人问及“医学生为什么要学统计学”，故作简要交流。

笔者曾和多位长期从事卫生行政管理工作者谈及如何提高卫生技术人员业务素质，大家普遍认为重要的是学好统计学，树立概率思想，提高综合分析、认识事物的能力。其中有一位讲：“统计学是人生不可缺少的智慧要素，不仅医学职业生涯，日常生活包括健康、人际沟通、交流、行政管理等均需有统计学思想。”笔者听后，甚为鼓舞。

大家公认，医学统计学是促进医学科学发展不可缺少的工具，是医学工作者业务发展及晋级晋职不可缺少的手段。至此，不必细谈医学生学习医学统计学之意义了。

三、如何学习医学统计学

1. 把握要点，淡化难点　要点：总体思路、适用范围、应用条件和注意事项；难点：公式及其求证过程、应用原理。在目前统计软件应用普及的情况下，只要把握了要点，对于每一种统计方法，了解其意义、使用方法与应用条件即可解决实际问题。如本书的内容之一——方差分析，其基本思路是总变异的分解及表示处理间的变异与表示误差间变异的相互比较。有此思路，明确不同设计方案要分析的因素是什么，应用统计软件处理，即可解决实际问题。

2. 结合专业，联系实际　统计学为事物的分析提供线索或依据，而不能取代专业知识对事物的认识。因此，统计方法的应用，要联系医学工作实际。统计学的学习亦应与临床问题相结合。

3. 培养科学的统计思维　医学统计学是以概率为基础，因此，学习、应用医学统计学，要树立群体、宏观思维，从对单个病例的认识，转变为对同类疾病总体的把握。另外，变异的客观存在，抽样误差的不可避免，混杂因素对实验结果的干扰，如何利用良好的设计防止偏倚、控制误差，假设检验的基本思想，统计结论的概率含义等，均需要科学的思维方法。

4. 从宏观上把握医学统计学的基本内容　学习医学统计学不仅要建立宏观思维，在内容上亦要优先把握宏观，再深入细节。例如对有“统计学到底是干什么用的”疑问的学生讲：医学统计学基本内容是对资料的描述和推断（包括分析），由于统计资料分为计量和计数资料（含等级资料），所以，统计学的主要内容不外乎计量资料的描述与推断和计数资料的描述与推断。如此，系统学了四五次医学统计学的学生会感到豁然开朗。

本书的编写过程中，得到不少学术前辈、同仁、朋友的支持与鼓励，在此表示深切感谢。另外，感谢出版社对本书出版的支持。恳请学界同仁对书中不足之处提出批评、建议。

王福彦

2016 年 5 月

目 录

CONTENTS

第 1 章 绪　　论

chapter 1

第一节　医学统计学概念

临床实例 1-1

某医科大学进行“加味葛根青连并白虎汤治疗糖尿病的随机对照研究”，经一定时间研究后，有部分资料结果（表 1-1）：

表 1-1　不同干预措施治疗糖尿病 3 个疗程后结果

治疗措施	治疗例数	基本治愈数	治愈率（%）
中药组	35	22	62.8
中西药结合组	40	30	75.0
西药组	20	8	40.0

问题：

1. 中药“加味葛根青连并白虎汤”在其他糖尿病病人中的治愈率也是 62.9%吗？即这一治疗效果能推广到所有糖尿病病人中吗？

2. 3 种治疗措施的效果有差别吗？

3. 各治疗组的观察例数合适吗？即研究的样本例数够吗？

一、医学统计学的定义

统计学是以样本为根据运用数学模型来推断总体的一门科学。医学统计学（medical statistics）是应用数理统计的基本原理和方法，结合医学实际研究统计设计的基本原理及资料信息的搜集、整理、分析的一门学科。

解答临床实例 1-1 的问题，都涉及统计学基本内容。问题 1“加味葛根青连并白虎汤”在其他糖尿病病人中的治愈率是多少，这就是用本次研究样本推断总体治愈率；问题 2“3 种治疗措施的效果是否有差别”亦是统计推断，即能否认为“中西药结合组”应用在所有糖尿病病人中效果也高于其他两法;问题3涉及研究设计,即观察多少例糖尿病病人才能做出正确推断。因此,在医学科学研究或者对临床现象的观察、思维中,只有应用统计学方法进行推断,才能得出正确结论。

近代医学发展十分迅速,许多新的问题需要人们去研究解决。医学统计学正是一门帮助人们透过偶然现象,分析和判断事物的内在规律的科学。因此,医学统计学已成为促进医学发展的一门重要的学科,成为医学科研中不可缺少的一种分析和解决问题的重要工具。

随着电子计算机的普及,为大量统计资料的储存、整理和分析提供了极为有利的条件,使一些复杂的统计方法,如多变量分析在医学研究中易于实现。分子生物学等实验技术的进展,医学科学研究逐渐由宏观向微观发展,由定性研究向定量研究发展,特别是临床医师科研设计、D. M. E继续教育培训的加强,引导医学工作者去开展医学科学研究和总结工作经验。这使医学统计学的应用领域更加广阔,与医学实际联系得更为密切。

二、医学统计学主要内容

医学统计学的主要内容包括医学研究中的统计设计及统计分析方法的应用。具体内容包括:

1. *研究设计* 进行医学研究设计时,除应用必要的专业知识外,必须应用医学统计设计的基本原理进行周密的考虑,采取有效措施,以保证研究的结果能够回答研究目的中提出的问题,使用较少的人力、物力和时间取得较好的效果。

医学科研设计中根据是否对研究对象进行人为干预,可分为调查设计和实验设计。

2. *常用的基本统计方法* ①统计描述;②统计推断:总体指标的估计(亦称参数估计)、t检验、u检验、方差分析、χ^2检验和秩和检验等;③直线相关、回归等。

3. *临床医学中常用的统计方法* ①临床研究设计及资料分析中常用的统计分析方法;②随访资料的生存分析;③诊断试验的评价方法等。

4. *多因素分析的统计分析方法* 包括多元回归、判别分析、logistic回归、Cox比例风险回归等。

三、统计工作的步骤

(一)研究设计

研究设计即制订计划,是对整个研究工作过程的周密、系统计划与安排,是整个工作的关键。内容包括研究背景、目的、方法、内容组织和实施程序、评价指标、经费预算等。

医学科研设计中根据是否对研究对象进行干预,可分为调查设计和实验设计。实验设计基本原则如下:

1. *对照原则* 设立对照目的控制非实验因素的影响,辨别疾病的痊愈是防治效果的作用还是自然痊愈等;找出综合因素的主要矛盾;验证实验方法的可靠性。另外,有些情况下常通过设置对照,用来修正实验数据,寻找实验的最佳条件,分析实验中的问题或差错的原因等。

对照的形式有多种,可根据研究目的和内容加以选择,常用的有:空白对照、安慰剂对照、实验对照、标准对照、自身对照、相互对照等。

2. *重复原则* 重复(replication)是指各处理组及对照组的例数(或实验次数)要有一定的数量。如果例数太少,有可能把个别情况误认为普遍情况,把偶然现象当作必然规律,以致实验结果错误地推广到群体。但例数太多或实验次数太多，又会增加严格控制实验条件的困难，造成不必要的浪费。为此应该在保证实验结果具有一定可靠性的条件下，确定最少的样本例数，以节约人力和经费。

3. 随机原则 随机是指总体中每一个体均有同等的机会被抽取作为研究观察对象或每一受试对象有同等机会被分配到不同处理组。在实验研究中，不仅要求有对照，还要求各组间除了处理因素外，其他可能产生混杂效应的非处理因素尽可能保持一致，即均衡性要好。贯彻随机化原则是提高组间均衡性的一个重要手段，也是资料分析时进行统计推断的前提。

4. 齐同原则 齐同是指除处理因素外，不同比较组研究对象的其他因素或条件相同，即组间要有良好可比性。齐同是进行比较分析的前提，没有齐同就没有分析比较的价值。实践应用中注意如下几个方面：

(1)比较组间除接受的处理因素不同外，其他条件应相同。

(2)对实验效应的观察方式要相同。

(3)其他对研究效应有影响的因素也应相同。

(4)对两组的观察应同样重视。

进行严密实验设计的目的就是要实现齐同，使研究结果符合实际。

(二)搜集资料

搜集资料(collection of data)就是根据研究目的、设计方案，通过合理可靠的手段和渠道获得准确、完整的、可靠的原始数据，是进行统计分析的基础，决定着科研的成败。

搜集资料的方法有三种：统计报表、日常性工作、专题调查或实验。无论以何种手段搜集资料，都要注重资料的真实性、准确性和完整性。

在搜集资料中，为了控制主观心理因素对结果观察的影响，应使用盲法。

所谓盲法，简单讲就是不知道法则。依据不知道对象的类型，盲法分为单盲、双盲及三盲。

(1)单盲：是指研究者知道分组情况，研究对象不知道自己属于哪一组。

(2)双盲：指研究者和研究对象都不知道每个受试者被分配到哪一组。需要由第三者来负责安排、控制整个试验。主要用于药物临床试验研究。

(3)三盲：是不仅研究者和研究对象不了解分组情况，而且负责资料搜集和分析的第三者也不了解分组情况。

与上述诸盲法相对应的是开放试验(open trial)，即研究者与研究对象都了解分组情况。

(三)整理资料

整理资料是对原始资料的归纳、清理、核实，使其条理化、系统化，便于进一步统计分析。常用统计表、图表示。

整理资料的过程中，注意根据实际情况和统计分析要求，必要时对原始数据进行“深加工”，如对数据进行变量变换、拆分、合并、加权等。

(四)分析资料

分析资料是运用统计学的基本原理和方法，计算有关的指标，反映资料的特征，用样本推断总体，揭示事物的内在规律。

上述四个步骤，缺一不可。其中设计是整个研究工作的基础，在设计时应结合以后三个步骤进行周密的考虑，并且在整个研究中自始至终地认真贯彻执行。特别注意实验方案的设计要和统计分析有机地结合。

第二节 医学统计学常用术语

(一)变量与资料

变量(variable)是根据研究目的所确定的观察单位的某项特征。如某年龄人群身高。对变量测定所得的值称为变量值(或观察值),研究样本某些变量值的集合称为资料(date)。

医学统计资料一般分为计量资料和计数资料(包括按等级分组的资料),研究者必须根据不同资料类型选用适当的统计方法。

1. 计量资料(measurement data) 又称定量资料(quantitative data),是对每一个观察单位用定量的方法测定某项指标所得的资料。如调查某地20～45岁男子的平均血压,每个成年男性的血压测得值(kPa);调查某地男性红细胞的测得值等。在实验性研究中,绝大多数获得的研究资料为计量资料。

近代医学发展迅速,特别是分子生物学等实验技术进展十分迅速,越来越多的科学研究由定性变为定量,计量资料的统计分析也越来越广泛地被应用。并且,随着电子计算机的发展和普及,为大量统计资料的储存、整理和分析提供了极为有利的条件,使一些复杂的计量资料统计方法,在医学研究中易于实现,为计量资料的统计分析提供了广阔的领域,同时也对计量资料的统计分析方法提出更高的要求。

2. 计数资料(enumeration data) 又称分类资料(categorical data)或定性资料(qualitative data),是将观察单位按属性或类型分组计数所得的资料。根据属性或类型分组的多少又可分为以下几种。

(1)二项分类资料:将观察单位按两种属性分类,如死亡和生存、治愈和未愈、有效和无效等。

(2)多项分类资料:可分为两类。一类为无序分类(unordered categories),是将观察单位按多种属性分类,彼此之间互斥,如血型(A型、B型、O型等)。另一类称有序分类(ordered categories),即各属性间有等级关系,如疗效观察可分为治愈、显效、好转、无效,某些临床检验的结果为一、±、+等的等级关系。此类资料按属性分组,各属性间又有程度(等级)差别,故又称等级资料。

(二)同质与变异

同质(homogeneity)是指事物的相同属性,即被研究指标的影响因素相同。如同地区、同年龄、同性别的儿童是同质。

变异(variation)是同质基础上个体间的差异。如同地区、同年龄、同性别的儿童,而其身高间的差异称为变异。

(三)总体与样本

总体(population)是根据研究目的所确定的性质相同的研究对象的全部。例如调查某地成年男子的脉搏数,变量为脉搏数,每个个体所测定的脉搏数(次/分)为变量值(资料),该地所有成年男子为总体。

样本(sample)是从总体中随机抽取进行研究的一部分个体。

总体又分为有限总体和无限总体。由于医学研究中的总体大都是无限总体,所以人们只能从中抽取一部分进行研究。统计学的基本研究方法是用样本去推断总体。

(四)参数和统计量

统计学中把描述总体的指标统称为参数(parameter),把描述样本的指标统称为统计量(statistic)。如研究某地成年男子的平均脉搏数(次/分),测量该地所有成年男子的脉搏数求得的平均数称为参数,从该地抽取1000名成年男子进行测量,所得的样本平均数为统计量。习惯上用希腊字母表示总体参数,例如μ表示总体均数,π表示总体率,σ表示总体标准差等。以拉丁字母表示统计量,$\bar{x}$表示样本均数,P表示样本率,s表示样本标准差等。

(五)抽样误差

统计上所说的误差泛指测量值与真实值之差,主要有以下两种:系统误差和随机误差,随机误差又分为随机测量误差与抽样误差。

由于总体中的个体间往往存在着差异,随机抽取的样本仅是总体的一部分个体,因而样本测得的指标(统计量)往往与总体指标(参数)存在着差异,这种由于随机抽样所造成的样本指标与总体参数的差异,称为抽样误差(sampling error)。

(六)概率

概率(probability)是描述事件发生可能性大小的一个度量,一般用P表示。事件A发生的可能性大小,称为事件A的概率,常记为$P(A)$,概率的取值范围在0~1。

事物的发生(事件)分为3种:必然事件、不可能事件、随机事件(偶然事件)。不可能发生事件的概率$P(A)=0$;必然事件的概率$P(A)=1$。统计学就是研究随机事件发生的概率问题。事件发生的可能性越大,则概率P越接近1。频率是概率的估计值。

习惯上把概率$P \leqslant 0.05$的事件称为小概率事件,其含义是此事件发生的可能性很小,可以认为在一次抽样中不会发生。

第三节 统计学在医学实践中的意义

(一)学习医学统计学的意义

1. *医学科研的重要工具* 近代医学发展十分迅速,许多新的问题需要人们去研究解决。医学统计学是一门帮助人们透过偶然现象,分析和判断事物的内在规律的科学。充分应用统计学方法,可以使研究设计科学合理,有效控制或减少误差和偏倚,论据充分,结论准确可靠。因此,医学统计学已成为促进医学发展的一门重要的学科,成为医学科研中不可缺少的一种分析和解决问题的重要工具。

在临床医学实践中,总是面临着各种各样的不确定性,如某病人接受治疗后的结局、某种新疗法的风险大小、一种新的诊断试验的灵敏度、某癌症病人治疗后3年内的生存概率等等。统计学是研究随机事件不确定性的科学,借助统计学方法可帮助临床研究者发现隐藏在随机事件背后的规律性,从而把握不确定性的水平,处理和权衡不确定性带来的误差或影响。

2. *推动医学科学的迅速发展* 近代医学发展史证明,将统计学思维应用于医学实践,有针对性地应用对照、随机、齐同、重复等原理设计实验,通过统计学分析,充分评估干扰因素和误差的影响,得出客观、公正的结论,认识事物的客观规律。

临床实践可以使临床医生获得直接经验,但由于临床医生只面对单个病人进行个体诊疗,这些直接经验可能源于特殊个案的偶然现象,也可能是人群的必然规律。如何从复杂的偶然现象中找出其必然规律,需要统计学的思维和方法。

3. 促进临床医生专业素养的提高　现代医学飞速发展，研究领域和研究水平日益深化，也给临床医生提出了更高的专业要求。被誉为“21 世纪的临床医学”的循证医学(evidence-based medicine，EBM)对现代医学产生着深远的影响，它强调医生对患者的诊疗必须基于当前所能获得的最佳临床研究证据，并结合个人经验和患者的实际情况，尊重患者的意愿和选择权，确保患者获得最佳的治疗。全球高度的信息化可以使医生很方便地获得各种临床研究证据，而临床医生必须具备医学统计学的基本思维和知识，才能对这些证据甄别筛选，对文献的真实性、方法学和结果做出系统评价，找到高质量的研究证据。

4. 便于科研成果的交流　统计学已成为了医学科研过程中的“通用语言”，医学科研设计、资料搜集、整理、分析等环节均要运用统计学的原理和方法。最终科研报告和科研论文的撰写，仍需运用统计学术语、统计指标和统计分析方法合理论证和解释结果，因此，掌握统计学思想可促进科研成果的交流，为学术成果和信息共享提供了方便。

(二)学习医学统计学注意

1. 重点理解各种统计方法的基本原理，掌握适用范围和注意事项　特别是在目前统计软件包广泛应用的情况下，对于每一种统计方法，了解其意义、使用方法与应用条件即可。如本书中的内容之一——方差分析，其基本原理是总变异的分解及表示处理间的变异与表示误差间变异的相互比较。

2. 注意结合专业，联系实际　统计学为事物的分析提供线索或依据，而不能取代专业知识对事物的认识。因此，统计方法的应用，要联系医学工作实际。

3. 要培养科学的统计思维方法　例如变异的客观存在，抽样误差的不可避免，混杂因素对实验结果的干扰，如何利用良好的设计防止偏倚，控制误差，假设检验的基本思想，根据概率做出统计结论的思想等。

本章学习要点

1. 医学统计学的基本概念、主要内容。
2. 统计工作的步骤。
3. 医学统计学的常用术语。
4. 统计资料的类型。

（王福彦　杜茂林）

第2章 计量资料的描述

chapter 2

临床实例 2-1

某医师欲了解某市7岁男童的身高，随机抽查了该市7岁男童110名，测量身高(cm)，得到如下资料：

112.4 117.2 122.7 123.0 113.0 110.8 118.2 108.2 118.9 118.1
123.5 118.3 120.3 116.2 114.7 119.7 114.8 119.6 113.2 120.0
119.7 116.8 119.8 122.5 119.7 120.7 114.3 122.0 117.0 122.5
119.8 122.9 128.0 121.5 126.1 117.1 124.1 129.3 121.8 112.7
120.2 120.8 126.6 120.0 130.5 120.0 121.5 114.3 124.1 117.2
124.4 116.4 119.0 117.1 114.9 129.1 118.4 113.2 116.0 120.4
112.3 114.9 124.4 112.2 125.2 116.3 125.8 121.0 115.4 121.2
117.9 120.1 118.4 122.8 120.1 112.4 118.5 113.0 120.8 114.8
123.8 119.1 122.8 120.7 117.4 126.2 122.1 125.2 118.0 120.7
116.3 125.1 120.5 114.3 123.1 122.4 110.3 119.3 125.0 111.5
116.8 125.6 123.2 119.5 120.5 127.1 120.6 132.5 116.3 130.8

问题：

1. 该组数据为何种类型资料？
2. 如何描述、表达7岁男孩身高的数量特征，即从哪几个方面对其进行统计分析，应选用什么统计指标？

统计学的基本内容可概括为四个字：描述、推断。解答上述资料之问题就是对资料的描述，当然，上一章已讲解了资料的类型，本例即是对“计量资料”的描述。描述是计量资料统计分析的最基础内容，任何资料的分析，首先是对其进行描述，在描述的基础上进行推断，即使是纯粹目的推断，其结果分析也需结合描述性指标。

第一节 计量资料的频数表

为了解数值变量的分布规律，当观察单位较多时，可通过资料整理，编制频数分布表，简称频数表(frequency table)。

(一)频数表的编制

例 2-2 以临床实例 2-1 为例,频数表的编制基本步骤如下:

1. *求极差* 最大值与最小值之差,称为极差,本例最大值为 132.5cm,最小值为 108.2cm,极差为:

132.5cm－108.2cm＝24.3cm

2. *决定组数和组距* 组数:一般设 10～15 个,观察单位较少时组段数可相对少些。组距:常用极差的 1/10 取整,取整只是为了方便资料整理汇总。本例,极差的 1/10 为 2.4cm,取整为 2.0cm。

3. *确定组段* 第一组段要包括最小观察值,最后一个组段要包括最大观察值。本例,最小值 108.2cm,取整,第一组段为 108,组距为 2,共分 13 个组段。

各个组段应界限分明,便于汇总。每个组段的起点称“下限”(low limit),终点称“上限”(upper limit)。为便于汇总,各个组段从本组段的“下限”开始,不包括本组段的“上限”,如表 2-1 第(1)栏:“108～”组段,包括身高在 108 至未满 110 的观察值,其余仿此。最末一组段应同时写出其下限和上限。

4. *列表并统计频数* 决定组段后,列成表 2-1 形式,将原始数据采用划记法或计算机汇总,得到各个组段的观察单位数(频数),表中(1)、(2)栏即所需的频数表。

表 2-1 110 名 7 岁男童身高频数表及相关指标计算

身高组段 (1)	频数(f) (2)	组中值(x) (3)	fX (4)＝(2)(3)
108～	1	109	109
110～	3	111	333
112～	9	113	1 017
114～	9	115	1 035
116～	15	117	1 755
118～	18	119	2 142
120～	21	121	2 541
122～	14	123	1 722
124～	10	125	1 250
126～	4	127	508
128～	3	129	387
130～	2	131	262
132～134	1	133	133
合计	110($\sum f$)		13 194($\sum fX$)

(二)频数分布的特征

频数分布有两个重要特征:集中趋势(central tendency)和离散趋势(tendency of dispersion)。如由表 2-1 可见,110 名 7 岁男孩的身高有高有矮,但有一定的分布规律:身高向中央部分(即中等身高)集中,以中等身高者居多,为集中趋势;从中央部分到两侧(即由中等身高到较矮或较高)频数分布逐渐减少,为离散趋势。集中趋势和离散趋势是频数分布的两个重要侧面,对计量资料的描述,应从这两个方面进行,才可全面地分析所研究的事物。

(三)频数分布类型

频数分布可分为对称分布和偏态分布两种类型。所谓对称分布是指集中位置在正中,左右两侧频数分布大体对称,如图 2-1 所示。所谓偏态分布是指集中位置偏向一侧,频数分布不对称,如图 2-2 所示。

(四)频数表的用途

1. *揭示资料的分布特征和分布类型* 在文献中常将频数表作为陈述资料的形式。

2. *便于进一步计算有关指标和统计分析*

3. *发现某些特大或特小的可疑值* 例如有时在频数表的两端,出现连续几个组段的频数为 0 后，又出现一些特大值或特小值，使人怀疑这些数值是否准确，需要进一步检查和核对。

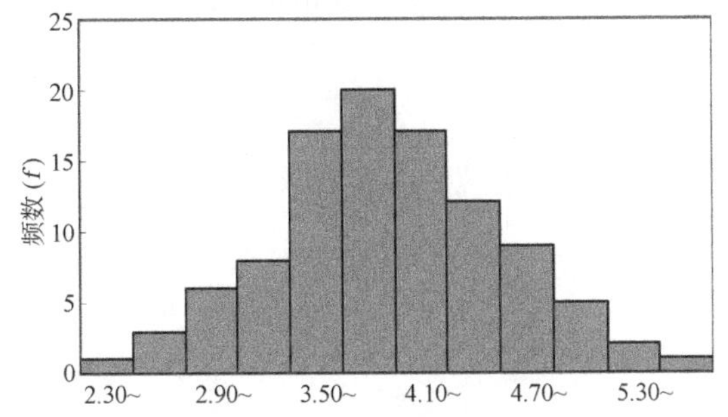

图 2-1　101 名正常成年女子血清胆固醇分布

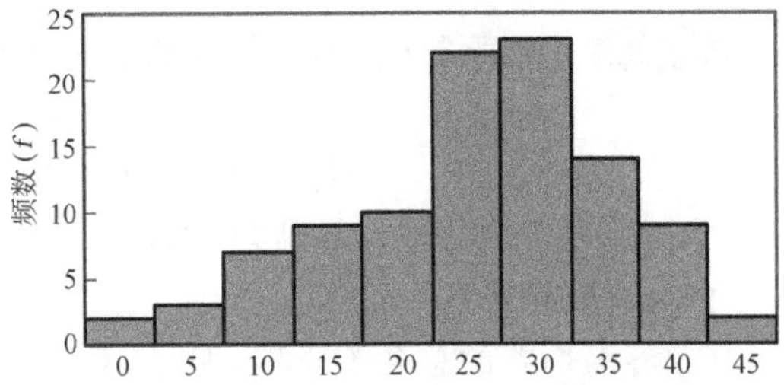

图 2-2　101 名正常成年女子血清肌红蛋白分布

第二节　集中趋势的描述

计量资料的平均水平一般反映该组资料的集中位置，其大小用平均数来描述。平均数(average)是统计中应用最广泛、最重要的一个指标体系。平均数的计算和应用必须具备同质基础，合理分组。

常用平均数有算术均数、几何平均数和中位数。

一、算术均数

算术均数简称均数(mean)，总体均数用希腊字母 μ 表示，样本均数用 $\bar{X}$ 表示。均数反映一组观察值在数量上的平均水平。

(一)均数的计算

1. *直接法*　即将所有观察值直接相加再除以观察值的个数，写成公式为：

$$\bar{X}=\frac{X_1+X_2+X_3+\cdots\cdots+X_n}{n}=\frac{\sum X}{n} \qquad \text{(公式 2-1)}$$

式中：$\sum$ 是希腊字母，读作 sigma，为求和的符号；$X_1, X_2, X_3, \cdots\cdots, X_n$ 表示具体观察值；n 为观察值个数。

例 2-3　10 名 7 岁男童体重(kg)分别为：17.3，18.0，19.4，20.6，21.2，21.8，22.5，23.2，24.0，25.5。求平均体重。

$$\bar{X}=\frac{17.3+18.0+19.4+20.6+21.2+21.8+22.5+23.2+24.0+25.5}{10}(\text{kg})$$

$$=21.35(\text{kg})$$

2. *频数表法*　也称为加权法。基本思路是当资料中相同观察值的个数较多时，可将相同观察值的个数，即频数 f，乘以该观察值 X，以代替相同观察值逐个相加。例如表 2-1 的频数表资料中，可用各组段的频数 f 乘以相应的组中值 X，按第(4)栏求出 fX 及 $\sum fX$，最后再除以总频数 $\sum f$(即 n)。写成公式为：

$$\bar{X}=\frac{f_1X_1+f_2X_2+f_3X_3+\cdots\cdots+f_kX_k}{f_1+f_2+f_3+\cdots\cdots+f_k}=\frac{\sum fX}{\sum f} \qquad \text{(公式 2-2)}$$

式中 $X_1, X_2, X_3, \cdots\cdots, X_k$ 分别为各组段的组中值，即本组段的下限与相邻较大组段的下限相加除以2，如“108～”组段的组中值 $X_1=(108+110)/2=109$，余仿此。$f_1, f_2, \cdots\cdots, f_k$ 分别为各组段的频数。

例 2-4 对表2-1资料用加权法求平均身高。

$$\bar{x}=\frac{1\times109+3\times111+\cdots\cdots+2\times131+1\times133}{1+3+9+\cdots\cdots+2+1}=\frac{13\ 194}{110}=119.95$$

该市7岁男童的平均身高为119.95cm。

(二)均数的特征

(1)各离均差的总和等于零，即 $\sum(X-\bar{x})=0$。

(2)离均差的平方和小于各观察值 X 与任何数 a（而 $a\neq X$）之差的平方和，即 $\sum(X-\bar{x})^2<\sum(X-a)^2$。

这两点可用于说明数学上的最小二乘法原理，表明均数是一组观察值最理想的代表值。

(三)均数的应用

均数能反映全部观察值的平均数量水平，应用甚广。但它适用于对称分布资料，特别是正态分布资料。对于偏态分布资料，均数则不能较好地反映分布的集中趋势。

二、几何均数

有些医学资料，如抗体的滴度、细菌计数等，其频数分布明显偏态，各观察值之间常呈倍数变化（等比关系），这时，宜用几何均数（geometric mean，简称为 G）反映其平均增(减)倍数。

(一)几何均数的计算

类似均数的计算，可用直接法或加权法。

1. *直接法* 即直接将 n 个观察值（$X_1, X_2, X_3, \cdots\cdots, X_n$）的乘积开 n 次方，写成公式为：

$$G=\sqrt[n]{X_1\cdot X_2\cdot X_3\cdot\cdots\cdots\cdot X_n} \qquad \text{(公式 2-3)}$$

为计算方便，写成对数形式为：

$$G=\lg^{-1}\left(\frac{\lg X_1+\lg X_2+\cdots\cdots+\lg X_n}{n}\right)=\lg^{-1}\left(\frac{\sum\lg X}{n}\right) \qquad \text{(公式 2-4)}$$

例 2-5 5人的血清抗体滴度为：1∶2，1∶4，1∶8，1∶16，1∶32，求平均滴度。

本例各观察值之间常呈倍数关系，宜用几何均数，先求平均滴度的倒数。

$$G=\lg^{-1}\left(\frac{\lg2+\lg4+\lg8+\lg16+\lg32}{5}\right)=\lg^{-1}0.903=8$$

故平均滴度为1∶8。

2. *加权法* 当资料中相同观察值的个数（即频数）较多时，比如频数表资料，可用下式计算。

$$G=\lg^{-1}\left(\frac{\sum f\lg X}{\sum f}\right) \qquad \text{(公式 2-5)}$$

例 2-6 40名麻疹易感儿接种麻疹疫苗后1个月，血凝抑制抗体滴度见表2-2第(1)、(2)栏，求平均滴度。

表 2-2　40 名麻疹易感儿平均滴度的计算

抗体滴度 (1)	人数,f (2)	滴度倒数,X (3)	$\lg X$ (4)	$f\lg X$ (5)=(2)(4)
1:4	1	4	0.6021	0.6021
1:8	5	8	0.9031	4.5155
1:16	6	16	1.2041	7.2246
1:32	2	32	1.5051	3.0102
1:64	7	64	1.8062	12.6434
1:128	10	128	2.1072	21.0720
1:256	4	256	2.4082	9.6328
1:512	5	512	2.7093	13.5465
	40			72.2471

按上式用加权法求平均滴度，见表 2-2 第(3)～(5)栏。

$$G=\lg^{-1}\frac{\sum f\lg X}{\sum f}=\lg^{-1}\frac{72.2471}{40}=\lg^{-1}1.8062=64$$

这 40 名麻疹疫苗接种儿童 1 个月后血凝抑制抗体滴度的平均滴度为 1:64。

(二)几何均数的应用

1. 用于等比资料或对数正态分布资料　如抗体的平均滴度和平均效价、卫生事业平均发展速度、人口的几何增长等。

2. 观察值中不能有 0　因为 0 不能取对数，不能与任何其他数呈倍数关系。

3. 观察值不能同时有正值和负值　若全是负值，计算时可把负号去掉，得出结果后再加上负号。

4. 一组资料求得的几何均数小于均数

三、中位数与百分位数

中位数(median，简称为 M)是将一组观察值从小到大按顺序排列，位次居中的观察值就是中位数。因而全部观察值中，大于和小于中位数的观察值的个数相等。

(一)中位数的计算

1. 直接计算　先将观察值从小到大按顺序排列。

当 n 为奇数时，位次居中的数即为中位数，即 $M=X_{\frac{n+1}{2}}$。

当 n 为偶数时，位次居中的两个数相加除以 2，即 $M=(X_{\frac{n}{2}}+X_{\frac{n}{2}+1})/2$。

式中$\frac{n+1}{2}$及$\frac{n}{2}$、$\frac{n}{2}+1$ 为有序数列的位次；$X_{\frac{n+1}{2}}$、$X_{\frac{n}{2}}$、$X_{\frac{n}{2}+1}$ 为相应位次的观察值。

例 2-7　某病患者 5 人其潜伏期(天)分别为 2,3,5,8,20，求其中位数。

本例 $n=5$，为奇数，第三个数为中位数，即 $M=5$(天)。

例 2-8　8 名新生儿的身长(cm)依次为 50、51、52、53、54、54、55、58，求其中位数。

本例 $n=8$，为偶数，位次居中的两个数 X_4、X_5 相加除以 2，即

$$M=(X_4+X_5)/2=(53+54)/2=53.5(\text{cm})$$

2. 频数表计算　步骤是：①按所分组段，由小到大计算累计频数和累计频率，如表 2-3 第

(3)、(4)栏。结合第(1)、(4)栏,即可看出 M 所在的组段。②按公式 2-6 求中位数 M。

$$M=L+\frac{i}{f_M}(n/2-\sum f_L) \qquad \text{(公式 2-6)}$$

式中 f_M 为 M 所在组段的频数,i 为该组段的组距,L 为其下限,$\sum f_L$ 为小于 L 各组段的累计频数。

例 2-9 某市大气中 SO_2 的日平均浓度($\mu g/m^3$)见表 2-3 第(1)、(2)栏,求中位数。

表 2-3 某市大气中 SO_2 日平均浓度的中位数的计算

浓度($\mu g/m^3$) (1)	天数,f (2)	累计频数 (3)	累计频率(%) (4)
25~	39	39	10.8
50~	67	106	29.4
75~	64	170	47.1
100~	63	233	64.5
125~	45	278	77.0
150~	30	308	85.3
175~	17	325	90.0
200~	9	334	92.5
225~	7	341	94.5
250~	6	347	96.1
275~	5	352	97.5
300~	3	355	98.3
325~	6	361	100.0
	361		

本例 $n=361$,由(1)、(4)栏可见,中位数 M 在"100~"组段内,$L=100$,$i=25$,$f_M=63$,$\sum f_1=170$,代入公式得:

$$M=100+\frac{25}{63}(361/2-170)=104.17(\mu g/m^3)$$

(二)中位数的应用

中位数常用于描述偏态分布资料的集中位置,反映位次居中的观察值的水平。特别是用于分布不清楚或变量值一端(或两端)无确定数值。

和均数、几何均数不同,中位数不是由全部观察值的数量值综合计算出来的,只受居中变量值波动的影响,不受两端特小值和特大值的影响。中位数和均数在对称分布的资料中,两者在理论上数值是相同的。

(三)百分位数

百分位数(percentile,P_x)是将一组观察值从小到大按顺序排列,再把它分成 100 等份,对应于 $x\%$位的数值即为第 x 百分位数。因而全部观察值中,有 $x\%$的观察值小于该百分位数,有$(1-x\%)$的观察值大于该百分位数。

百分位数常用 P_x 表示,中位数实际上就是 P_{50},当样本例数少,计算百分位数误差较大,故百分位数用于大样本资料。计算公式如下，式中符号的表示意义同中位数。

$$P_x = L + \frac{i}{f_x}(n \times x\% - \sum f_L) \qquad \text{（公式 2-7）}$$

百分位数常用来描述资料的位置特征，如常计算 P_{25}、P_{75}、或 $P_{2.5}$、$P_{97.5}$ 来描述一组观察值的分散情况，中位数是百分位数的一个特例。另外常用百分位数确定医学参考值范围。

例 2-10　求表 2-3 中数据 P_{25}、P_{75} 的百分位数。

$$P_{25} = 50 + \frac{25}{67}(361 \times 25\% - 39) = 69.12(\mu g/m^3)$$

$$P_{75} = 125 + \frac{25}{45}(361 \times 75\% - 233) = 145.97(\mu g/m^3)$$

第三节　离散趋势的描述

如上提到，频数分布有两个基本的特征：集中趋势和离散趋势，而且把二者结合起来才能全面地认识事物。为了进一步说明这个问题，请看下例。

例 2-11　两组同性别、同年龄儿童的体重(kg)如下，分析其集中趋势与离散趋势。

甲组　26　28　30　32　34　　$\bar{X}_{甲} = 30\text{kg}$

乙组　24　27　30　33　36　　$\bar{X}_{乙} = 30\text{kg}$

可分别用均数 $\bar{X}$ 来描述这两组数据的集中趋势，它们的 $\bar{X}$ 都是 30kg。但观察可见，这两组数据的分布特征不同，即两组的离散程度不同，说明分析资料时除考虑其平均水平，还需考虑其离散趋势，即个体差异。表示离散趋势的常用指标有极差、离均差平方和、方差、标准差和变异系数等。

一、极　　差

极差(range，简记为 R)亦称全距。即一组观察值中最大值与最小值之差，反映个体差异的范围。极差大，说明变异大；反之，说明变异度小。如例 2-11：

$$R_{甲} = 34 - 26 = 8(\text{kg})$$

$$R_{乙} = 36 - 24 = 12(\text{kg})$$

甲组的极差小，乙组的极差大，说明甲组的体重较为集中，乙组的体重较为分散，即是说甲组的变异度较小，这就反映了甲乙两组在离散程度方面的差别。

优点：简单明了，计算简便，故广为采用，如用于说明传染病、食物中毒等的最短、最长潜伏期等。

缺点：不能反映组内其他数据的变异度；与样本例数无关，故样本例数悬殊时不宜比较其极差；不够稳定，易受极大或极小个别值的影响。

二、离均差平方和与方差

为了克服极差的上述缺点，提醒我们应全面地考虑每个变量值的离散情况。先就总体而言，即应考虑总体中每个变量值 X 与总体均数 μ 之差，称为离均差 $X-\mu$。由于 $X-\mu$ 有正有负，而总和为 0，即 $\sum(X-\mu)=0$。这样仍不能反映变异度的大小，故将离均差平方后再相加，即$\sum(X-\mu)^2$，称为离均差平方和(sum of squares)。

上述离均差平方和$\sum(X-\mu)^2$的大小，除了与变异度有关外，还与变量值的个数N的多少有关。即使两总体的变异度相同，N大则$\sum(X-\mu)^2$亦大。为了消除这一影响，可取其均数，这就是总体方差(variance)，用σ^2表示，即：

$$\sigma^2=\frac{\sum(X-\mu)^2}{N} \qquad \text{(公式 2-8)}$$

三、标 准 差

方差的单位是原度量单位(如 kg、cm 等)的平方，为了用原单位表示，所以又把总体方差开平方，这就是总体标准差(standard deviation)，即：

$$\sigma=\sqrt{\frac{\sum(X-\mu)^2}{N}} \qquad \text{(公式 2-9)}$$

由于变异度越大，则离均差平方和越大，标准差就越大。故标准差越大，说明个体差异越大。

(一)标准差的计算

1. *直接法* 实际工作中μ是不知道的，只能用样本均数$\overline{X}$来估计。这样用$\sum(X-\overline{X})^2$代替$\sum(X-\mu)^2$，其算得结果常比真实σ低，统计学家提出用样本例数$n-1$代替n来校正。于是计算样本标准差s的公式为：

$$s=\sqrt{\frac{\sum(X-\overline{X})^2}{n-1}} \qquad \text{(公式 2-10)}$$

式中的$n-1$称自由度(degree of freedom)，是统计学上的常用术语，其意义是随机变量能“自由”取值的个数。如四个数据的样本，$\overline{X}=5$。受到$n=4$的条件限制，在自由确定 3、4、5 三个数后，第四个数据只能是 8，否则$\overline{X}\neq5$。因而这里的自由度$\upsilon=n-1=4-1=3$。推而广之，任何统计量的自由度$\upsilon=n-k$(k为限制条件的个数)。

离均差平方和常用SS或L_{xx}表示。数学上可以证明：

$$SS=L_{xx}=\sum(X-\overline{X})^2=\sum X^2-\frac{(\sum X)^2}{n}$$

这个公式使离均差平方和的计算不必先求均数，而直接用原始数据，使计算更为方便。于是标准差的计算公式可写成：

$$s=\sqrt{\frac{\sum X^2-(\sum X)^2/n}{n-1}} \qquad \text{(公式 2-11)}$$

例 2-12 求例 2-11 中甲、乙两组数据的标准差。

甲组：$n=5$，$\sum X=26+28+30+32+34=150$；$\sum X^2=26^2+28^2+30^2+32^2+34^2=4540$

则 $s=\sqrt{\frac{4540-(150)^2/5}{5-1}}=3.16(\text{kg})$

乙组：$n=5$，$\sum X=150$，$\sum X^2=4590$

$$s=\sqrt{\frac{4590-(150)^2/5}{5-1}}=4.74(\text{kg})$$

甲组体重的标准差 3.16(kg)，小于乙组的 4.74(kg)，可见甲组的变异度小于乙组，也就是甲组均数的代表性比乙组均数的代表性好。

2. 加权法　同算术均数的计算，当样本例数较大时，可应用频数表计算标准差，公式如下：

$$s=\sqrt{\frac{\sum fx^2-(\sum fx)^2/\sum f}{\sum f-1}} \quad \text{(公式 2-12)}$$

式中 f 为相同观察值的个数，即频数；x 是频数表中的组中值。

例 2-13　求表 2-1 中 110 名 7 岁男童身高的标准差。

由表 2-1，已知 $\sum f=110$，$\sum fx=13\ 194$，再用第(3)、(4)栏相乘后相加，得 $\sum fx^2=1584990$。代入公式 2-12 得：

$$s=\sqrt{\frac{1584990-(13194)^2/110}{110-1}}=4.72(\text{cm})$$

(二)标准差的应用

1. 表示一组变量值的变异程度　文献上常用均数加减标准差形式表示计量资料的平均水平和变异程度。

2. 计算变异系数

3. 估计频数分布　根据正态分布规律能够对变量值频数分布情况做出估计。

4. 计算标准误

5. 计算正常值范围

四、变 异 系 数

例如某地 20 岁男子 100 人，其身高均数为 166.06cm，标准差为 4.95cm；其体重均数为 53.72kg，标准差为 4.96kg。欲比较身高与体重的变异度何者为大？

当比较计量单位不同指标的离散程度时，用标准差等指标显然是不合适的。因为极差和标准差都是有单位的。变异系数(coefficient of variation，CV)亦称离散系数，是相对数，没有单位，便于该类资料间的分析比较。

1. 计算　即标准差 S 与均数 $\overline{X}$ 之比用百分数表示，写成公式为：

$$CV=\frac{S}{\overline{X}}\times 100\% \quad \text{(公式 2-13)}$$

上例中：身高 $CV=\frac{4.95}{166.72}\times 100\%=2.98\%$

体重 $CV=\frac{4.96}{53.72}\times 100\%=9.23\%$

可见，该地 20 岁男子体重的变异度大于身高的变异度，或者说身高比体重稳定。

2. 应用

(1)比较度量衡单位不同时多组资料间的变异度。由于度量单位不同，不能直接比较标准差，而应比较其变异系数。

(2)比较均数相差悬殊的多组资料的变异度。如由表 2-4 资料可见，虽然儿童身高的标准差随着年龄的增长而增大。但不同年龄儿童身高的均数相差较大，在比较身高的变异度时，不能只看标准差的大小。若从变异系数分析，就可以看出6岁以下儿童随年龄增长其身高的变异程度逐渐减少。

表 2-4　某地不同年龄儿童身高(cm)的变异程度

年龄组	人数	均数	标准差	变异系数(%)
1～2个月	100	56.3	2.1	3.7
5～6个月	120	66.5	2.2	3.3
3～3.5岁	300	96.1	3.1	3.2
5～5.5岁	400	107.8	3.3	3.1

五、四分位数间距

如上讲了百分位数，通过 P_{25}，P_{50}，P_{75} 3个百分位数点，将全部观察值分为四个部分，处于分位点上的数值就是四分位数(quartile，简记为 Q)。P_{25} 为下四分位数，用 Q_L 表示，P_{75} 为上四分位数，用 Q_U 表示。上、下四分位数之差 Q_L-Q_U 即为四分位数间距(quartile interval)。Q_L 和 Q_U 的计算见公式 2-7。

四分位数间距是去掉两端1/4数据后，中间观察值的变动范围，其值越大，表示观察值的变异程度越大。和标准差不同，四分位数间距不是由全部观察值综合计算出来的，不受两端特小值和特大值的影响，常用以描述偏态分布资料、分布不清楚或变量值一端(或两端)无确定数值资料的离散程度。

例 2-14　求表 2-3 中数据的四分位数间距。

$$Q_L=P_{25}=50+\frac{25}{67}(361\times 25\%-39)=69.12(\mu g/m^3)$$

$$Q_U=P_{75}=125+\frac{25}{45}(361\times 75\%-233)=145.97(\mu g/m^3)$$

$$Q=Q_U-Q_L=P_{75}-P_{25}=145.97-69.12=76.85(\mu g/m^3)$$

第四节　正态分布及其应用

正态分布是描述连续型变量值分布的曲线，医学上许多资料近似服从正态分布，因此，正态分布在统计推断上有重要的作用。

一、正 态 分 布

1. 概念　把前面所讲的频数表资料绘制成直方图(图 2-3)。

可以设想，如果不断增加观察例数，缩小组距，图中直条将逐渐变窄，其顶端将逐渐接近于一条光滑的曲线(图 2-4，图 2-5)。这是一条两头低、中间高、左右对称呈钟形的曲线，统计学上称正态曲线，该曲线所描述的面积分布规律称正态分布。习惯上用 $N(\mu,\sigma^2)$ 表示均数为 μ，标准差为 σ 的正态分布。

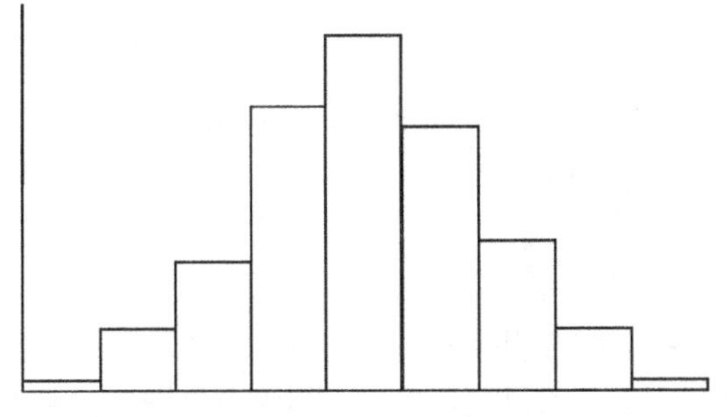

图 2-3　频数表资料所制成直方图

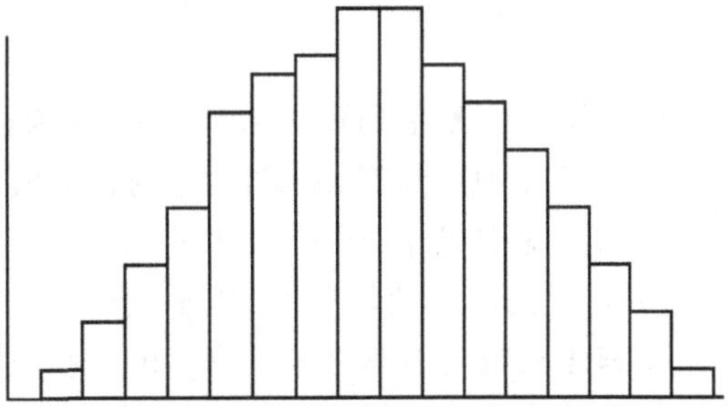

图 2-4　组距变小绘制的直方图

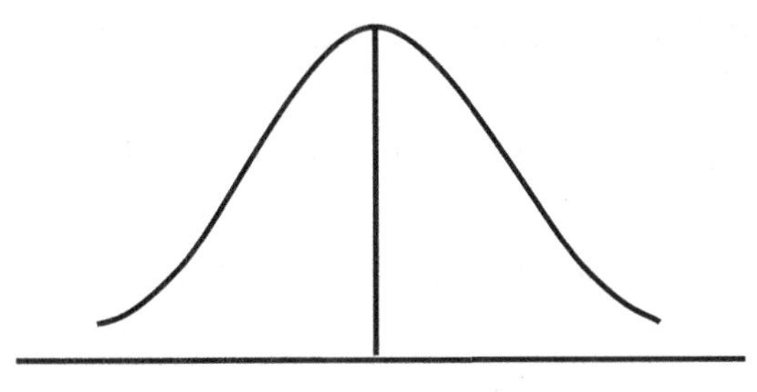

图 2-5　正态曲线图

2. 正态分布特征

(1)正态曲线在横轴上方,均数处最高。

(2)正态分布以均数为中心,左右对称。

(3)正态分布有两个参数,均数 μ 和标准差 σ。μ 是位置参数,决定正态分布的中心位置,μ 越大,曲线的位置越向坐标右侧。σ 是形状参数,其越大,表示数据越分散,曲线越扁平,其越小表示数据越集中,曲线越陡峭。

从图 2-6 可见,标准差相同、均数不同($\mu_1<\mu_2<\mu_3$)时,三条正态曲线状况。

图 2-7 显示,均数相同,标准差不同($\sigma_1<\sigma_2<\sigma_3$)时,三条正态曲线状况。

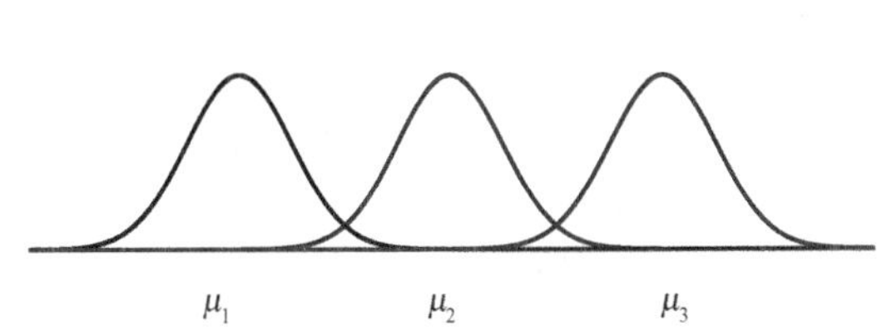

图 2-6　均数对正态曲线的影响

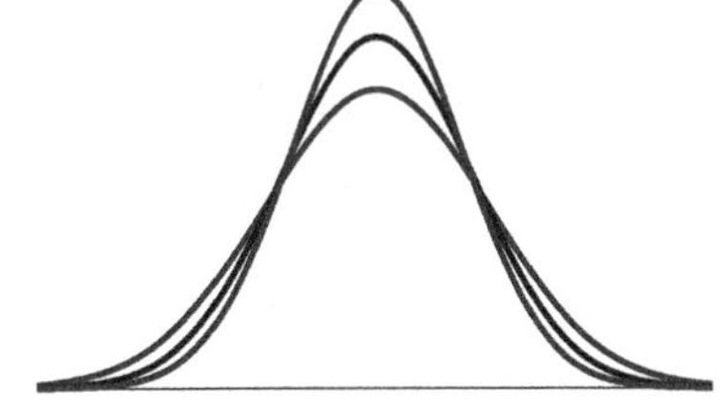

图 2-7　标准差对正态曲线的影响

(4)正态曲线下的面积有一定规律,见下文。

3. 标准正态分布　为了应用方便,常将变量 X 按下式进行 u 转换。转换后,u 值的均数 $\mu=0$,标准差 $\sigma=1$,使正态分布变为标准正态分布,亦称 u 分布,用 $N(0,1)$表示。u 转换方式见公式 2-14。

$$u=\frac{X-\mu}{\sigma}$$ （公式 2-14）

正态分布的 X 值通过 u 值转换后，称为标准化的正态分布，标准正态变量的特征如下：

（1）u 值是原变量值（X）离均差的相对值（标准化得分）。

（2）不同总体的 μ、σ 不同，但 X 值的 u 值可以相同。

（3）在相同的 u 值情况下，其 u 值对应曲线下的面积（概率）相同。

4. 正态曲线下面积分布规律　由于频数表中频率的总和等于 100%或 1，故正态分布横轴上曲线下的总面积为 100%或 1。根据正态曲线概率函数，可估计在（X_1，X_2）范围内的频数比例。为应用方便，统计学家制成附表 1，应用时查表即可。医学上常使用的面积分布规律见图 2-8，具体含义为：

$\mu\pm\sigma$ 范围内的面积占总面积的 68.27%，即在该范围内含变量值的个数占总变量值的 68.27%。

$\mu\pm1.96\sigma$ 范围内的面积占总面积的 95.00%，即在该范围内含变量值的个数占总变量值的 95.00%。

$\mu\pm2.58\sigma$ 范围内的面积占总面积的 99.00%，即在该范围内含变量值的个数占总变量值的 99.00%。

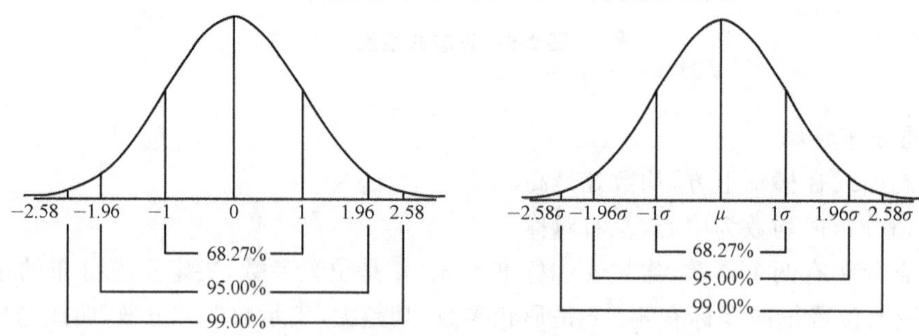

图 2-8　正态曲线和标准正态曲线下面积分布

二、正态分布的应用

（一）估计变量的频数分布

根据正态分布曲线下面积分布规律，可估计变量值的频率或频数分布情况。除常用的估计 95%和 99%的频数分布外，统计学家根据标准正态变量 u 的累计分布函数编制成了标准正态分布曲线下面积（见附表 1），其表示横轴由 $-\infty$ 到 u 的面积，如图 2-9 所示。应用时，先将变量转变为标准正态变量，然后查附表 1。由于正态分布两侧对称，当 u 大于 0 时，其面积可通过计算求得。如区间（$-\infty$，2.58）的面积可先求得（$-\infty$，-2.58）面积，然后 1 减去该面积就是（$-\infty$，2.58）的面积。

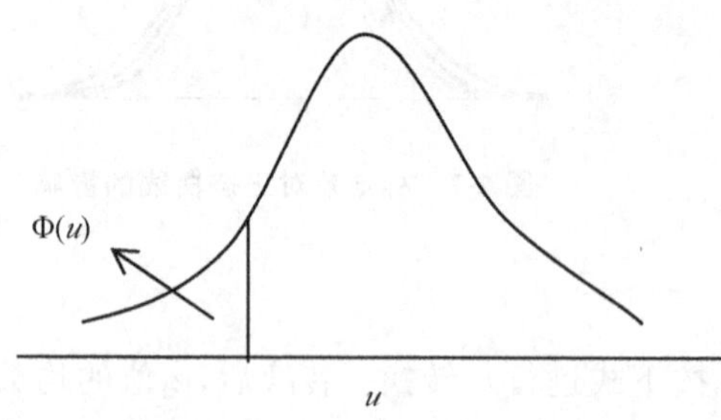

图 2-9　u 分布 $\Phi(u)$ 值示意图规律

将变量值（X）转换为 u 值后，表示从 $-\infty$ 到 $-u$ 值对应曲线范围内 X 值分布比例。

例 2-15　在例 2-1 中 110 名 7 岁男童的身高，已知 $\overline{X}=119.95$cm，$S=4.72$cm，估计：①身高在 110cm 以下者占男童总数的百分比；②身高在 125cm 以下所占的百分比。

(1) $u=\frac{110-119.95}{4.72}=-2.11$

查附表 1，2.1 和 0.01 相交处为 0.0174，即 $\Phi(u=-2.11)=0.0174$，表示身高 110cm 以下者占 1.74%。

(2) $u=\frac{125-119.95}{4.72}=1.15$

查附表 1，−1.15 为 0.1251，1−0.1251=0.8749，即身高 125cm 以下者占 87.49%。

例 2-16　求标准正态变量值：① $u=(-1,1)$ 和② $u=(-1.96,1.96)$ 区间内面积各为多少？

(1) $\Phi(u=0)-\Phi(u=-1)=0.5-0.1587=0.3413$

$\Phi(u=-1,1)=0.3413\times 2=0.6826$

(2) $\Phi(u=1.96)-\Phi(u=-1.96)=0.975-0.025=0.95$

例 2-17　临床发现脑卒中病人在脑血流图（CBF）指标偏低，正常人的 CBF 平均为 75，标准差为 17，有人认为如 CBF 低于 40，有中风的危险。问一个正常（无卒中）被错误诊断，即 $X\leqslant 40$ 卒中的概率为多少？

$$u=\frac{X-\mu}{\sigma}=\frac{40-75}{17}=-2.05$$

$\Phi(u\leqslant -2.05)=0.0202$，表示正常人 CBF 低于 40 的概率为 2.2%。

（二）确定正常值范围

1. 概念　正常值范围（normal range）也称医学参考值范围，指正常人的解剖、生理、生化、免疫、组织代谢等各类指标的波动范围。正常值范围确定与应用主要有两方面实用意义：

（1）临床疾病诊断，正常值范围作为划分“正常”与“异常”的界线。

（2）预防医学实践中，针对不同人群制定相应等级标准，评价其健康状况。

2. 确定正常值范围注意

（1）确定测量指标为“定性”或“定量”的。

（2）对计量数据，要确定其分布类型（正态或偏态）。

（3）制定单侧诊断界值还是双侧诊断界值。

（4）有足够的样本例数（一般不低于 100 例）。

3. 正常值范围确定方法

（1）正态分布法：对于正态分布资料，当样本量足够大时，正常值范围的确定，常依据正态分布原理进行。实际工作中常用 $\overline{X}\pm 1.96S$ 或 $\overline{X}\pm 2.58S$ 估计 95% 和 99% 的正常参考值范围。作估计时首先应结合专业知识确定双侧界值或单侧界值。

双侧界值：$\overline{X}\pm uS$；单侧上限：$\overline{X}+uS$；单侧下限：$\overline{X}-uS$

常用 μ 值可根据要求从表 2-5 中查出。

表 2-5　常用 u 值表

正常参考值范围(%)	单侧	双侧
80	0.842	1.282
90	1.282	1.645
95	1.645	1.960
99	2.326	2.576

例 2-18 在例 2-2 中 110 名 7 岁男童的身高，已知 $\overline{X}=119.95\text{cm}$，$S=4.72\text{cm}$，试确定该地 7 岁男童身高 95%的正常值范围。

(1)儿童身高发育指标属正态分布，故可用正态分布原理处理；又因为儿童身高过高过低均为异常，所以应计算双侧正常值范围。

下限：$\overline{X}-1.96S=119.95-1.96\times4.72=106.70$

上限：$\overline{X}+1.96S=119.95+1.96\times4.72=129.20$

即该地 7 岁男童身高 95%的正常值范围为：106.70～129.20cm。

(2)百分位数法：对于偏态分布资料，医学正常值范围的制定通常采用百分位数法。

双侧 $1-\alpha$ 参考值范围：$P_{100\alpha/2}-P_{100-100\alpha/2}$；

单侧 $1-\alpha$ 参考值范围：上限值为 $<P_{100\alpha}$；下限值为 $>P_{100-100\alpha}$。

例 2-19 表 2-6 是某年某地 282 名正常人尿汞值（μg/L）测量结果，求尿汞值 95%医学参考值。

表 2-6 某年某地正常人尿汞值(μg/L)测量结果

尿汞值	频数 f	累计频率	累计频率(%)
0～	45	45	16
8.0～	64	109	38.6
16.0～	96	205	72.7
24.0～	38	243	86.2
32.0～	20	263	93.3
40.0～	11	274	97.2
48.0～	5	279	98.9
64.0～	1	282	100

尿汞值为非正态分布，故应采用百分位数法；又因为尿汞值过高为异常，所以应计算单侧上限正常值范围。

$$P_{95}=L+\frac{i}{f_x}(n\times95\%-\sum f_L)=40+\frac{8}{11}(282\times95\%-263)=43.56$$

尿汞单侧上限正常值范围为 40.89。

(三)众多统计方法的理论基础

后面讲到的 u 检验就是以正态分布为理论基础，t 检验、χ^2 检验等都是在正态分布的基础上推导出来的。

本章学习要点

1. 频数表的编制与用途。
2. 描述计量资料集中趋势指标的计算与应用条件。
3. 描述计量资料离散趋势指标的计算与应用。
4. 正态分布的概念、特点、应用，正态曲线下面积分布规律。

(周玲玲)

第 3 章 计量资料的统计推断

chapter 3

临床实例 3-1

根据大量调查得知，健康成年男子脉搏的均数为 72 次/分，某医生在某山区随机调查了 25 名健康成年男子，其脉搏均数为 74.2 次/分，标准差为 6.5 次/分，能否认为该山区成年男子的脉搏高于一般人群？

问题：

1. 抽样调查所得的样本均数与总体均数相等吗？为什么？
2. 如何用样本均数估计总体均数？
3. 两均数不等可能原因是什么？
4. 如何对两均数是否存在显著性差别（本质差别）做出推断？

第一节 参数估计

一、均数的标准误

1. 标准误的概念　医学科研中通常是应用抽样研究方法，由于个体差异的存在，样本均数往往不等于总体均数，这种由抽样引起的样本均数与总体均数的差异称为均数的抽样误差，描述抽样误差的大小用均数的标准误。

抽样误差不可避免，若从均数为 μ 的正态总体中以固定 n 反复多次抽样，所得的这些样本均数将各不相同，但其分布有一定的规律。从正态分布 $N(\mu,\sigma^2)$ 中，以固定 n 抽取样本，样本均数 $\bar{x}$ 服从正态分布，（或者从偏态分布总体中抽样，如抽样例数 n 比较大，样本均数也近似于正态分布）。如以样本均数作变量值，则可求得说明样本均数变异情况的标准差，样本均数的标准差也称为均数的标准误，简称标准误，它反映样本均数间的离散程度，也反映样本均数与相应总体均数间的差异，因而说明均数抽样误差的大小。其用 $\sigma_{\bar{x}}$ 表示。

可以证明，均数的标准误为：

$$\sigma_{\bar{x}}=\frac{\sigma}{\sqrt{n}} \qquad \text{（公式 3-1）}$$

由上式可见，总体均数中各变量值变异大时，则各样本均数相差也大，亦 $\sigma_{\bar{x}}$ 大，当各变量值相等时，各样本均数相等，$\sigma_{\bar{x}}=0$。

实际工作中 σ 通常不知，故用 S 代替，求的标准误的估计值。

$$S_{\bar{x}}=\frac{s}{\sqrt{n}} \qquad \text{（公式 3-2）}$$

2. 标准误的应用

(1)表示抽样误差的大小。

(2)估计总体均数的可信区间，95%的可信区间为 $\bar{x}\pm t_{0.05(\upsilon)}S_{\bar{x}}$。

(3)进行假设检验。

二、t 分布

1. t 分布的概念　上述从总体中进行反复抽样，所得的样本均数服从正态分布，但其分布形态与抽样例数有关，抽样的例数越大，越接近正态分布(图 3-1)。若同前面讲的标准正态变量转换，对样本均数也进行转换，则样本均数也可转换为标准正态分布。由于实际工作中 $\sigma_{\bar{x}}$ 未知，而用 $S_{\bar{x}}$ 代替，转换值用 t 表示。t 值的分布称 t 分布

$$u=\frac{x-\mu}{\sigma} \Longrightarrow t=\frac{\bar{x}-\mu}{S_{\bar{x}}} \quad \upsilon=n-1$$

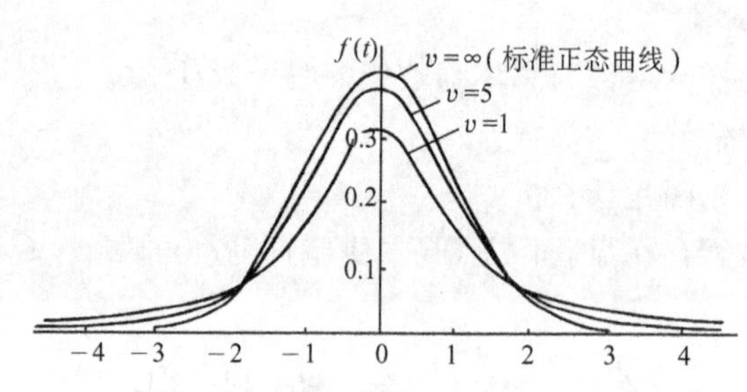

图 3-1　t 分布示意

2. t 分布的特征

(1)以 0 为中心的对称分布。

(2)是一簇曲线、形态变化与 n 大小有关。n 小，t 分布曲线低平，因此 t 曲线下面积 95%、99%的界值不是一个常量，而与自由度的变化有关。

为了应用方便，统计学家编制了 t 界值表(见附表 2)，应用时可据自由度查阅。

三、总体均数的估计

统计推断包括参数估计和假设检验。参数估计是用样本均数估计总体均数。估计方法有两种：

1. 点(值)估计(近似值)　用样本均数直接作为总体均数的估计值，未考虑抽样误差。

2. 区间估计(可信区间)　估计总体均数可能所在范围。

(1)u 分布法：用于 σ 已知，或 σ 未知但 n 足够大，按正态分布原理，用下式估计。

95%的可信区间为：$\bar{x}\pm 1.96S_{\bar{x}}$ 　　（公式 3-3）

99%的可信区间为：$\bar{x} \pm 2.58S_{\bar{x}}$　　　　（公式 3-4）

(2)t 分布法：用于样本例数较小，根据 t 分布原理，查 t 界值表，用下式估计。

$$\bar{x} \pm t_{\alpha(\nu)} S_{\bar{x}}$$　　　　（公式 3-5）

例 3-2　欲了解某地 12 岁男孩身高的平均水平，测得 100 名 12 岁男孩身高，均数 139.6cm，标准差 6.85cm。求该地 12 岁男孩身高均数的 95%可信区间。

本例为大样本资料，故应采用 u 分布法。

$$S_{\bar{x}} = \frac{6.85}{\sqrt{100}} = 0.685\text{cm}$$

$$\bar{x} \pm 1.96S_{\bar{x}} = 139.6 \pm 1.96 \times 0.685 = (138.3, 141.0)$$

即该地 12 岁男孩身高总体均数有 95%的可能在此范围。

第二节　假设检验

一、基本概念

假设检验（hypothesis test）亦称显著性检验（significance test），是统计推断的另一个重要方面。根据研究目的对样本所属的总体提出一个假设，然后根据样本所提供的信息，计算适当的统计量，确定是否接受假设，目的在于判断两均数的差别由抽样误差造成的概率。现用例 3-1说明假设检验基本思想。

本例中两均数不相等的原因有两种可能：①由抽样误差所致；②本质的差别，即由于环境条件的影响，山区成年男子的脉搏确实高于一般男子。如何做出判断？统计学通过假设检验，确定由抽查误差造成概率大小，按小概率事件原理来回答这个问题。当两均数的差别由抽样误差造成的概率很小时，则认为两样本所属的总体有本质的差别。

假设检验的方法很多，但其检验的基本步骤是一致的。

二、检验步骤

1. 建立检验假设　假设有两种。

(1)无效假设（null hypothesis）：或称零假设，用 H_0 表示，即样本均数所属的总体均数 μ 与已知的总体均数 μ_0 相等，记为 $\mu=\mu_0$。

(2)备择假设（alternative hypothesis）：用 H_1 表示，记为 $\mu \neq \mu_0$。

H_0 和 H_1 都是根据统计推断的目的提出的对总体特征的假设，二者相互联系且对立。假设检验主要是围绕 H_0 进行的，当 H_0 被拒绝时，则接受 H_1。

上例的无效假设 H_0 为山区成年男子的平均脉搏数（μ）与一般成年男子的平均脉搏数（μ_0）相等，备择假设 H_1 为山区成年男子的平均脉搏数高于一般成年男子的平均脉搏数。

建立假设前，先要根据分析的目的和专业知识明确单侧检验还是双侧检验。例 3-1 是用山区成年男子的脉搏样本均数 74.2 次/分（作为该山区成年男子平均脉搏次数 μ 的点估计值）与已知的一般成年男子平均脉搏次数 μ_0 进行比较。研究者可能有两种目的：①推断两总体均数有无差别，即山区成年男子平均脉搏数高于或低于一般成年男子的两种可能性都存在，此时应当用双侧检验（two-side test）；②根据专业知识认为山区成年男子的脉搏数不会低于一般，此时应当用单侧检验(one-side test),如本例的提问。又如比较A、B两种药的疗效,若研究者能从专业知识上排除A药比B药差的可能性,只考虑A药是否优于B药,则用单侧检验;若不能肯定A药比B药差,则用双侧检验。在假设检验中,通常多采用双侧检验。

2. 确定检验水准　检验水准(significance level)符号为 α,常取0.05。应在研究设计时根据专业知识和研究目的确定单侧检验或双侧检验及检验水准 α,不能在假设检验结果得出后再加以选择。

3. 计算检验统计量　根据分析目的、设计和资料类型,选用适当的检验方法,计算相应的统计量。

4. 作出统计推断　据自由度查相应的界值表,与算得的样本统计量比较,确定 P 值。P 值是指在 H_0 所规定的总体中随机抽样,获得等于及大于(或等于及小于)现有样本统计量的概率。

若 $t<t_{0.05(v)}$,则 $P>0.05(P>\alpha)$;若 $t>t_{0.05(v)}$,则 $P<0.05(P<\alpha)$。

统计推断的结论为:①若 $P\leqslant\alpha$,表示在 H_0 成立的条件下,出现等于及大于现有统计量的概率是小概率,按小概率事件原理,现有样本信息不支持 H_0,因而拒绝 H_0,因此,当 $P\leqslant\alpha$ 时,按所取 α 检验水准,拒绝 H_0,接受 H_1;②若 $P>\alpha$ 时,表示在 H_0 成立的条件下,出现等于及大于现有统计量的概率不是小概率,现有样本信息还不足以拒绝 H_0。因此当 $P>\alpha$ 时,按所取 α 检验水准,不拒绝 H_0。

第三节　两均数的假设检验

两均数比较的假设检验方法中,以 t 检验(t test)和 u 检验(u test)最常用,t 检验是student t 检验的简称。

各种假设检验方法通常是以其选定检验统计量命名的,如 t 检验、u 检验分别按各自的特定公式计算检验统计量 t 或 u。应用时,首先要熟悉各种检验方法的用途、应用条件和检验统计量的计算方法。

t 检验的应用条件:σ 未知且 n 较小时,要求样本来自正态分布总体;两样本均数比较时,还要求两样本所属总体的方差相等。但在实际工作中,与上述条件略有偏离时,也可应用。

u 检验的应用条件:σ 未知但 n 足够大(如 $n>100$)或 σ 已知。

一、单个样本的 t 检验

(一)应用

单个样本的 t 检验即样本均数与总体均数比较,其分析目的是推断样本所代表的未知总体均数 μ 与已知总体均数 μ_0 有无差别。根据 t 检验的应用条件按下式计算检验统计量 t 值。

$$t=\frac{\overline{x}-\mu}{S_{\overline{x}}} \qquad \text{(公式 3-6)}$$

(二)检验步骤

例 3-3　对例3-1进行假设检验。

1. 建立检验假设

$H_0:\mu=\mu_0$　即山区成年男子平均脉搏数与一般人群相等。

$H_1:\mu\neq\mu_0$　即山区成年男子平均脉搏数高于一般人群。

2. 确定检验水准　单侧，$\alpha=0.05$。

3. 计算统计量　已知 $n=25$，$\bar{x}=74.2$ 次/分，$S=6.5$ 次/分，$\mu=72.0$ 次/分

$$S_{\bar{x}}=\frac{6.5}{\sqrt{25}}=1.3 \qquad t=\frac{74.2-72.0}{1.3}=1.692$$

4. 作出统计推断　根据自由度等于 $n-1$ 查附表 2 t 界值表，$t_{0.05,24}=1.711$，$t<t_{0.05}$，则 $P>0.05$，按 $\alpha=0.05$ 水准不拒绝 H_0，尚不能认为该山区健康成年男子的脉搏均数高于一般健康成年男子的脉搏均数。

二、配对资料的 t 检验

(一)应用

用于配对设计的均数比较。在医学科学研究中的配对设计主要有以下情况：

(1)配对的两个受试对象分别接受两种处理之后的数据。

(2)同一样品用两种方法(或仪器等)检验的结果。

(3)同一受试对象接受某种处理前后的数据。

(4)同一受试对象两个部位的数据。

配对资料的 t 检验其目的是推断两种处理(或方法)的结果有无差别，解决这类问题，首先要求出各对差值(d)的均数($\bar{d}$)。理论上，若两种处理无差别时，差值 d 的总体数 μ_d 应为 0，所以对于配对设计的均数比较可看成是样本均数 d 与总体均数 $\mu_d=0$ 的比较，故按下式计算检验统计量 t 值。

$$t=\frac{\bar{d}}{S_{\bar{d}}} \qquad \text{(公式 3-7)}$$

(二)检验步骤

例 3-4　分别用两种测量肺活量的仪器测得 12 名妇女的最大呼气率(L/min)，资料如表 3-1，问两种方法的检测结果有无差别？

表 3-1　两种方法检测妇女最大呼气率结果(L/min)

被测者	方法 1	方法 2	d	d^2
1	525	490	35	1225
2	415	397	18	324
3	508	512	−4	16
4	444	401	43	1849
5	500	470	30	900
6	460	415	45	2025
7	390	431	−41	1681
8	432	429	3	9
9	420	420	0	0
10	227	275	−48	2304
11	268	165	103	10 609
12	443	421	22	484
			$\sum d=206$	$\sum d^2=21\ 426$

1. 建立检验假设

$H_0:\mu_d=0$ 即两台仪器检验结果相同。

$H_1:\mu_d\neq 0$ 即两台仪器检验结果不同。

2. 确定检验水准 双侧 $\alpha=0.05$。

3. 计算统计量 首先利用表中原始数据求出两种方法检测结果的差值 d 及 d^2。

本例 $n=12$, $\bar{d}=\frac{\sum d}{n}=\frac{206}{12}=17.17$

$$S=\sqrt{\frac{\sum d^2-(\sum d)^2/n}{n-1}}=\sqrt{\frac{21426-206^2/12}{12-1}}=40.33$$

$$S_{\bar{d}}=\frac{s}{\sqrt{n}}=\frac{40.33}{\sqrt{12}}=11.642 \quad t=\frac{\bar{d}}{S_d}=\frac{17.17}{11.642}=1.475$$

4. 确定 P 值，作出统计推断 查附表 2 t 界值表，得 $P>0.10$，按 $\alpha=0.05$ 水准不拒绝 H_0，尚不能认为两种仪器检查的结果不同。

三、独立样本的 t 检验

(一)应用

用于完全随机设计(成组设计)两样本均数的比较，目的是推断两样本均数据 $\bar{x}_1$ 和 $\bar{x}_2$ 分别代表的两样总体均数 μ_1 和 μ_2 有无差别。应用条件为 n_1 和 n_2 较小且两总体方差相等。用下式计算检验统计量 t 值。

$$t=\frac{\bar{x}_1-\bar{x}_2}{s_{\bar{x}1-\bar{x}2}} \quad \text{(公式 3-8)}$$

$$S_{\bar{x}1-\bar{x}2}=\sqrt{s_c^2\left(\frac{1}{n_1}+\frac{1}{n_2}\right)} \quad \text{(公式 3-9)}$$

$$S_c^2=\frac{s_1^2(n_1-1)+s_2^2(n_2-1)}{n_1+n_2-2} \quad \text{(公式 3-10)}$$

上式中 $s_{\bar{x}1-\bar{x}2}$ 为合并标准误，s_c^2 为合并方差，其他符号意义同前。

(二)检验步骤

例 3-5 某医生测得过 18 例慢性支气管炎患者及 16 例健康人的尿 17-酮类固醇排出量(mg/dl)，患者组均数为 4.454mg/dl，标准差 1.324mg/dl，健康组均数为 5.299mg/dl，标准差 1.382mg/dl，试问两组的均数有无不同？

1. 建立假设检验

$H_0:\mu_1=\mu_2$，即两总体均数相等。

$H_1:\mu_1\neq\mu_2$，即两总体均数不相等。

2. 确定检验水准 双侧 $\alpha=0.05$；

3. 计算统计量 本例：$n_1=18$，$\bar{x}_1=4.454\text{mg/dl}$，$s_1=1.324\text{mg/dl}$

$n_2=16$，$\bar{x}_2=5.299\text{mg/dl}$，$s_2=1.382\text{mg/dl}$

$$S_{\bar{x}1-\bar{x}2}=\sqrt{s_c^2\left(\frac{1}{n_1}+\frac{1}{n_2}\right)}=\sqrt{\frac{s_1^2(n_1-1)+s_2^2(n_2-1)}{n_1+n_2-2}\left(\frac{1}{n_1}+\frac{1}{n_2}\right)}=0.4643$$

$$t=\frac{\bar{x}_1-\bar{x}_2}{s_{\bar{x}1-\bar{x}2}}=\frac{4.454-5.299}{0.4683}=-1.8$$

$$\nu=n_1+n_2-2=18+16-2=32 \qquad \text{(公式 3-11)}$$

4. 作出统计推断　查附表2 t 界值表，双侧 $t_{0.05}=2.037$，现 $t<t_{0.05}$，故 $P>0.05$，按 $\alpha=0.05$ 水准不拒绝 H_0，尚不能认为慢性支气管患者尿17-酮类固醇的排出量与健康人不同。

四、两样本均数的 *u* 检验

(一)应用

用于成组设计大样本资料两均数的比较。应用条件为 n_1 和 n_2 较大，t 分布接近标准正态分布。用下式计算统计量 u 值。

$$u=\frac{\bar{x}_1-\bar{x}_2}{s_{\bar{x}1-\bar{x}2}} \qquad \text{(公式 3-12)}$$

其中：$s_{\bar{x}1-\bar{x}2}=\sqrt{\left(\frac{s_1^2}{n_1}+\frac{s_2^2}{n_2}\right)}=\sqrt{s_{\bar{x}1}^2+s_{\bar{x}2}^2}$　　(公式 3-13)

(二)检验步骤

例 3-6　某地抽样调查了部分健康成人的红细胞数，其中男性360人，均数为 $4.660\times 10^{12}/L$，标准差为 $0.575\times 10^{12}/L$，女性255人，均数为 $4.178\times 10^{12}/L$，标准差 $0.291\times 10^{12}/L$，试问该地男、女平均红细胞有无差别？

由于两样本含量皆较大，可用 u 检验。

$$s_{\bar{x}1-\bar{x}2}=\sqrt{\left(\frac{0.575^2}{360}+\frac{0.291^2}{255}\right)}=0.035\,36 \qquad u=\frac{\bar{x}_1-\bar{x}_2}{s_{\bar{x}1-\bar{x}2}}=\frac{4.660-4.178}{0.03536}=13.63$$

现 $u>2.58$，故 $P<0.01$，按 $\alpha=0.05$ 水准拒绝 H_0。

五、非正态分布资料均数差别的检验

上述两均数比较的假设检验，条件之一是：各样本来自于正态总体。医学上有许多资料是属于正态分布的，但也有不少资料不是正态分布，例如：血清抗体滴度、传染病的潜伏期、动物对毒物的耐受量等等。由于 t 分布以原始资料呈正态分布为依据，因此非正态分布资料用 t 检验是不恰当的。

如果资料的分布与正态分布略有偏差时对结果影响不会太大，所以该时 t 检验仍可使用。当资料与正态分布偏差较大时，则 t 检验不恰当，应采用以下两种处理方法：

1. n 较大　当 n 较大时，由于样本均数在 n 较大时仍可近似正态分布，且这时用 S 估计 δ 的误差较小。一般当每组例数大于100时可用 u 检验（公式3-12）做统计检验。

因 u 近似正态分布，判断的标准是：$|u|<1.96$，$P>0.05$，差别无统计意义；$|u|\geqslant 1.96$，$P\leqslant 0.05$，差别有统计意义；$|u|\geqslant 2.58$，$P\leqslant 0.01$，差别有高度统计意义。

2. n 较小　当 n 较小时，可将数据进行转换使其近似正态后再做检验。例如传染病的潜伏期、血清抗体滴度等资料经对数转换后即近似正态，然后在对数条件下计算均数、标准差及标准误（不求反对数），并做 t 检验。参见第4章方差分析资料转换一节。

关于资料是否服从正态分布，参阅正态性检验（test of normality）做出判断。

正态性检验（test of normality）计算较为复杂，通常不作手工计算，可在统计软件中完成。

SPSS 软件中，许多子菜单中具有正态性检验功能，如在 Descriptives 菜单的[Options]对话框界面上，第二单元 Distribution 下的峰度系数(kurtosis)、偏度系数(skewness)即是对资料的正态性检验。需要时可应用此软件功能，具体统计学计算不作详细讲解。

第四节 t' 检验

(一)概念

用以上 t 检验法检验两样本均数的差别有无统计意义的另一前提条件为两总体的方差(variance)相等($\sigma_1^2=\sigma_2^2$)。如果被检验的两个样本方差(S_1^2 与 S_2^2)相差较大，则需先检验两样本方差的差别是否有统计意义。如差别有统计意义，则需用校正 t 检验来代替。即方差不齐时两样本均数差别的检验，简称 t'检验。

例 3-7 某单位抽样测定了 32 名蓄电池厂工人的尿氨基-γ-酮戊酸(ALA)含量(umd/L)，平均数为 53.8662，方差为 2460.4768；又测定了 6 名化工厂工人的尿 ALA 含量，平均数为 26.5640，方差为 52.6150。问两厂工人平均尿 ALA 含量是否相等？

假设两厂工人尿 ALA 总体平均数相等。本例由于两样本方差相差较大，需先检验两样本方差的差别有无统计意义，以决定可否作 t 检验，如不符合作 t 检验的条件，则应作 t'检验。

检验两样本方差的差别有无统计意义可用方差齐性检验，即求两样本方差之比值 F(较大方差作分子，较小方差作分母)，用公式表示：

$$F=\frac{S_1^2(\text{较大})}{S_2^2(\text{较小})} \qquad (\text{公式 3-14})$$

本例以蓄电池厂工人尿中 ALA 含量方差较大作 S_1^2，化工厂工人尿中 ALA 含量方差较小作 S_2^2，则

$$F=\frac{S_1^2}{S_2^2}=\frac{2460.4768}{52.6150}=46.76$$

将求得的 F 值与附表 3 中的 $F_{0.05(\upsilon_1,\upsilon_2)}$ 比较。υ_1 是较大方差(分子)的自由度，υ_2 是较小方差(分母)的自由度。

本例 $\upsilon_1=n_1-1=32-1=31$(表内 υ_1 值没有 31，可查最近的数值 $\upsilon_1=30$)，$\upsilon_2=n_2-1=6-1=5$。查附表 3 得 $F_{0.05(30,5)}=6.23$，$F_{0.01(30,5)}=12.66$。由于 $F=46.76$，远大于 $F_{0.01(30,5)}$，所以 $P<0.01$，认为两样本方差的差别有统计意义(即两总体方差不等)。

(二)检验方法

当两总体方差不相等时，用前面所介绍的 t 检验法就不恰当了。据数理统计研究结果，按下列方式作 t'检验。

1. 计算统计量 t'

$$t'=\frac{\bar{x}_1-\bar{x}_2}{S'_{(\bar{x}_1-\bar{x}_2)}} \qquad (\text{公式 3-15})$$

其中：$S'_{(\bar{x}_1-\bar{x}_2)}=\sqrt{S_{\bar{x}_1}^2+S_{\bar{x}_2}^2}=\sqrt{\frac{S_1^2}{n_1}+\frac{S_2^2}{n_2}}$ (公式 3-16)

2. 结果判断 用下列公式求出作统计判断用的临界值，作出判断。

$$t'_{0.05}=\frac{S_{\bar{x}1}^2 t_{0.05(v1)}+S_{\bar{x}2}^2 t_{0.05(v2)}}{S_{\bar{x}1}^2+S_{\bar{x}2}^2} \quad \text{（公式 3-17）}$$

$$t'_{0.01}=\frac{S_{\bar{x}1}^2 t_{0.01(v1)}+S_{\bar{x}2}^2 t_{0.01(v2)}}{S_{\bar{x}1}^2+S_{\bar{x}2}^2} \quad \text{（公式 3-18）}$$

本例：$S_{\bar{x}1}^2=\dfrac{S_1^2}{n_1}=\dfrac{2460.4768}{32}=76.8899$

$$S_{\bar{x}2}^2=\frac{S_2^2}{n_2}=\frac{52.6150}{6}=8.7692$$

$$S'_{(\bar{x}1-\bar{x}2)}=\sqrt{S_{\bar{x}1}^2+S_{\bar{x}2}^2}=\sqrt{76.8899+8.7692}=\sqrt{85.6591}=9.2552$$

$$t'=\frac{\bar{x}_1-\bar{x}_2}{S'_{(\bar{x}1-\bar{x}2)}}=\frac{53.8662-26.5640}{9.2552}=\frac{27.3002}{9.2552}=2.95$$

自由度：$v_1=32-1=31$，$v_2=6-1=5$

查附表 2：$t_{0.05(31)}=2.040$；$t_{0.05(5)}=2.571$；$t_{0.01(31)}=2.745$；$t_{0.01(5)}=4.052$

$$t'_{0.05}=\frac{S_{\bar{x}1}^2 t_{0.05(31)}+S_{\bar{x}2}^2 t_{0.05(5)}}{S_{\bar{x}1}^2+S_{\bar{x}2}^2}=\frac{76.8899\times 2.040+8.7692\times 2.571}{76.8899+8.7692}$$

$$=\frac{179.4010}{85.6591}=2.094$$

$$t'_{0.01}=\frac{S_{\bar{x}1}^2 t_{0.01(31)}+S_{\bar{x}2}^2 t_{0.01(5)}}{S_{\bar{x}1}^2+S_{\bar{x}2}^2}=\frac{76.8899\times 2.745+8.7692\times 4.052}{76.8899+8.7692}$$

$$=\frac{246.5948}{85.6591}=2.8798$$

本例 $t'=2.95>2.8798$，即 $t'>t_{0.01}$，故 $P<0.01$。认为蓄电池厂工人与化工厂工人平均尿 ALA 含量是不同的。

第五节　假设检验注意事项

一、假设检验中的两类错误

假设检验时，根据样本统计量作出的推断结论（拒绝 H_0 或不拒绝 H_0）并不是百分之百的正确，可能发生两种错误：①拒绝了实际上成立的 H_0，这类“弃真”的错误为Ⅰ型错误（type Ⅰ error）；②不拒绝实际上不成立的 H_0，这类“存伪”的错误为Ⅱ型错误（type Ⅱ error）。下面以样本均数与总体均数比较的单侧 u 检验为例说明之。

1. Ⅰ型错误　样本来自 $\mu=\mu_0$ 的总体，即 H_0 实际上成立，由于抽样的偶然性得到了较大 u 值（$u\geq\mu_0$），按检验水准 α 拒绝了 H_0，接受了 H_1，即 $\mu>\mu_0$，此推断当然是错误的。Ⅰ型错误的概率常用 α 表示，若确定检验水准 $\alpha=0.05$，则犯Ⅰ型错误的概率为 0.05，理论上平均每 100 次抽样有 5 次发生这类的错误。

2. Ⅱ型错误　样本来自 $\mu>\mu_0$ 的总体，即 H_0 实际上不成立，但由于抽样的偶然性得到了较小的 u 值（$u<u_\alpha$），按检验水准 α 不拒绝 H_0，此推断当然也是错误的，Ⅱ型错误的概率用 β 表示，但 β 值的大小很难确切估计，只有在已知样本含量 n、两总体参数差值 δ，以及所规定的检验水准 α 的条件下，才能估算出 β 大小，通常当 n 固定时，α 愈大，β 愈小。

由图 3-2 可见，如样本来自 $\mu=\mu_0$ 的总体，如果拒绝了 H_0，则发生错误的（Ⅰ型错误）概率为 α，而判断正确的概率为 1－α；相反，样本来自 $\mu>\mu_0$ 的总体（图右侧），如果不拒绝 H_0，则发生概率为 β 的错误。

二、假设检验注意事项

1．*要保证组间的可比性*　这是假设检验的前提，所谓可比性就是各组间除了要比较的主要因素不相同外，其他影响结果的因素应尽可能相同，为了保证资料的可比性，必须要有严密的实验设计。

2．*根据设计和资料类型选用适当的检验方法*　如配对设计的两样本均数的比较用配对 t 检验；完全随机设计的两样本均数比较时，选用成组设计的两样本均数比较的 t 检验。

3．*注意各种假设检验方法的应用条件*　如成组设计的两小样本均数比较的 t 检验，适用于完全随机设计分组的两样本的比较，理论上两样本来自正态或近似正态分布且方差相等的总体。

4．*正确理解差别有无显著性的统计学意义*　以往对假设检验结论中的“拒绝 H_0，接受 H_1”习惯上称为“显著”（significant）；“不拒绝 H_0”称为“不显著”（non-significant）。不应把“不显著”误解为差别不大，或一定相等。这里的“显著”与“不显著”是统计学术语，其表示两统计量的差别由抽样误差造成概率的大小。

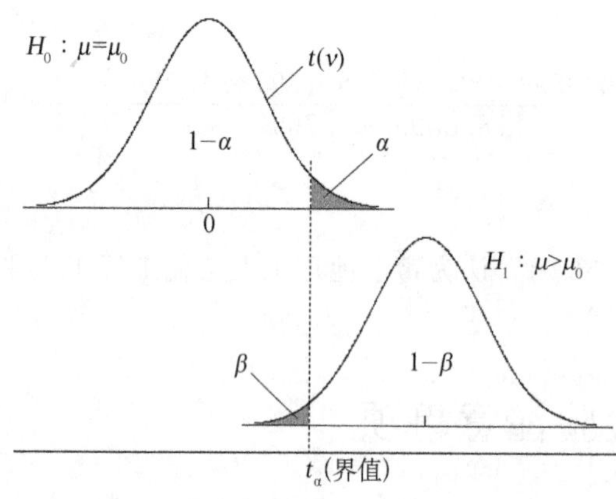

图 3-2　Ⅰ型错误与Ⅱ型错误示意

5．*结论不能绝对化*　假设检验的结论是根据 P 值大小作出的，不是百分之百的正确。拒绝 H_0，可能产生Ⅰ型错误，不拒绝 H_0，可能产生Ⅱ型错误（图 3-2）。另外，是否拒绝 H_0 不仅决定于被研究事物有无本质差异，还决定于抽样误差的大小、检验水准 α 的高低、检验效能的大小及单侧、双侧检验。检验水准 α 是根据分析目的人为规定的，可定为 0.01 或 0.05，有时对于同一问题，按 α＝0.01 时可能不拒绝 H_0，而按 α＝0.05 时可能拒绝 H_0；有时随样本含量 n 的增加，即使取同一检验水准，由于抽样误差的减小，结论有可能从不拒绝 H_0 到拒绝 H_0；有时以双侧检验时不拒绝 H_0，而单侧检验时拒绝 H_0。

本章学习要点

1．标准误的概念、应用。

2．用样本均数推断总体均数的方法。

3．两均数差别假设检验的方法及应用条件。

4．假设检验的注意事项。

5．标准差与标准误的联系和区别。

（范春红　朱坚胜）

第 4 章 方差分析

chapter 4

临床实例 4-1

某医院对自行制备的三种消毒剂的杀菌效果进行考察，经过使用，以被消毒物品的残余细菌数(cfu/m^2)为评价指标。试验结果如表 4-1 所示，问三种消毒剂的效果是否存在差异？

表 4-1 三种消毒剂使用后物品残余细菌数

甲消毒剂	乙消毒剂	丙消毒剂
287	238	204
257	167	235
304	231	233
260	190	201
246	186	198
399	178	211
302	157	191
276		179
279		

问题：

1. 前面讨论的是两个均数的比较，当涉及多个均数时如何作出比较？

2. 计量资料的推断，条件是正态分布、方差齐性，当不符合这些条件时，如何对其进行统计分析？

3. t 检验只分析一个处理因素，如需分析多个处理因素的效应，该如何进行？

方差分析(analysis of variance)又称变异数分析，它是检验两个或两个以上均数间差别显著性的方法，也是检验几个因素有无交互影响的方法。它可以广泛地应用于单因素资料的分析、多因素资料的分析和重复试验设计的资料分析。

经严密的科研设计所得资料，特别是实验性研究资料，绝大部分为计量资料。方差分析是关于计量资料强有力的统计分析方法，下面首先介绍方差分析的基本思想与相关知识。

第一节　方差分析的基本思想

(一)分析目的

当对一批受试对象给予不同的处理,所得的效应在不同处理间是否有差别需要进行假设检验。用术语讲,所给予的处理叫作自变量,而其效应叫作因变量。因变量是自变量的函数,也就是说因变量受自变量的决定和影响。例如用几种药物治疗高血压,因变量是血压的变化,其是自变量——药物的函数,即血压值受药物的影响和作用。方差分析的目的在于检验各因变量和自变量之间的关系,即说明自变量是否决定和影响因变量。

为了探讨一个因变量和多个自变量之间的关系,斯内德克(G. W. Snedecon)1946 年根据费希尔的早期工作,发表了方差分析,称作 F 检验,以纪念费希尔。

方差分析有十几种,不同的方差分析取决于不同的设计类型。常常见到的统计处理的错误是用 t 检验代替方差分析。t 检验用于两个均数的比较,而对于多个均数必须用方差分析。

(二)理论依据

1. *变异的分解*　方差分析是把因变量的差异细分成各个部分,并认为这些差异由实验中所应用的自变量(处理因素)和实验误差或个体差异而组成。至于每个自变量的效果,则把它对于总差异的贡献和误差所给的影响加以比较而得以评判。

表示变量间差异的指标有离均差平方和$\sum(X_{ij}-\overline{X})^2$。根据上述的基本理论,采用几种处理的一批观察值总的离均差平方和分为两部分:基于各组之内差异的离均差平方和与以各组均数之间差异为根据的离均差平方和。

下面以单因素完全随机设计的方差分析为例进一步说明其理论依据。

一组观察值总的离均差平方和表示为:

$$\sum_{ij}(X_{ij}-\overline{X})^2=\sum_{ij}[(X_{ij}-\overline{X}_i)+(\overline{X}_i-\overline{X})]^2$$

$$=\sum_{ij}(X_{ij}-\overline{X}_i)^2+2\sum_{ij}(X_{ij}-\overline{X}_i)(\overline{X}_i-\overline{X})+\sum_{ij}(\overline{X}_i-\overline{X})^2$$

由于$\sum_{j}(X_{ij}-\overline{X}_i)=0$　所以上式为:

$$\sum_{ij}(X_{ij}-\overline{X})^2=\sum_{ij}(X_{ij}-\overline{X}_i)^2+\sum_{ij}(\overline{X}_i-\overline{X})^2$$

这个式子可简化地表示为:$SS_{总}=SS_{组内}+SS_{组间}$,即总的离均差平方和分解为组间离均差平方和与组内离均差平方和两部分。

2. *方差的估计*　假定有 K 组观察值,每组有 n_i 个观察值均是来自某一人群总体的随机样本,或者说不同组间的处理对观察值没有影响,则各组均数 $\overline{X}$ 和方差 S^2 均是总体均数和方差 μ、σ^2 的无偏估计,即各样本均数所属的人群总体均数 μ_1、μ_2、……、μ_K 相等。有三种途径估计方差。

(1)从总离均差平方和估计:整个资料 N 个观察值($n_i\times K$)看作来自一个总体的随机样本,则 $S^2_{总}$ 是 σ^2 的无偏估计。

$$S^2_{总}=\frac{SS_{总}}{N-1}$$

(2)从组内离均差平方和估计：每组的方差可从每组的离均差平方和求的。

$$\frac{SS_{组1}}{n_1-1} \quad \frac{SS_{组2}}{n_2-1} \quad \cdots\cdots \frac{SS_{组k}}{n_k-1}$$

通过上式可得到各组完全来自于组内变异的统筹方差的无偏估计，若各组例数相同则：

$$S^2_{组内}=\frac{SS_{组内}}{\sum\limits_i(n_i-1)}=\frac{SS_{组内}}{N-K}$$

(3)从组间离均差平方和估计：由于 $S^2_{总}$ 和 $S^2_{组内}$ 是总体方差 σ^2 的无偏估计，即：

$$E(S^2_{总})=E(S^2_{组内})=\sigma^2$$

组间的方差事实上由两部分组成：一部分为各观察值间的个体差异，一部分为不同组处理因素对观察效应作用造成的差异。可表示为：

$$E(S^2_{组间})=\sigma^2+\frac{\sum n_i(\mu_i-\mu)^2}{K-1}$$

如果检验假设成立，即各组观察值来自同一总体，$\mu_1=\mu_2=\cdots\cdots=\mu_K$，则：

$$\frac{\sum n_i(\mu_i-\mu)^2}{K-1}=0 \quad 即\ E(S^2_{组间})=\sigma^2$$

如果假设不成立，即 μ_1、μ_2、……、μ_K 不相等，或者说各处理因素对观察值有影响，则 $S^2_{组间}$ 就大于 σ^2。因此通过 $S^2_{组间}$ 与 $S^2_{组内}$ 的比较，可以获得各组的均数是否来自同一总体之结论。因此这种假设检验是以两者的比率为基础，其值用 F 表示：

$$F=\frac{S^2_{组间}}{S^2_{组内}}=\frac{SS_{组间}/K-1}{SS_{组内}/N-K}$$

若各组均数相同，则 F 等于 1，若各组均数不等，F 大于 1。至于 F 值大到何种程度认为各样本均数间的差异并非由抽样误差造成，即有显著差异，则需查表与 F 等于 0.05 界值作比较得出判断。

(三)应用注意

(1)方差分析的基本思想是总变异的分解，把握其基本思想对于后面所述的各种类型的方差分析十分有益。在对具体资料的分析时既要考虑各处理因素对效应的影响，又要注意有无交互作用。

(2)不同的方差分析方法用于分析其相对应的科研设计资料。因此在应用时要依据设计类型选择相应方法。同时在研究设计及资料的收集均要依据欲采用的分析方法。

(3)方差分析的应用条件是：①正态或近似正态分布。②各组方差齐性。如果资料不符合这些条件则要对原始数值采取适当方式的转换。通常在作正式分析前，要对资料作方差齐性检验。

(4)经过方差分析，如果某一因素各水平间有显著差异，表示从总的看，该因素对观察效应有影响，并不表示各水平间均有差异。要说明各水平间的相互差异尚需进一步作均数间的两两比较。

(5)正确理解检验结果。同 t 检验一样，方差分析也是以概率为依据进行判断，即组间均数的差异由抽样误差造成的概率，如果小于 0.05，认为有显著差异，表示由抽样误差造成的可能性小。

(6)结果的解释要与专业知识相结合。

第二节　方差齐性检验与资料的转换

一、方差齐性检验

进行方差分析有一个重要条件，就是所对比的各组的总体方差必须是相同的，即要求 $\sigma_1^2=\sigma_2^2=\sigma_3^2=\cdots\cdots=\sigma_n^2$。但是我们知道，从同一总体随机抽取若干个样本，从各个样本计算所得的方差 S^2，不会是完全相同的。所以当我们看到几个样本方差不相等时，常常要提出这样的问题，就是要问这些样本所属总体的方差是否相等？换言之，就是要检验方差的齐性（homoscedasticity）。

对两个方差进行齐性检验的方法已在第 3 章介绍两样本的方差齐性检验，现介绍多个样本的方差齐性检验，常 Bartlett 法。

（一）各组样本含量相等

$$\chi^2=2.3026(n-1)(k\lg\bar{S}^2-\sum\lg S^2) \tag{公式 4-1}$$

$$\nu=k-1 \tag{公式 4-2}$$

式中 $\bar{S}^2$ 为各组方差的平均值，k 代表样本组数，n 代表每个样本的含量，2.3026 是常用对数化成自然对数时的常数。

（二）各组样本含量不等

各组人数（n_i）不同进行方差齐性检验时可列一个计算用表，然后依据（公式 4-3）计算 x^2 值，并依据（公式 4-4）计算校正数：

$$x^2=2.3026[(\lg\bar{S}^2)\sum(n_i-1)-\sum(n_i-1)(\lg S^2)] \tag{公式 4-3}$$

$$\text{校正数 } C=1+\frac{k+1}{3k(n-1)}\left(\sum\frac{1}{n_i-1}-\frac{1}{\sum(n_i-1)}\right) \tag{公式 4-4}$$

Bartlett 法检验，在各组样本含量相等时是不敏感的，所以如果各组含量相差不大，各组 S^2 差别不过大时，可不必进行 Bartlett 检验。

二、资料的转换

对资料的转换目的在于使分析资料符合统计方法的应用条件，如非正态分布资料经转换成为正态分布，组间方差不齐转换为方差齐性，非线性关系经转换变为线性关系等。

计量资料的推断，基本条件是正态分布与方差齐性。即假定每一数值由若干部分相加而成（可加性），其误差呈正态分布；各组具有相同的总体方差。如果数据来源的总体不符合这些前提条件，则使用方差分析就失去了依据，得出的统计推断就不会可靠。例如，在普哇松分布中，已知均数等于方差，在二项分布中，方差随率的变化而变化，那么，做几个均数或平均率的比较，就不能直接利用方差分析。对这类资料处理的方法之一是资料的转换。常用转换方式有对数转换、指数转换等。

1. 对数转换　对数转换（logarithmic transformation）是将原始数据取自然对数或常用对数。其转换形式为：

$$x=\ln(X) \quad 或\ x=\lg(X) \tag{公式 4-5}$$

当原始数据中有特小值或零时，可用下式：

$$x = \ln(X+1)\ ,\ x = \lg(X+1) \quad \text{（公式 4-6）}$$

适用资料：①对数正态分布资料，如抗体滴度、疾病潜伏期、细菌计数等；②标准差与均数成比例，或变异系数接近甚至等于某一常数的资料。

2. *平方根转换*　平方根转换（square root transformation）是将原始数据开平方根。其转换形式为：

$$X' = \sqrt{X} \quad 或\ X' = \sqrt{X+0.5} \quad \text{（公式 4-7）}$$

适用于方差与均数成比例的资料，如服从 Poisson 分布的资料。

3. *平方根反正弦转换*　平方根反正弦转换（arcsine square root transformation）又称角度转换（angular），就是将原始数据开平方根再取反正弦。其转换形式为：

$$P' = \sin^{-1}\sqrt{P} \quad \text{（公式 4-8）}$$

该转换适用于百分比的数据资料。一般认为样本率服从二项分布，当总体率较大或较小（＜30％或＞70％），偏离正态较为明显，通过样本率的平方根反正弦转换，可使资料接近正态分布，达到方差齐性的要求。

4. *倒数转换*　倒数转换（reciprocal transformation）将原始数据 X 进行倒数转换，作为新的分析数据。其转换形式为：

$$x = 1/X \quad \text{（公式 4-9）}$$

倒数转换常用于数据两端波动较大的资料，可使极端值的影响减少。

每一种统计方法都有其应用条件，资料转换的目的是使不符合统计方法应用条件的数据变为符合应用条件。因此，在对资料正式统计分析前，要对原始数据审查，看其是否符合选用统计方法的应用条件，如正态性检验、方差齐性检验等。若不符合统计方法的应用条件，则应选用恰当的数据转换方式对原始数据进行转换。

第三节　完全随机设计资料分析

完全随机设计的资料，两组比较时可采用两样本均数比较的 t 检验（见第 3 章），多组比较时采用方差分析。完全随机设计资料的方差分析，也称单因素方差分析（one-way Analysis of variance）。其只涉及一个处理因素，当然这一个处理因素可以是不同的剂量水平或不同的干预方式。

一、基本公式

由于只涉及一个处理因素，所以总变异 $SS_{总}$ 分为两个方面：处理组间离均差平方和，表示为 $SS_{组间}$，与组内离均差平方和，表示为 $SS_{组内}$。其中组内变异只是由误差因素所造成，而组间的变异则由误差因素和处理因素共同造成。在此表示变异的大小用方差，也称均方。公式如表 4-2。

表 4-2 完全随机设计方差分析用公式

变异来源	SS	υ	MS	F
组间	$\sum(\overline{X}_i-\overline{X})^2 n_i=\sum_i \frac{(\sum_j X_{ij})^2}{n_i}-C$	$K-1$	$\frac{SS_{组间}}{K-1}$	$\frac{MS_{组间}}{MS_{组内}}$
组内	$\frac{1}{n_i}\sum_i(\sum_j X_{ij})^2-C$ 或 $SS_{组内}=SS_{总}-SS_{组间}$	$N-K$	$\frac{SS_{组内}}{N-K}$	
总变异	$\sum X_{ij}^2-C$	$N-1$		

式中各符号表示意义如下：

C：校正系数，$C=\frac{(\sum X)^2}{N}$。

X_{ij}：表示具体观察值，下标 i 表示组序，j 表示组内观察值顺序。

$\sum$：求和符号，$\sum_j$表示对某组观察值求和，$\sum_{ij}$或$\sum_i\sum_j$表示由第 1 组到第 K 组各观察值求和。

N：总观察例数。

n_i：表示第 i 组的观察例数。

$\overline{X}_i$：表示第 i 组的平均值。

$\overline{X}$：表示总的平均值。

K：表示观察组数，$(K-1)$为组间自由度，$(N-K)$为组内自由度。

二、分析步骤

例 4-2 研究某药在机体内的杀虫效果，选取 20 只小鼠，用幼虫感染。8 天后随机取 15 只分为三组分别给予该药的不同药量以杀灭蠕虫，另 5 只作对照。用药两天后，将所有鼠杀死计数体内成虫数。资料如表 4-3。

表 4-3 四组小鼠体内成虫计数

	治疗情况				
	Ⅰ	Ⅱ	Ⅲ	Ⅳ	
	279	378	172	381	
	338	275	335	346	
	334	412	335	340	
	198	265	282	471	
	303	286	250	318	
$\sum_j X_{ij}$	1 452	1 616	1 374	1 856	$\sum_j X_{ij}=6\ 298$
n_i	5	5	5	5	$N=20$
$\overline{X}$	290.4	323.2	274.8	371.2	
$\sum_j X_{ij}^2$	43 4654	540 274	396 058	703 442	$\sum_{ij} X_{ij}^2=2\ 074\ 428$

1. 建立检验假设　四种方法治疗后成虫数总体均数相等(即 $\mu_1=\mu_2=\mu_3=\mu_4$)。

2. 计算各离均差平方和　$SS_{总}=2074428-1983240=91188$

$$(\text{其中 } C=\frac{6298^2}{20}=1983240,\text{下同})$$

当各组样本例数相同时,处理组间离均差平方和 $SS_{组间}$,公式可作简化:

$$SS_{组间}=\sum(\overline{X}_i-\overline{X})^2 n_i=\sum_i\frac{(\sum_j X_{ij})^2}{n_i}-C=\frac{1}{n_i}\sum_i(\sum_j X_{ij})^2-C$$

本例:$SS_{组间}=\frac{1}{5}(1452^2+1616^2+1374^2+1856^2)-C=37234$

$SS_{组内}=91188-37234=53954$

3. 计算均方

$$MS_{组间}=\frac{37234}{3}=12411\quad MS_{组内}=\frac{53954}{16}=3372$$

4. 计算 F 值　$F=\frac{MS_{组间}}{MS_{组内}}=3.68$

5. 列方差分析表　见表 4-4。

表 4-4　小鼠体内成虫计数方差分析表

变异来源	自由度	SS	MS	F
组间	3	37 234	12 411	3.68
组内	16	53 954	3 372	
总变异	19	91 188		

6. 结果判断　所得 F 值是否有显著意义,要与所定区域中预定的 F_α 值比较,当实得的 $F>F_\alpha$ 则拒绝无效假设,当 $F\leqslant F_\alpha$ 则接受无效假设。F_α 值见附表 4,该值取决于 F 值计算的两个自由度:①分子的自由度(组间均方的自由度),用 υ_1 表示,列在表的顶端;②分母的自由度(组内均方的自由度),用 υ_2 表示,列在表的左边,二者和交处所标数字即为 F_α。

本例 $\upsilon_1=4-1=3$,$\upsilon_2=20-4=16$;查表得:$F_{0.05(3,16)}=3.24$,$F_{0.01(3,16)}=5.29$。$F=3.68>F_\alpha$,所以不接受检验假设,认为各组均数并非来自同一总体,即该药杀虫有效。

本例为各组样本例数相同情况,各组例数不同时计算步骤与其相同,只是组间变异的计算公式有区别(见上述公式)。

第四节　随机区组设计资料分析

一、分析思路

随机区组设计,设计的目的在于实现组间的条件齐同,使比较的结果更为可靠。从统计分析的角度讲,随机区组设计降低了实验误差,提高了分析的灵感度。

完全随机设计把总变异分为组间和组内两部分,在随机区组设计分析中,将组内变异分为误差的变异和区组间的变异,误差的变异表示个体差异,以其作为 F 值的分母。

随机区组设计分析中,把总变异分为三部分:组间、区组间和误差。三部分相关指标的计算公式见表 4-5。由此表可以看出,随机区组设计与完全随机设计分析的区别在于,其将组内变异分为误差的变异和区组间的变异,各公式的计算相似。

表 4-5 随机区组设计分析用公式

变异来源	SS	υ	MS	F
处理组间	$\frac{1}{n_i}\sum_i(\sum_j X_{ij})^2-C$	$k-1$	$\frac{SS_{处理组间}}{k-1}$	$\frac{MS_{处理组间}}{MS_{误差}}$
区组间	$\frac{1}{k}\sum_j(\sum_i X_{ij})^2-C$	$b-1$	$\frac{SS_{区组间}}{b-1}$	$\frac{MS_{区组间}}{MS_{误差}}$
误差	$SS_{总}-SS_{处理}-SS_{区组}$	$\upsilon_{总}-\upsilon_{处理}-\upsilon_{区组}$	$\frac{SS_{误差}}{\nu_{误差}}$	
总变异	$\sum X_{ij}^2-C$	$N-1$		

二、分析步骤

例 4-3 某研究者把 24 名贫血患儿按年龄及贫血程度分成 8 个区组($n_i=8$)，每一区组中三名儿童用随机的方式分配给 A、B 和 C 三种不同的治疗方法(处理组)。治疗后测量患儿血红蛋白含量的增加量(g/L)，结果见表 4-6，对该资料作方差分析。

1. *建立检验假设和确定检验水准* 可作两个无效假设，三种方法治疗后血红蛋白增加量总体均数相等(即 $\mu_1=\mu_2=\mu_3$)和各区组血红蛋白增加量总体均数相等。

表 4-6 三种方法治疗后血红蛋白增加量(g/L)

区组	A疗法	B疗法	C疗法	合计
1	16	18	18	52
2	15	16	20	51
3	19	27	37	81
4	13	13	23	49
7	11	14	17	42
6	10	8	12	30
7	5	3	8	16
8	−2	−2	3	−1
$\sum_j X_{ij}$	87	97	136	320
$\sum_j X_{ij}^2$	1261	1751	2984	5996
$\overline{X}_i$	10.877	12.127	17.000	13.333

2. *计算各离差平方和* 先计算各列合计数、平方和及各行的合计数，然后计算校正数 C 及 SS。

$$C=(\sum X)^2/n=320^2/24=4266.67$$

$$SS_{总}=\sum X^2-C=5996-4266.67=1729.33$$

$$SS_{处理}=\frac{\sum_i(\sum_j X_{ij})^2}{n_i}-C=(87^2+97^2+136^2)/8-4266.67=167.58$$

$$SS_{区组}=\frac{\sum_j(\sum_i X_{ij})^2}{k}-C$$

$$=[52^2+51^2+81^2+49^2+42^2+30^2+16^2+(-1)^2]/3-4266.67$$

$$=1462.66$$

$$SS_{误差}=SS_{总}-SS_{处理}-SS_{区组}=1729.33-167.58-1462.66=99.09$$

$$\upsilon_{总}=N-1=24-1=23$$

$$\upsilon_{处理}=k-1=3-1=2$$

$$\upsilon_{区组}=b-1=8-1=7$$

$$\upsilon_{误差}=\upsilon_{总}-\upsilon_{处理}-\upsilon_{区组}=23-2-7=14$$

式中：j 表示行顺序；i 表示列顺序；k 表示处理组数。

3. 计算检验统计量 F 值　将上述计算结果列方差分析见表 4-7，并计算各组的 MS，然后计算 F 值。注意处理组间及区组间的 F 值计算均以误差的均方 $MS_{误差}$ 为分母。

4. 确定 P 值，作出推断　以自由度 2 和 14 及 7 和 14，查附表 4 即 F 值表，经比较得 $P<0.01$。按 $\alpha=0.05$ 水准拒绝 H_0，认为三种方法治疗后，血红蛋白增加量的总体均数不都相等，各区组总体均数亦不都相等。

表 4-7　随机区组设计方差分析

变异来源	SS	υ	MS	F	P
处理组间	167.78	2	83.79	11.83	$P<0.01$
区组间	1462.66	7	208.97	29.71	$P<0.01$
误差	99.09	14	7.08		
总变异	1729.53	23			

三、应用注意

(1)随机区组设计方差分析重点关心的是处理组间是否有显著差异，而区组间是否有差异之结果只是作为一种结果讨论的参考，因此其亦属于单因素方差分析。所以若处理组间和区组间均有显著差异时，对处理组间的均数还要作两两比较。

(2)同配对设计一样，随机区组设计资料，可有两种形式，一种形式是每个区组有几个受试者分别接受几种处理。如上例就属于该种形式。另一种形式是同一受试对象在接受处理的不同时间测试某一指标，将一个受试者看作一个区组，相当于配对设计接受处理因素接受前与后的比较。该时注意其与重复测量设计间的区别。

(3)随机区组设计分无重复和有重复试验两种。上例分析的实例就是无重复试验，即每个区组接受某一处理的受试者只做一次效应测量，若每个受试者重复测量几次效应，则为有重复的随机区组设计。

第五节　均数间的相互比较

方差分析的结果帮助研究者判断 K 个总体的均数是否全部相同，若假设成立，说明各样本所属的总体均数相等，如果无效假设被拒绝，说明所研究的 K 个总体均数不等。这一结论并不是说 K 个均数全部不等，而是 K 个均数中有不相等者。到底哪几个均数间不相等，还需要做进一步的分析。

一、均数间的两两比较

均数间的两两比较又称多重比较，是对经分析的 K 个均数两两间组合的差值作比较。K 个均数就有 $K(K-1)/2$ 种两两组合情况，要对这些情况分别做出比较，例如有四组均数（$K=4$），则要做 6 次比较，即 A 与 B，A 与 C，A 与 D，B 与 C，B 与 D，C 与 D 均数差的检验。进行两两比较有多种方法，较常用的有 Newman-keuls。

Newman-keuls 法，亦称 Student-Newman-keuls 检验（SNK 检验）。由于其检验的统计量用 q 表示，所以也称 q 检验。基本步骤如下：

（1）将所要比较的均数从大到小排列，重新编号。

（2）列两两比较表：将待比较的两均数编号列于表的左侧，并求出均数差。

（3）按下式计算两均数间的标准误（各组例数相同时用）。

$$S_{\bar{X}_A-\bar{X}_B}=\sqrt{MS_{误差}/n} \tag{公式 4-10}$$

（4）求 q 值：

$$q=\frac{|\bar{X}_A-\bar{X}_B|}{S_{\bar{X}_A-\bar{X}_B}} \tag{公式 4-11}$$

式中 $\bar{X}_A$，$\bar{X}_B$ 是要比较的两样本均数，$MS_{误差}$ 是方差分析中误差的均方，对于单因素方差分析，用 $MS_{组内}$。n 表示各比较组样本数（此处为各组样本例数相同）。

（5）结果判断：查附表 5 q 值表进行判断，若 $q>q_{0.05}$ 则拒绝假设，认为两均数不相等。查 q 值表时注意，该表取决于两个方面：自由度和组数。自由度为方差分析中误差的自由度；组数指所比较两组间根据第一步均数的排列编号所包含的组数。

以例 4-3 三种方法治疗儿童贫血资料为例予以说明。

1）均数的排列、编号：

分组排列	C 疗法	B 疗法	A 疗法
均数	17.00	12.13	10.88
排序编号	1	2	3

2）列比较表并求出均数差：见表 4-8。

表 4-8　均数间两两比较

比较组		均数差	组数 a	q 值	$q_{0.05}$	P
所排序	原处理分组					
1 与 3	C 疗法与 A 疗法	6.12	3	6.62	3.90	<0.01
1 与 2	C 疗法与 B 疗法	4.87	2	7.18	3.03	<0.05
2 与 3	A 疗法与 B 疗法	1.25	2	1.33	3.03	>0.05

3）计算两均数的标准误：本例各处理组例数相等，所以标准误计算如下。

$$S_{\bar{X}_A-\bar{X}_B}=\sqrt{7.08/8}=0.94$$

4)求各均数差的 q 值：

$$q_{\bar{X}_A-\bar{X}_C}=\frac{6.12}{0.94}=6.62$$

$$q_{\bar{X}_C-\bar{X}_B}=\frac{4.87}{0.94}=5.18$$

$$q_{\bar{X}_A-\bar{X}_B}=\frac{1.25}{0.94}=1.33$$

5)查 q 值表，作出判断：

当 $a=3$　$\upsilon=14$　$q_{0.05}=3.70$　$q_{0.01}=4.89$

当 $a=2$　$\upsilon=14$　$q_{0.05}=3.03$　$q_{0.01}=4.21$

经检验 A 疗法与 C 疗法差别非常显著。B 疗法与 C 疗法差别有显著意义，A 疗法与 B 疗法差别不显著。

当所比较的样本各组例数不相等时，其检验步骤同上，但需用下式计算均数的标准误。

$$S_{X_A-X_B}=\sqrt{\frac{MS_{误差}}{2}\left(\frac{1}{n_A}+\frac{1}{n_B}\right)} \tag{公式 4-12}$$

式中 A、B 表示所要比较的两个处理组，n_A、n_B 表示两个比较组样本例数。

应用如上公式，当各比较组例数均不等时需计算诸多个标准误，因此有的学者提出先计算平均样本数，再求一个统一的标准误。

$$\bar{n}=K\Big/\frac{1}{n_1}+\frac{1}{n_2}+\cdots\cdots\frac{1}{n_K} \tag{公式 4-13}$$

$$S_{X_A-X_B}=\sqrt{MS_{误差}\big/\bar{n}} \tag{公式 4-14}$$

式中 $\bar{n}$ 为各比较组平均样本数，n_1、n_2、……、n_K 分别表示各组样本例数，K 为处理组数。

二、几个实验组与一个对照组的比较

有些情况下，假定设置了 K 个处理组，其中一组作为对照组，该时研究者主要关心的是 $K-1$ 个实验组与对照组之间均数的差别是否存在显著差异。因此，经方差分析后，如果认为差别有显著性，则不必对各处理组的均数分别做两两比较，只做各实验组与对照组比较即可。可用 Dannett t 检验，步骤如下：

(1)将各组(包括对照组)均数按大小顺序排列，列出各对比组及对比范围内的组数 a。

(2)计算均数差 $\bar{X}_A-\bar{X}_B$，并将其列入表中。

(3)计算比较组间的标准误。

当样本例数相等：$S_{\bar{X}_A-\bar{X}_B}=\sqrt{\dfrac{2MS_{误差}}{n}}$　(公式 4-15)

当样本例数不等时：$S_{\bar{X}_A-\bar{X}_B}=\sqrt{MS_{误差}\left(\dfrac{1}{n_A}+\dfrac{1}{n_B}\right)}$　(公式 4-16)

式中各符号表示意义同前。

(4)计算各比较组的统计量 t：

$$t=\frac{|\overline{X}_{A}-\overline{X}_{B}|}{S_{X_{A}-X_{B}}} \qquad \text{（公式 4-17）}$$

(5)查 t 值表，作显著性判断：附表 6 Dannett t 值表是以组间对比范围内所包含的组数 a 和误差均方的自由度查得。

例 4-4 观察枸橼酸铁铵＋维生素 C 治疗儿童贫血效果及不同治疗时间效果，得到治疗前及治疗后 3 个不同时间的血红蛋白素含量不同后，进一步比较各治疗时间与对照组(治疗前组)的差别。原始资料略。经方差分析，不同治疗时间之间有显著性差异，其中 $MS_{误差}=0.3084$，$\upsilon=42$。

1)均数排列：

分组	治疗 3 个月	治疗 2 个月	治疗 1 个月	治疗前
均数	12.31	11.40	10.72	10.20
处理组数	4	3	2	1

2)计算均数差：即各治疗组与对照组均数间的差值。见表 4-9。

表 4-9 各处理组与对照组比较方差分析表

对比的实验组	与对照组均数差	a	t	P
治疗 3 个月	2.11	4	10.41	<0.01
治疗 2 个月	1.20	3	5.92	<0.01
治疗 1 个月	0.52	2	2.56	<0.01

3)计算各组的标准误：本例各组样本例数相同，故。

$$S_{\overline{X}_{A}-\overline{X}_{B}}=\sqrt{\frac{2(0.3084)}{15}}=0.2028$$

4)计算各比较组的 t 值：即表中第 2 列除以标准误 0.2028。

治疗 3 个月与对照组均数差的 t 值为：$t=2.11/0.2028=10.41$。

5)查 Dannett t 值表：当 $a=4$，$\upsilon=42$，$t_{0.05}=2.13$，$t_{0.01}=2.82$ 时；其他略。经判断，3 个治疗组与对照组均 $P<0.01$，说明各治疗时间与治疗前血红蛋白含量均数的差值均有显著差别。

本章学习要点

1. 方差分析的基本思想(如何对总变异进行分解)。
2. 方差分析的基本条件是什么？如不符合这些条件应采取什么措施？
3. 完全随机设计、随机区组设计资料分析的思路、步骤。
4. 经方差分析，如拒绝无效假设，还需要做什么样的进一步分析？

（王丽华）

第5章 计数资料的描述

chapter 5

临床实例 5-1

某医师欲了解某市药物不良反应情况，随机抽查了该市中心医院就诊者，进行药物的皮肤过敏反应监测，得到如下资料（表 5-1）：

表 5-1 药物的皮肤过敏反应监测结果

药　物	病人数	过敏人数
半合成青霉素	760	27
人全血	908	32
硫酸庆大霉素	607	10
奎尼丁	652	8
安乃近	876	10
合计	3803	87

问题：

1. 该组数据为何种类型资料？

2. 对该资料如何作出描述、表达？即从哪几个方面对其进行统计分析？应选用什么统计指标？

3. 对计数资料进行描述时，应注意什么问题？

调查或实验研究中清点分类变量资料得到的数据被称为绝对数。绝对数是研究客观事物或现象本质的基本信息，但不便于相互比较和寻找事物间的联系。因此，需要根据研究目的计算相应的相对数指标，以便对资料进行统计学描述和深入的分析。

第一节　常用相对数

相对数(relative number)是两个有关的绝对数之比，也可以理解为两个统计指标之比。常用的指标有率(rate)、构成比(constituent ratio)和相对比(relative ratio)等。

一、率

某现象实际发生数与可能发生某现象的总数之比，用以说明某现象发生的频率或强度，又称频率指标，常以百分率(%)、千分率(‰)、万分率(/万)或十万分率(/10 万)表示，原则上使计算结果保留 1～2 位小数。计算公式为：

$$率=\frac{实际发生某现象的观察单位数}{可能发生某现象的观察单位总数}\times K \quad (公式 5\text{-}1)$$

式中 K 为比例基数，100%，1000%，万/万，10 万/10 万等。

例 5-2 某研究组调查了城镇 25 岁以上居民高血压患病率，在北方城镇检查了 8450 人，其中 976 人被确诊为高血压，在南方城镇检查了10 806人，有 1052 人被确诊为高血压，试计算南北方城镇的高血压患病率。

根据率的公式计算：

北方城镇 25 岁以上者高血压的患病率＝976/8450×100%＝11.55%。

南方城镇 25 岁以上者高血压的患病率＝1052/10806×100%＝9.74%。

二、构 成 比

事物内部某一部分的观察数与事物内部各部分的观察单位数总和之比，以百分率表示。说明事物内部各部分所占的比重或分布。计算公式为：

$$构成比=\frac{某一部分的观察单位数}{事物内部各部分的观察单位总数}\times 100\% \quad (公式 5\text{-}2)$$

构成比有两个特点：

(1)各部分构成比的合计等于 100%或 1，若由于四舍五入造成合计不等于 100%时应再进行调整，使其等于 100%。

(2)事物内部某一部分的构成比发生变化，其他部分的构成比也相应发生变化。

三、相 对 比

两个有关指标之比，说明一个指标是另一个指标的几倍或百分之几。两个指标可能性质相同或性质不同。计算公式为：

$$相对比=\frac{甲指标}{乙指标}(或\times 100\%) \quad (公式 5\text{-}3)$$

例 5-3 1995 年某研究组对武汉市江汉区中学生的吸烟情况、吸烟原因进行了调查，共查 1722 人，男生 839 人中 172 人吸烟，女生 883 人中 17 人吸烟；吸烟的主要原因有解除烦恼(64 人)、显示气派(45 人)、帮助社交(43 人)、帮助思考(16 人)、显示富有(12 人)和其他(9 人)。试计算：

(1)男女生吸烟率。

(2)男女生吸烟率之比。

(3)计算各种吸烟原因所占的百分构成比，并找出前三位的吸烟原因。

根据上述公式计算可得：

1)男生吸烟率＝172/839×100%＝20.50%；女生吸烟率＝17/883×100%＝1.93%。

2)男女生吸烟率比 20.50%/1.93%=10.62。

3)各种吸烟原因所占的构成比:各种吸烟原因的人数分别除以吸烟者总人数(各种吸烟原因人数合计),如“解除烦恼”的构成比为 64/189×100%=33.86%,依此类推。

从计算结果可知,男生中 1/5 的人吸烟,女生吸烟者不到 2%,男生吸烟率是女生的 10 倍多,前三位的吸烟原因依次为:“解除烦恼”“显示气派”和“帮助社交”。

四、动态数列

动态数列(dynamic series)是按时间顺序排列起来的一系列统计指标(包括绝对数、相对数或平均数),用以说明事物在时间上的动态变化和发展趋势。常用的分析指标有绝对增长量、发展速度和增长速度、平均发展速度和平均增长速度。

1. *绝对增长量*　说明事物在一定时期内所增减的绝对数量,实质上表现为两指标之差。可计算:

(1)累计绝对增长量。如表 5-2,以 2000 年的医护人员为基数,各年份的医护人员数与之相减,见第(3)栏。如 2005 年的医护人员累计增长量=6686-4327=2359 人,说明 2005 年医护人员比 2000 年的增加了 2359 人。

(2)逐年绝对增长量。为相邻两年的医护人员数相减,见表 5-2 第(4)栏。如 2005 年的医护人员比 2004 年增加了人 728 人(6686-5958)。

表 5-2　某医院 2000～2005 年医护人员的发展动态

年份	医护人员数	绝对增长量		发展速度(%)		增长速度(%)	
		累计	逐年	定基比	环比	定基比	环比
(1)	(2)	(3)	(4)	(5)	(6)	(7)	(8)
2000	4327	—	—	—	—	—	—
2001	4501	174	174	104.0	104.0	4.0	4.0
2002	4840	513	339	111.9	107.5	11.9	7.5
2003	5341	1014	501	123.4	110.4	23.4	10.4
2004	5958	1631	617	137.7	111.6	37.7	11.6
2005	6686	2359	728	154.5	112.2	54.5	12.2

2. *发展速度*　用来说明事物在一定时期内发展变化速度,其是相对比,可以计算定基比和环比。

定基比:以某基期指标作为基数,用其他各时期指标与之相比。表 5-2 中第(5)栏是以 2000 年的医护人员数量作为基数计算的定基比发展速度。如 2002 年的定基比发展速度=4840/4327×100%=111.9%,说明医护人员数由 2000 年的 100%增加到 2002 年的 111.9%。

环比:即以前一时期的指标作基数,以相邻的后一时期指标与之相比,见表 5-2 中第(6)栏。如 2004 年的环比发展速度=5958/5341×100%=111.6%。

3. *增长速度*　用来说明事物在一定时期内变化幅度。

定基比:说明某现象在一定时间内的变化速度。定基比增长速度=定基比发展速度-100%(或 1),见表 5-2 第(7)栏。如 2005 年的定基比增长速度=154.5%-100%=54.5%,说明 2005 年医护人员数相对于 2000 年增加了 54.5%。

环比：说明某现象逐期的变化速度。环比增长速度＝环比发展速度－100%(或 1)，见表 5-2 第(8)栏。如 2005 年的环比增长速度＝112.2%－100%＝12.2%。

第二节　相对数应用注意

一、观察单位数应足够多

观察单位数太少，计算的结果不稳定；缺乏代表性，不能反映事物的客观规律，甚至有时造成错觉。观察单位数少时宜用绝对数表示，如果必须用率表示，要同时列出率的可信区间(见第 6 章)。在设计周密、实验对象精选、实验条件严格控制的动物实验中，如毒理实验，虽然每组动物 10 只，也可以计算反应率。

二、构成比和率不能混淆

分析时常见的错误是以构成比代替率来说明问题。构成比说明事物内部各部分所占的比重或分布，不能说明某现象发生的强度或频率大小。频率指标才能说明事物发生的严重程度。

例 5-4　对临床实例 5-1 计算有关指标后(结果见表 5-3)，笔者据此认为：人全血最易发生过敏反应。

表 5-3　药物的皮肤过敏反应监测结果

药物	病人数	过敏人数	构成比(%)
半合成青霉素	760	27	31.0
人全血	908	32	36.8
硫酸庆大霉素	607	10	11.5
奎尼丁	652	8	9.2
安乃近	876	10	11.5
合计	3803	87	100.0

该结论的错误在于以构成比代替率，只有率才能说明某现象发生的强度或频率大小，要说明哪一类药物易发生过敏反应，需计算各种药物过敏反应发生率。通过本资料计算，五种药物中，半合成青霉素、人全血、硫酸庆大霉素、奎尼丁、安乃近过敏反应发生率(%)分别为：3.55、3.52、1.65、1.23、1.14。

由发生率(%)计算可见：半合成青霉素最易发生过敏反应。

三、正确计算平均率

观察单位数不等的几个率的平均率不等于这几个率的算术平均值，求几个率的平均率应该分别将分子和分母合计，再求出合计的率，即为平均率。如例 5-3 中，若求男女生平均吸烟率，则分别将分子和分母合计，求合计吸烟率。男女生平均吸烟率＝(172＋17)/(839＋883)×100%＝10.98%。

四、比较时注意可比性

影响相对数的因素很多，除了研究因素之外，其余的因素应相同或相近，通常应注意以下三点：

(1)研究对象是否同质，研究方法，观察时间、种族、地区、客观环境和条件是否一致。

(2)其他影响因素在各组的内部组成是否相同。若比较两组的死亡率，要考虑两组的性别、年龄构成是否可比；若比较两组的治愈率，要考虑两组的年龄、性别、病情、病程的构成是否相同。若内部构成不同，可比较分性别、年龄的率或者对率进行标准化。

(3)同一地区不同时期资料的对比，应注意客观条件有无变化。如不同时期的发病率资料对比，应注意不同时期疾病登记报告制度完善程度、就诊率、诊断水平的变化。

五、作比较应做假设检验

由于样本率或构成比也有抽样误差，进行比较时需进行假设检验。

第三节　率的标准化法

一、标准化法的概念

标准化法是采用统一的标准对内部构成不同的各组频率进行调整和对比的方法。当对两个(或两个以上)频率指标进行对比时，应注意各组对象的内部构成是否存在差别以致影响结果的正确分析和推断。若存在该问题又需要比较各组总率时，则需利用标准化法对总率进行调整。采用统一的标准调整后的率称为标准化率，简称标化率(standardized rate)，亦称调整率(adjusted rate)。

例 5-5　比较两学校学生的吸烟率，结果见表 5-4。

表 5-4　两校学生吸烟率比较

性别	医科大学			工业大学		
	学生数	吸烟数	吸烟率(%)	学生数	吸烟数	吸烟率(%)
男生	1 000	100	10.00	9 000	450	5.00
女生	9 000	90	1.00	1 000	5	0.50
合计	10 000	190	1.90	10 000	455	4.55

对上述资料观察发现，分男、女生看，医科大学学生的吸烟率均高于工业大学，但两校总的吸烟率却是工业大学高于医科大学。这种现象的发生，原因在于两校人口的“性别”构成不同，因此，要比较两校总的吸烟率，需进行率的标准化法，即计算标准化率。

二、标准化率的计算

(一)直接法

应用直接法计算标准化率，步骤如下。

1. 选择标准人口　方法有三种。

(1)选择一个公认的人口构成作标准人口，如全国的、全省的或某一地区的人口资料。

(2)选待比较的一组人口资料，最好选择样本量较大的一组作标准人口。

(3)将两个待比较组的人口资料合并作标准人口。

对于本例，采用第三种方法，即将两个待比较学校男、女生分别合并作标准人口，见表5-5第二列。

表5-5 两校学生吸烟率标准化率计算

组别	标准人口	医科大学		工业大学	
		原吸烟率(%)	预期吸烟人数	原吸烟率(%)	预期吸烟人数
男生	10 000	10.00	1 000	5.00	500
女生	10 000	1.00	100	0.50	50
合计	20 000	—	1 100	—	550

2. 计算预期"发生"数

预期发生数＝标准人口×原发生数 （公式5-4）

上例：医科大学男生预期烟率人数＝10000×10.0％＝1000，如此，分别计算出医科大学女生和工业大学男、女生预期烟率人数，并填入表5-5相应栏目中。

3. 计算标准化率　即预期发生数的合计除以标准人口合计，用百分率表示，写成公式为：

$$P'=\frac{\sum N_iP_i}{N}$$ （公式5-5）

式中 P' 表示标准化率，N_1，N_2，N_i 为某一影响因素（病因、年龄等）标准构成的每层例数，P_1，P_2，P_i 为原始数据中各层的率，N 为标准构成的总例数。

医科大学标准化吸烟率＝(1100/20000)×100％＝5.50％

工业大学标准化吸烟率＝(550/20000)×100％＝2.75％

当标准人口为人口构成时，标准化率的计算公式为：

$$P'=\sum\left(\frac{N_i}{N}\right)P_i$$ （公式5-6）

(二)间接法

若已有资料中没有提供各层的率，无法通过直接法计算标准化率，需使用间接法。

间接法中选择的标准人口是标准率。其标准化率的计算公式是：

$$P'=P\cdot SMR=P\cdot\frac{r}{\sum n_iP_i}$$ （公式5-7）

式中，P 为标准总率；SMR 为标准化死亡比，$SMR=\frac{r}{\sum n_iP_i}$；$r$ 为实际发生人数；P_i 为标准组各层率；n_i 为标化组各层实际人数。

例5-6 下表中，分别已知两所煤矿各层的人口数和总的发病人数(分别为32人和41人)。采用间接法计算标准化率。

根据表5-6的数据进行计算：

(1)选定某地区煤矿各工龄组硅沉着病发病率作为标准人口发病率。

(2)求预期发病人数，各组内标准发病率乘以各自的人口数得到预期发病人数，见表5-6第(4)、第(6)栏。

表 5-6　两煤矿职工发病率间接标化率计算

工龄（年）(1)	标准发病率 (P_i) (2)	甲煤矿		乙煤矿	
		人口数(n_i) (3)	预期发病人数(n_iP_i) (4)=(2)(3)	人口数(n_i) (5)	预期发病人数(n_iP_i) (6)=(2)(5)
0～	2.15	410	8.82	52	1.12
5～	4.71	236	11.12	93	4.38
10～	5.22	128	6.68	268	13.99
≥15	7.36	58	4.27	381	28.04
合计	4.38	832	30.89	794	47.53

(3)计算 SMR 和 P'

甲煤矿：$SMR=\frac{r}{\sum n_iP_i}=\frac{32}{30.89}=1.0359$；$P'=4.38\%\times1.0359=4.54\%$

乙煤矿：$SMR=\frac{r}{\sum n_iP_i}=\frac{41}{47.53}=0.8626$；$P'=4.38\%\times0.8626=3.78\%$

根据结果，甲煤矿 $SMR>1$，其发病率高于标准组；乙煤矿 $SMR<1$，其发病率低于标准组。说明甲煤矿发病率高于乙煤矿。

(三)标准化率应用注意

(1)标准化率，只是用于比较，不反映实际水平。标准人口选择不同，标准化率也不同，但比较的结论是相同的。

(2)分别比较各分组的率，也可得出正确结论，但不能比较总率的大小。

(3)标准化率也存在抽样误差，若欲得出标准化组和被标准化组的总率是否存在差别的结论，还应做假设检验。

本章学习要点

1. 率的标准误，总体率的区间估计。
2. 两个样本率的比较的 u 检验。
3. χ^2 检验的基本思想。
4. 三类资料 χ^2 检验统计量的计算及应用注意。

（贾　芳）

第 6 章　计数资料的统计推断

chapter 6

临床实例 6-1

某医师为了观察甲、乙两种药物治疗慢性支气管炎的疗效，将病人随机分为两组，分别给予两种药物并观察疗效，得到如下资料（表 6-1）：

表 6-1　两种药物治疗慢性支气管炎的效果

组别	有效	无效	合计	有效率(%)
甲药	54	62	116	46.55
乙药	44	64	108	68.75
合计	98	126	224	77.78

问题：

1. 该组数据为何种类型资料？

2. 甲、乙两药的有效率推广到所有慢性支气管炎病人群是多少，即如何用样本指标推断总体情况？

3. 两种药物的疗效有无显著性差别？

样本率（或构成比）也有抽样误差，通过估计抽样误差的大小可以推断总体率（或构成比）。比较总体率（或构成比）有无不同，需要进行统计学检验。

第一节　总体率的推断

一、率的标准误

从同一个总体中随机抽出观察数相等的多个样本，样本率与总体率、各样本率之间往往会有差异，这种差异被称作率的抽样误差。率的抽样误差用率的标准误（standard error of rate）表示，计算公式如下：

$$\sigma_P=\sqrt{\frac{\pi(1-\pi)}{n}}$$ （公式 6-1）

式中：σ_P 为率的标准误；π 为总体的阳性率；n 为样本例数。由于实际中总体阳性率 π 往往未知，则用样本阳性率 P 来代替，公式成为：

$$S_P=\sqrt{\frac{P(1-P)}{n}}$$ （公式 6-2）

例 6-2　某研究组欲研究经常在街头小餐点就餐（平均每天一次及以上）的中学生是否乙肝病毒的感染率较高。在某地随机抽取了 200 名中学生。询问他们是否经常在小餐点就餐，并检查乙肝病毒感染情况。结果发现经常在小餐点就餐者 89 人，乙肝感染率为 6.74%；不经常者 111 人，感染率为 4.50%，试计算两类中学生乙肝感染率的标准误及总体乙肝感染率可能所在的范围。

本例中，经常在小餐点就餐者 $n_1=89, P_1=6.74\%=0.0674, 1-P_1=0.9326$

不经常在小餐点就餐者 $n_2=111, P_2=4.50\%=0.0450, 1-P_2=0.9550$

$$S_{P_1}=\sqrt{\frac{0.0674(1-0.0674)}{89}}=0.0266;S_{P_2}=\sqrt{\frac{0.0450(1-0.0450)}{111}}=0.0197$$

通过上计算，说明经常在小餐点就餐者与不经常在小餐点就餐者两类中学生乙肝感染率的标准误分别为 2.66%和 1.97%。

二、总体率的区间估计

由于抽样误差不可避免，因此也需要根据样本率推算总体率可能所在的范围。样本率的理论分布和样本含量 n、阳性率 P 的大小有关，需要根据 n 和 P 的大小选择下列方法。

（一）正态近似法

当样本含量 n 足够大，样本率 P 或 $1-P$ 均不太小时[如 nP 和 $n(1-P)$ 均大于 5]，样本率的分布近似正态分布，总体率可信区间的估计由下列公式估计：

总体率（π）95%的可信区间：$P\pm1.96S_P$ （公式 6-3）

总体率（π）99%的可信区间：$P\pm2.58S_P$ （公式 6-4）

式中 P 为样本率，S_P 为样本率的标准误。

例 6-2 中经常与不经常在小餐点就餐者总体乙肝感染率 95%可信区间为：

经常者：$6.74\%\pm1.96\times2.66\%=1.53\%\sim11.95\%$。

不经常者：$4.50\%\pm1.96\times1.97\%=0.64\%\sim8.36\%$。

（二）查表法

当 n 较小，如 $n\leqslant50$，特别是 P 接近于 0 或 1 时，按二项分布原理估计总体率的可信区间。因其计算相当复杂，统计学家已经编制了总体率可信区间估计用表，读者可根据样本含量 n 和阳性数 X 查阅统计学专著中的附表。

第二节　率的 u 检验

当样本含量 n 足够大、样本率 P 和 $1-P$ 均不接近于 0 时，样本率的分布近似于正态分布，样本率和总体率之间、两个样本率之间差异来源的判断可用 u 检验（u-test）。

一、样本率与总体率的比较

$$u=\frac{|P-\pi_0|}{\sigma_P} \tag{公式 6-5}$$

式中 P 为样本率，π_0 为总体率，σ_P 为根据总体率计算的标准误，u 服从标准正态分布，故可根据正态分布，作出统计结论。

例 6-3 根据大量调查资料，城镇 25 岁及以上者高血压患病率为 11%。某研究组在某油田职工家属区随机抽查了 25 岁及以上者 598 人，82 人确诊为高血压。问油田职工家属的高血压患病率与一般人有无不同？

大量调查所得的率可当作总体率看待。本例 $\pi=0.11(11\%)$，$1-\pi_0=0.89$，$n=598$，$P=82/598=0.14$。假设检验步骤如下：

1. 建立检验假设 $H_0: \pi=\pi_0=0.11$；$H_1: \pi\neq\pi_0$；双侧 $\alpha=0.05$。

2. 计算 u 值

$$\sigma_P=\sqrt{\frac{\pi_0(1-\pi_0)}{n}}=\sqrt{\frac{0.11(1-0.11)}{598}}=0.0128$$

$$u=\frac{|P-\pi_0|}{\sigma_P}=\frac{0.14-0.11}{0.0128}=2.34$$

3. 确定 P 值，判断结果 本例 $u=2.34>1.96$，$P<0.05$，按 $\alpha=0.05$ 的水准拒绝 H_0，接受 H_1，故可以认为该油田职工家属高血压患病率高于一般人群。

二、两个样本率的比较

$$u=\frac{|P_1-P_2|}{\sqrt{P_c(1-P_c)(\frac{1}{n_1}+\frac{1}{n_2})}} \tag{公式 6-6}$$

其中：$P_c=\dfrac{X_1+X_2}{n_1+n_2}$ （公式 6-7）

式中：P_1 和 P_2 为两个样本率；P_c 为合并样本率；X_1 和 X_2 分别为两个样本的阳性例数。

例 6-4 某课题组研究体重指数(BMI)与 2 型糖尿病的关系，检查了 55～70 岁的居民 1670 人，BMI<25 者 988 人，52 人患糖尿病，BMI≥25 者 682 人，糖尿病患者 69 人。问 BMI 不同者糖尿病患病率是否不同？

1. 建立检验假设 $H_0: \pi_1=\pi_2$；$H_1: \pi_1\neq\pi_2$；双侧 $\alpha=0.05$。

2. 计算 u 值 本例中 $n_1=988$，$P_1=52/988=0.0526$；$n_2=682$，$P_2=69/682=0.1011$

$$P_c=\frac{52+69}{988+682}=0.0725$$

$$u=\frac{|0.0526-0.1011|}{\sqrt{0.0725(1-0.0725)(\frac{1}{988}+\frac{1}{682})}}=3.76$$

3. 判断结果 本例 $u=3.76>2.58$，$P<0.01$，按 $\alpha=0.05$ 的水准拒绝 H_0，接受 H_1，可以认为 BMI 与糖尿病有一定的关系，BMI≥25 者糖尿病患病率高于 BMI<25 者。

第三节　χ^2　检　验

χ^2 检验(chi-square test 或称卡方检验)是用途非常广泛的一种假设检验方法。本节仅介绍用于两个或两个以上的率(或构成比)的比较和配对资料比较的方法。

一、四格表资料的 χ^2 检验

例 6-5 某医生用两种疗法治疗肺癌,出院后随访 24 个月。甲疗法治疗 46 例,乙疗法治疗 58 例,结果见表 6-2。问两种疗法治疗肺癌病人的两年生存率是否相同?

表 6-2　两种疗法治疗肺癌的两年生存率

处理	生存	死亡	合计	生存率(%)
甲疗法	22(25.21)	24(20.79)	46	47.83
乙疗法	35(31.79)	23(26.21)	58	60.34
合计	57	47	104	54.81

1. χ^2 检验的基本思想　上表中 22、24、35、23 是基本数据,其余的数据都是从这四个数据计算得来的。因此,该资料称四格表(four fold table)资料。其本质是两个率的比较。

χ^2 检验需要计算检验统计量 χ^2 值,基本公式为:

$$\chi^2=\sum\frac{(A-T)^2}{T} \qquad \text{(公式 6-8)}$$

式中 A 为实际频数(actual frequency),如上例中两组实际生存与死亡的四个频数,即四格表中的数据;T 为理论数(theoretical frequency),是根据无效检验假设推算出来的。理论频数的计算公式为:

$$T_{RC}=\frac{n_R n_C}{n} \qquad \text{(公式 6-9)}$$

式中 T_{RC} 为第 R 行第 C 列格子的理论数,n_R 为 R 行的合计数,n_C 为第 C 列的合计数,n 为总例数。

上例中第一行、第一列的理论数计算如下:

$$T_{11}=\frac{n_R n_C}{n}=\frac{46\times 57}{104}=25.21$$

上例中,无效假设为两种治疗方法的生存率相同,都等于合计的生存率 54.81%(57/104)。据此,甲疗法治疗 46 人,理论上应该有 46×(57/104)=25.21 人生存;乙疗法治疗 58 人,理论上应有 58×(57/104)=31.79 人生存。这就是理论数 T 的含义。

由于每行每列的合计都是固定的,四个理论数中其中一个用公式求出,其余三个可用行合计数和列合计数相减求出。本例中:

$T_{11}=25.21$　　　　$T_{12}=46-25.21=20.79$

$T_{21}=57-25.21=31.79$　　$T_{22}=58-31.79=26.21$

将计算的理论数写入表中括号内。从计算过程中我们可以看出四格表资料的自由度等于

1,在行合计与列合计固定的情况下,一个格子的数值确定之后,其他 3 个格子的数值也就确定下来。

将实际数和理论数代入公式 6-8,即可计算出检验统计量 χ^2 值。χ^2 值的大小反映了实际数与理论数的相差情况,若无效假设成立,则理论数和实际数相差不应该太大,所以 χ^2 应较小。相反计算的 χ^2 值越大,就越有理由拒绝无效假设。

χ^2 值的大小与格子数也有关,格子数越多,则自由度(υ)越大,χ^2 值也越大。若 χ^2 值大于检验水准(根据自由度 υ 和检验水准 α 查附表 8 χ^2 值表得出),则可按 $\alpha=0.050$ 的检验水准拒绝无效假设。

2. χ^2 检验的步骤　以上例为例。

(1)建立检验假设:$H_0:\pi_1=\pi_2$;$H_1:\pi_1\neq\pi_2$;双侧 $\alpha=0.05$。

(2)计算统计量 χ^2:理论数前面已经算出,代入公式得:

$$\chi^2=\frac{(22-25.21)^2}{25.21}+\frac{(24-20.79)^2}{20.79}+\cdots\cdots=1.62$$

(3)判断结果:$\upsilon=$(行数-1)(列数-1)$=(2-1)(2-1)=1$,根据自由度查附表 8 χ^2 界值表,0.05 时 χ^2 值为 3.84,本例 $\chi^2=1.62<3.84$,$P>0.05$,不能拒绝无效假设。

3. 四格表资料专用公式　应用如上公式进行 χ^2 检验,需先计算理论数,而且,有求和符号,所以计算较复杂。对如上公式经数学推导,可得到专用公式,其由四格表中实际数直接计算 χ^2 值,使计算简化。

$$\chi^2=\frac{(ad-bc)^2n}{(a+b)(c+d)(a+c)(b+d)} \qquad \text{(公式 6-10)}$$

式中 a、b、c、d 分别为四格表中的四个实际频数,n 为总例数。仍用例 6-5 资料,符号标记见表 6-3。将标有 a、b、c、d 的四个实际频数代入公式则得出 χ^2。

表 6-3　甲乙两种疗法治疗肺癌的两年生存率比较

	生存	死亡	合计	生存率(%)
甲疗法	22(a)	24(b)	46($a+b$)	47.83
乙疗法	35(c)	23(d)	58($c+d$)	60.34
合计	57($a+c$)	47($b+d$)	104(n)	54.81

$$\chi^2=\frac{(ad-bc)^2n}{(a+b)(c+d)(a+c)(b+d)}=\frac{(22\times23-24\times35)\times104}{46\times58\times57\times47}=1.62$$

计算结果同前。

4. 四格表资料 χ^2 检验的校正　χ^2 分布是连续性分布,而 χ^2 检验用于处理分类变量时,要求样本量大,因为大样本时,检验统计量 χ^2 近似地服从卡方分布。理论上,"大样本"是指样本量无穷大;实践中,"大样本"是指总样本例数和理论频数(T)不能太小,经验准则其基本条件是:$n>40$,$T>5$。若不符合该条件,应根据具体情况做出不同的处理。

(1)$1<T<5$,且 $n\geqslant40$ 时,需计算校正的 χ^2 值,或用确切概率法。

(2)$T<1$ 或 $n<40$ 时,需用确切概率法(参阅统计学专著)。

校正 χ^2 值的公式为:

$$\chi^2=\sum\frac{(|A-T|-0.5)^2}{T} \quad \text{（公式 6-11）}$$

$$\chi^2=\frac{\left(|ad-bc|-\frac{n}{2}\right)^2 n}{(a+b)(c+d)(a+c)(b+d)} \quad \text{（公式 6-12）}$$

例 6-6 某医师用两种疗法治疗脑血管梗死，结果如表 6-4，试比较两种疗法的疗效有无差异？

表 6-4　两种疗法治疗脑血管梗死效果比较

疗法	有效	无效	合计	有效率(%)
甲疗法	25	6	31	80.65
乙疗法	29	3	32	90.63
合计	54	9	63	85.71

1. 建立假设　H_0：两种疗法治疗脑血管梗死有效率相同。
H_1：两种疗法治疗脑血管梗死有效率不全相同。
双侧 $\alpha=0.05$。

2. 计算 χ^2 值　先按公式计算绝对数较小的格子中的理论数，如 $T_{22}=(32\times 9)/63=4.57$。

本例至少有一个格子的理论数小于 5，总例数 $n=63>40$，故用校正公式计算 χ^2 值。

$$\chi^2=\frac{\left(|25\times 3-6\times 29|-\frac{63}{2}\right)^2\times 63}{31\times 32\times 54\times 9}=0.595$$

3. 判断结果　$\upsilon=(2-1)(2-1)=1$，根据自由度查附表 8 χ^2 界值表，$\chi^2<3.84$，$P>0.05$，故不能认为两疗法的有效率有差别。

二、行×列表资料的 χ^2 检验

行×列表资料指行数和（或）列数大于 2，即有两个以上比较组，如比较 3 个治疗组的疗效，或观察结果为有效、无效和死亡等多项分类。行×列表资料的检验用于解决两个以上的率（或构成比）差异的比较。

（一）公式和检验步骤

$$\chi^2=n\left(\sum\frac{A^2}{n_R n_C}-1\right) \quad \text{（公式 6-13）}$$

式中 n 为总例数，A 为每个格子里的实际频数，n_R 和 n_C 分别为与 A 值相应的行、列合计例数。

例 6-7 某研究人员调查了 335 例离退休老人的生活满意度和家庭关系，结果如表 6-5，试分析家庭关系类型与老人生活满意度的关系。

1. 建立假设　H_0：三种不同家庭关系类型的老人满意率相同；H_1：三种不同家庭关系类型的老人满意率不全相同。双侧 $\alpha=0.05$。

表 6-5　离退休老人家庭关系与生活满意度

	满意	不满意	合计	满意率(%)
和睦	174	60	234	74.36
一般	36	57	93	38.71
差	6	10	16	37.50
合计	216	127	343	62.97

2. 计算 χ^2 值

$$\chi^2 = 343\left(\frac{174^2}{234\times216}+\frac{60^2}{234\times127}+\cdots\cdots-1\right)=58.96$$

3. 确定 P 值，判断结果　$\upsilon=(3-1)(2-1)=2$；$\chi^2_{0.05}=5.99$；$\chi^2_{0.01}=9.21$。

本例 $\chi^2=58.96>\chi^2_{0.01}$，$P<0.01$，拒绝无效假设，接受备择假设，说明家庭关系类型不同，老人生活满意率不同，家庭和睦的老人生活满意率最高。

(二)行×列表 χ^2 检验注意事项

1. 对检验结果的认识　如假设检验结果为拒绝无效假设，只能认为各总体率或构成比之间总的来说有差别，并不表示彼此之间都有差别。如例 6-7 的检验结果为拒绝了 H_0，仅说明家庭关系类型不同，老人的满意率不同；而不能说明家庭关系类型不同，老人满意率全不相同。如果想进一步了解彼此之间的差别，需将行×列表分割，再进行 χ^2 检验(详见统计学专著)。

2. 应用条件　对行×列表资料进行 χ^2 检验，要求不能有 1/5 以上的格子理论数小于 5，或者不能有一个格子的理论数小于 1，否则将导致结论偏性。出现这些情况时可采取以下措施：

(1)在可能的情况下再增加样本含量。

(2)如专业上允许，将太小的理论数所在的行或列的实际数与性质相邻的行或列中的实际数合并。

(3)删去理论数太小的行或列。

3. 适宜资料　行×列表 χ^2 检验用于双向无序分类资料，对于双向有序分类资料不宜采用。

三、配对计数资料的 χ^2 检验

有关配对设计常见方式已在第 3 章第三节中详述。若观察的结果只有阳性(+)、阴性(−)两种可能，清点成对资料时发现只有四种情况：(a)甲+乙+，(b)甲+乙−，(c)甲−乙+，(d)甲−乙−。将(a)、(b)、(c)、(d)四种情况的对子数填入四格表，用下式进行假设检验。若观察的结果有两种以上，处理方法需查阅统计学专著。

当$(b+c)>40$ 时(基本公式)$\chi^2=\dfrac{(b-c)^2}{(b+c)}$　　(公式 6-14)

当$(b+c)\leqslant40$ 时(校正公式)$\chi^2=\dfrac{(|b-c|-1)^2}{(b+c)}$　　(公式 6-15)

例 6-8　有 50 份痰液标本，每份分别接种在甲乙两种培养基中，观察结核杆菌的生长情况，结果见表 6-6，试比较两种培养基的效果是否相同。

表 6-6　两种结核杆菌培养基培养效果比较

甲培养基	乙培养基		合计
	+	−	
+	23(*a*)	12(*b*)	35
−	7(*c*)	8(*d*)	15
合计	30	20	50

本例$(b+c)<40$,所以用校正公式:

$$\chi^2=\frac{(|12-7|-1)^2}{(12+7)}=0.84$$

$\chi^2<3.84$,$P>0.05$,接受无效假设。认为两种结核杆菌培养基的培养效果无显著差别。

本章学习要点

1. 率的标准误,总体率的区间估计。
2. 两个样本率的比较的 u 检验。
3. χ^2 检验的基本思想。
4. 三类资料 χ^2 检验统计量的计算及应用注意。

（盛爱萍　占颖鹏）

第 7 章 线性相关与回归

chapter 7

临床实例 7-1

在一次老年人的健康体检中，随机抽取的 10 名老年人的年龄与总胆固醇(mg/dl)的数据资料(表 7-1)，试对该资料进行相关分析。

表 7-1 10 名老年人年龄与胆固醇数据资料

	1	2	3	4	5	6	7	8	9	10
年龄(岁)	59	61	61	62	63	66	67	68	71	80
胆固醇(mg/dl)	144	163	220	173	243	222	262	167	286	327

问题：

1. 该组数据为何种类型资料?
2. 对年龄和胆固醇两变量间的关系如何进行描述?
3. 如何在人群中用年龄估计胆固醇状况?

医学现象中，一个变量的变化往往要受另一个变量的影响，即两变量的变化存在一定的关系。如儿童的年龄与身高的关系，药物的剂量与疗效的关系等，两变量之间的变化都有一定的关系与规律。线性相关与回归就是研究两变量间相互关系的统计学方法。

第一节 直线相关

一、直线相关的概念

当一个变量随另一个变量变化而相应变化时，称两个变量间存在相关关系。如男大学生的身高 X 增加时，前臂长 Y 也随 X 的增加而增加，X 与 Y 组成的散点图，所有的点虽然不在一条直线上，但呈直线趋势。

相关分析的任务：用恰当指标对相关关系给予定量描述。

相关分析的内容：确定两变量间是否存在相关关系及相关的程度、方向。

相关的性质：

1. 正相关　当 X 增大或减小，Y 也同时增大或减小，X 与 Y 的变化方向是一致的，称为正相关。

2. 负相关　若 X 与 Y 的变化方向相反，称为负相关。

3. 完全正相关　X 与 Y 的散点在一条直线上，且 X 与 Y 的变化方向一致。

4. 完全负相关　X 与 Y 的散点在一条直线上，但变化方向不一致。

5. 零相关　散点的分布为圆形、曲线或平行于 Y 轴或平行于 X 轴的直线时，认为 X 与 Y 两变量间无相关关系，称零相关。

直线相关(linear correlation)是相关分析中最简单的一种，故又称简单相关(simple correlation)。其用于正态双变量资料。

二、相关系数

(一)相关系数的意义

相关系数(correlation coefficient)是说明两变量间直线关系的密切程度和相关方向的指标。总体相关系数用 ρ 表示，样本相关系数用 r 表示，相关系数没有单位，取值范围是 $-1\sim1$。

(二)相关系数的计算

当样本含量为 n 时，相关系数 r 的计算公式为：

$$r=\frac{\sum(x-\bar{x})(y-\bar{y})}{\sqrt{\sum(x-\bar{x})^2\sum(y-\bar{y})^2}} \quad \text{(公式 7-1)}$$

式中分母分别是 x 与 y 的离均差平方和，其前面已述；分子为 x 与 y 的离均差积和，计算公式为：

$$\sum(x-\bar{x})(y-\bar{y})=\sum xy-\frac{(\sum x)(\sum y)}{n} \quad \text{(公式 7-2)}$$

用下例说明相关系数的计算及意义。

例 7-2　某地大学二年级 10 名 20 岁的男学生身高(cm)与前臂长(cm)的资料如表 7-2 第(1)、(2)列，绘制散点图，并计算相关系数。

首先根据原始数据作散点图：以身高 X 为横坐标，以前臂长 Y 为纵坐标描点。可见二者的散点图呈直线趋势。见图 7-1。

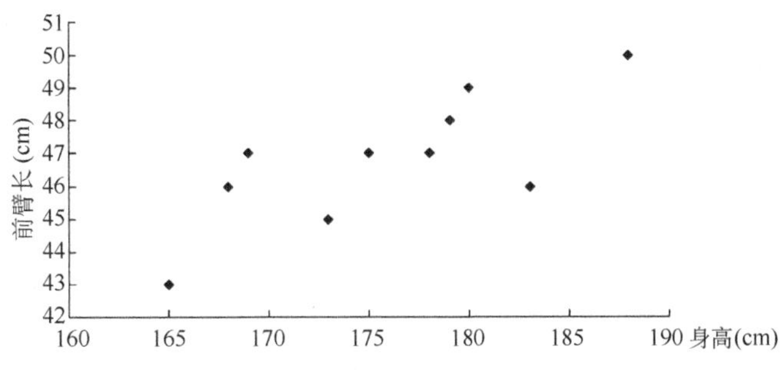

图 7-1　线性相关散点图

为计算方便，首先计算出X^2、Y^2、XY，见表7-2第(3)、(4)、(5)栏。

表7-2 相关系数计算

序号	身高(cm)X (1)	前臂长(cm)Y (2)	X^2 (3)	Y^2 (4)	XY (5)
1	175	47	30 625	2 209	8 225
2	173	45	29 929	2 025	7 785
3	168	46	28 224	2 116	7 728
4	169	47	28 561	2 209	7 943
5	179	48	32 041	2 304	8 592
6	188	50	35 344	2 500	9 400
7	178	47	31 684	2 209	8 366
8	183	46	33 489	2 116	8 418
9	180	49	32 400	2 401	8 820
10	165	43	27 225	1 849	7 095
合计	1 758	468	309 522	21 938	82 372
	$\sum X$	$\sum Y$	$\sum X^2$	$\sum Y^2$	$\sum XY$

$$\bar{x}=\frac{\sum x}{n}=\frac{1758}{10}=175.8 \quad \bar{y}=\frac{\sum y}{n}=\frac{468}{10}=46.8$$

$$\sum(x-\bar{x})^2=\sum x^2-\frac{(\sum x)^2}{n}=309522-\frac{(1758)^2}{10}=465.6$$

$$\sum(y-\bar{y})^2=\sum y^2-\frac{(\sum y)^2}{n}=21938-\frac{(468)^2}{10}=35.6$$

$$\sum(x-\bar{x})(y-\bar{y})=\sum xy-\frac{(\sum x)(\sum y)}{n}=82372-\frac{1758\times 468}{10}=97.6$$

$$r=\frac{97.6}{\sqrt{465.6\times 35.6}}=0.7581$$

(三)相关系数的假设检验

由样本所计算的相关系数r是总体相关系数ρ的估计值。若从总体相关系数$\rho=0$的总体中随机抽样，由于抽样误差的存在，样本相关系数r不一定等于0。要推断总体的X与Y间是否有相关关系，就需检验样本相关系数r是否来自总体相关系数$\rho=0$的总体。所以当计算出r后，要对r做假设检验，方法可用t检验或查r界值表。

1. t检验 t值的计算可用如下公式：

$$t=\frac{|r-0|}{S_r} \qquad \text{(公式 7-3)}$$

其中 $S_r=\sqrt{\frac{1-r^2}{(n-2)}}$ （公式7-4）

$\upsilon=n-2$ （公式7-5）

式中：分母S_r为相关系数r的标准误。计算得出t值后，按$\upsilon=n-2$查t界值表得出P

值，按所取的检验水准作出推断结论。

例 7-3　就例 7-2 计算的 r 值作 t 检验，判断男大学生的身高与前臂长之间是否存在直线相关关系。

(1)建立假设。$H_0:\rho=0$，即 X 与 Y 之间没有相关关系；

(2)计算统计量 t_r。$H_1:\rho\neq0$，即与 Y 之间有相关关系。双侧 $\alpha=0.05$。

已知 $n=10$　$r=0.7581$。按上式计算 t 值

$$t=\frac{|r|}{\sqrt{1-r^2\Big/(n-2)}}=\frac{|0.7581|}{\sqrt{1-0.7581^2\Big/(10-2)}}=3.288$$

(3)确定 P 值，作出推断：

据 $\upsilon=n-2=10-2=8$ 查 t 界值表，得 $P<0.05$，按 $\alpha=0.05$ 水准拒绝 H_0，接受 H_1。可认为二年级男大学生的身高与前臂长之间呈正相关关系。

2. *查表法*　按 $\upsilon=n-2$ 查附表 9 r 界值表，将算得的 r 与 $r_{0.05}$ 比较，如 $r>r_{0.05}$，则 $P<0.05$，拒绝 H_0。

本例查附表 9 r 界值表，$r_{0.05}=0.632$，$r>r_{0.05}$，$P<0.05$，结论与 t 检验相同。

三、相关分析注意

(1)相关分析的步骤：首先作散点图，图形显示两变量有线性关系再作分析，即计算相关系数 r 及进行假设检验。

(2)应用条件：相关分析应用于双变量正态分布，如不符合该条件，应作相应变量转换。

(3)两个事物如果存在相关关系，可能为因果关系，也可能是伴随关系，应结合专业实际作出正确分析。

第二节　直线回归

一、直线回归的概念

上述介绍的直线相关是分析两变量 X 与 Y 之间相关关系的密切程度与相关方向的统计学方法。线性回归是描述两变量之间的数量依存关系，即用一个变量推算另一个变量的估计值。其与两变量间严格的函数关系(直线方程)不同。

直线方程 $Y=KX+b$，可描述两变量间的直线关系。当给自变量 X 一定值时，由直线方程可求得与之相对应的唯一的应变量 Y 值，两变量之间的这种关系为一一对应的函数关系。但医学现象中，两变量之间的关系受多种因素的影响，不同性别儿童年龄与体重的关系，虽然有随年龄的增长，体重也增加的趋势，但同性别、同年龄的一组儿童，体重受个体差异的影响，其数值有大有小，所以当给年龄 X 一个确定值时，有大小不等的一组体重 Y 值与之相对应。这种变量间的关系不是一一对应的函数关系，而是用一个变量估计另一个变量。

两变量之间的数量依存关系，可用直线回归(linear regression)进行分析。直线回归是回归分析中最简单的一种，故称简单回归。

二、直线回归方程

(一)方程的建立

在例 7-2 中,由前面的散点图可见男大学生的身高与前臂长之间存在一定的关系,即随身高的增加,前臂长也增加,散点图呈线性趋势。如以身高作自变量 X,前臂长作应变量 Y,求得描述两变量间数量关系的直线方程称直线回归方程(linear regression equation)。其表达式为:

$$\hat{y}=a+bx$$

式中:a 为直线回归方程在 Y 轴上的截距,即当 $X=0$ 时,回归直线与 Y 轴的交点到原点的距离。$a>0$ 时,回归直线与 Y 轴的交点在 X 轴的上方;$a<0$ 时,交点在 X 轴的下方;$a=0$ 时,回归直线通过原点。

b 为回归系数,即直线回归方程的斜率。$b>0$ 时,表示随 X 的增加 Y 也增加;$b<0$ 时,表示随 X 的增加 Y 减小;$b=0$ 时,表示直线回归方程平行于 X 轴,无论 X 如何变动,Y 值不变,X 与 Y 之间无直线关系。

由公式 $\hat{y}=a+bx$ 还可看出,b 的统计学意义是 X 每增加或减少一个单位时,Y 平均变动 b 个单位。

根据数学最小二乘法原理,a 和 b 的计算公式如下:

$$b=\frac{\sum(x-\bar{x})(y-\bar{y})}{\sum(x-\bar{x})^2} \quad \text{(公式 7-6)}$$

$$a=\bar{y}-b\bar{x} \quad \text{(公式 7-7)}$$

最小二乘法原理,就是各个实测点到直线回归方程的纵向距离平方和为最小。

例 7-4 就例 7-2 资料,建立男大学生身高与前臂长的直线回归方程。

X 与 Y 的离均差平方和及离均差积和前面已求得,按公式计算 a 和 b 如下:

$$b=\frac{97.6}{465.6}=0.21$$

$$a=46.8-0.209\ 62\times175.8=9.95$$

由上可知,男大学生身高 X(cm)与前臂长 Y(cm)的直线回归方程为:

$$\hat{y}=9.95+0.21x$$

(二)回归直线图形绘制

即将所求得的直线回归方程绘在直角坐标中。方法为在自变量 x 的实测范围内取相距较远且易读的两个 x 值代入方程求出相应的 y 值,据此在直角坐标中描点,并用直线连接两点。

如上例,当取 $X_1=165$,得 $Y_1=44.5361$;$X_2=185$,得 $Y_2=48.7285$,以直线连接点(165,44.5361)与点(185,48.7285),就可得到直线回归方程 $\hat{y}=9.95+0.21x$ 的图形。

(三)回归系数的假设检验

直线回归方程 $\hat{y}=a+bx$ 是通过样本变量值 X 与 Y 求得。当总体的 X 与 Y 之间无直线回归关系,即总体的回归系数 $\beta=0$ 时,由于抽样误差的存在,样本回归系数 b 并不一定正好等于 0。所以当求得直线回归方程后,需要对样本回归系数 b 作假设检验,推断总体回归系数是否等于 0。回归系数 b 的假设检验可用方差分析或 t 检验。

1. *t* 检验　t_b值的计算公式如下：

$$t_b=\frac{|b-0|}{s_b} \quad \text{（公式 7-8）}$$

$$\upsilon=n-2$$

其中：$s_b=s_{y.x}\Big/\sqrt{\sum(x-\bar{x})^2}$ （公式 7-9）

$$s_{y.x}=\sqrt{\frac{\sum(y-\hat{y})^2}{n-2}} \quad \text{（公式 7-10）}$$

$$\sum(y-\hat{y})^2=\sum(y-\bar{y})^2-\frac{[\sum(x-\bar{x})(y-\bar{y})]^2}{\sum(x-\bar{x})^2}$$

$$=ss_{YY}-\frac{(ss_{XY})^2}{ss_{XX}} \quad \text{（公式 7-11）}$$

式中：s_b为样本回归系数b的标准误，反映b的抽样误差；$s_{y.x}$为剩余标准差，其反映x的影响被扣除后y的变异；$\sum(y-\hat{y})^2$为估计误差平方和，即实测点到直线回归方程的纵向距离平方和。

例 7-5　对例 7-3 求得的直线回归系数作假设检验。

(1)建立假设

H_0：$\beta=0$，即男大学生的身高与前臂长无直线关系。

H_1：$\beta\neq 0$，即男大学生的身高与前臂长有直线关系。

$\alpha=0.05$

(2)计算统计量：现$n=10$；$b=0.21$；$ss_{XX}=465.6$；$ss_{YY}=35.6$；$ss_{XY}=97.6$

$$\sum(y-\hat{y})^2=ss_{YY}-\frac{(ss_{XY})^2}{ss_{XX}}=35.6-\frac{97.6^2}{465.6}=15.14$$

$$s_{y.x}=\sqrt{\frac{\sum(y-\hat{y})^2}{n-2}}=\sqrt{\frac{15.14}{10-2}}=13.8$$

$$s_b=s_{y.x}\Big/\sqrt{\sum(x-\bar{x})^2}=\frac{13.8}{\sqrt{465.6}}=0.061$$

$$t_b=\frac{|b-0|}{s_b}=\frac{0.21}{0.061}=3.44$$

(3)确定P值，作出推断：根据$n=10-2$，查附表 2 *t* 界值表，得$P<0.05$，按$\alpha=0.05$水准，拒绝H_0，接受H_1，可认为男大学生的身高与前臂长有直线回归关系。

从理论上讲，回归系数b的假设检验所计算的t_b值，与相关系数r的假设检验所计算的t_r值是相同的。如上二者结论一致，t_b与t_r数值上的差别是由于计算误差所致。

2. *方差分析*　前面已讲到，Y的总变异用$\sum(y-\bar{y})^2$表示，可写成如下公式：

$$\sum(y-\bar{y})^2=\sum[(\hat{y}-\bar{y})+(y-\hat{y})]^2$$

对上式作二项式展开，并经一定推导，可得出下式：

$$\sum(y-\bar{y})^2=\sum(\hat{y}-\bar{y})^2+\sum(y-\hat{y})^2 \quad \text{（公式 7-12）}$$

式中：$\sum(y-\bar{y})^2$为y的总离均差平方和，反映Y的总变异，用$SS_{总}$表示。

$\sum(\hat{y}-\bar{y})^2$称为回归平方和，表示在Y的总变异中由于X与Y的直线关系而使Y的变异减少的部分，即可用X解释的部分，用$SS_{回归}$表示。

$\sum(y-\hat{y})^2$ 称剩余平方和或称残差平方和，说明除 X 对 Y 线性影响之外的一切其他随机因素对 Y 的影响，用 $SS_{剩余}$ 表示。所以(公式 7-12)可简写为：

$$SS_{总}=SS_{回归}+SS_{剩余} \qquad (公式\ 7\text{-}13)$$

回归系数方差分析的基本思想是：如果 x 和 y 之间无线性关系，则 $SS_{回归}$ 与 $SS_{剩余}$ 都是由随机因素造成的，所以描述变异的 $MS_{回归}$ 与 $MS_{剩余}$ 应相近，即假设成立，β=0。反之，假设不成立，β≠0。

$MS_{回归}$ 与 $MS_{剩余}$ 大小的比较用 F 表示，写成公式为：

$$F=\frac{MS_{回归}}{MS_{剩余}} \qquad (公式\ 7\text{-}14)$$

$SS_{回归}$ 的计算可作如下简化：

$$SS_{回归}=\sum(\hat{y}-\bar{y})^2=\sum[\bar{Y}+b(X-\bar{X})-\bar{Y}]^2=b^2\sum(X-\bar{X})^2=b^2SS_{XX}$$

由于 $b=\dfrac{SS_{XY}}{SS_{XX}}$，所以 $SS_{回归}=b^2SS_{XX}=\dfrac{SS_{XY}^2}{SS_{XX}^2}\times SS_{XX}=\dfrac{SS_{XY}^2}{SS_{XX}}$ (公式 7-15)

$SS_{剩余}$ 可用(公式 7-11)(t 检验中应用)求得，宜可用下式计算：

$$SS_{剩余}=SS_{总}-SS_{回归} \qquad (公式\ 7\text{-}16)$$

为应用方便，将上述公式总结为表 7-3，用其计算统计量 F 值，或直接利用 SAS、SPSS 等统计软件包计算。

表 7-3 回归分析的方差分析计算表

变异来源	SS	ν(df)	MS	F
回归	$\sum(\hat{y}-\bar{y})^2=b^2SS_{XX}=\dfrac{SS_{XY}^2}{SS_{XX}}$	1	$SS_{回}/1$	$\dfrac{MS_{回}}{MS_{残}}$
残差	$\sum(\hat{y}-\bar{y})^2=SS_{YY}-\dfrac{(SS_{XY})^2}{SS_{XX}}=SS_{总}-SS_{回}$	$n-2$	$SS_{残}/(n-2)$	
总	$SS_{YY}=\sum y^2-\dfrac{(\sum y)^2}{n}$	$n-1$		

具体事例略，算得 F 值后查 F 界值表作出结果推断。

(四)回归方程的应用

1. 描述变量间的依存关系　如例 7-3 建立的回归方程其表示当男大学生身高增加 1cm 时，前臂长平均增加 0.21cm。

2. 预测　即用 x 估计 y，通过下式可估计 $\hat{y}$ 的可信区间。

$$\hat{y}\pm t_{\alpha,\nu}S_{\hat{y}}$$

3. 统计控制　通过回归方程的逆运算，确定 y 值在特定范围时 x 的取值。

三、相关与回归分析注意事项

(一)应用注意

1. 分析意义　直线相关与回归分析要有实际意义，毫无联系的两个事物或两种现象做相关与回归分析是没有必要的。

2. 分析步骤 在进行直线相关与回归分析之前，应先用原始数据绘制散点图。当散点图呈直线趋势时，才宜做直线相关与回归分析。

3. 结果解释 两事物间有相关关系，不一定就是因果关系，也可能是伴随关系。因相关分析只是用相关系数来描述两变量之间直线关系的密切程度和相关方向，并不能证明两变量间有因果关系。若两变量间存在因果关系，则必定有相关关系。

4. 应用范围 相关与回归分析的应用仅限于 X 值的实测范围，而不能任意外延。因为当超出此实测范围时，两变量之间是否存在同样的相关与回归关系，还是一个未知的问题。

5. 变量间的关系 当 X 与 Y 均呈正态分布时，以 X 做自变量推算 Y，与以 Y 做自变量推算 X 的方程是不同的，所计算的回归系数 b 与截距 a 也是不相等的。

6. 二者区别与联系 相关与回归既有区别又有联系，二者说明的问题是不同的，但对同一资料，二者有内在联系。

(二)相关与回归的区别、联系

1. 区别

(1)应用条件不同：相关分析要求 x、y 服从双变量正态分布；回归可以是 x、y 服从双变量正态分布，也可以是 y 服从正态分布，x 是可精确测量和控制的变量。

(2)表示意义不同：相关表示相互关系，回归表示依从关系。

(3)计量单位区别：r 没有单位，取值为 $-1\sim1$；b 有单位，取值无确定范围。

2. 联系

(1)符号相同：同一资料的 r 与 b 的正负号是相同的。

(2)检验等价：同一资料相关系数 r 的 t 检验与回归系数 b 的 t 检验计算的统计量 t 值是相等的。因相关系数 r 的显著性检验还可查 r 界值表，故可用相关系数的假设检验来代替回归系数的假设检验。

(3)相互解释：同一资料相关与回归分析的结果可相互解释。通过下式予以说明。

$$r^2=\frac{SS_{xy}^2}{SS_{xx}SS_{yy}}=\frac{SS_{xy}^2\Big/SS_{xx}}{SS_{yy}}=\frac{SS_{回归}}{SS_{总}}$$

式中 r^2 称确定系数，反映出回归平方和在总平方和中所占比重，r^2 越接近 1 回归效果越好。上式说明当 $SS_{总}$ 固定不变时，回归平方和的大小决定了相关系数的大小。同样 $SS_{回归}$ 越接近 $SS_{总}$ 说明相关的效果越好。例如 $r=0.2$，$n=100$ 时，假设检验认为两变量有相关关系，但 $r^2=0.04$，表示一个变量(Y)的变异仅有 4% 由另一个变量(X)引起，即 $SS_{回归}$ 在 $SS_{总}$ 中只占 4%。

第三节 等级相关

如果观测值是等级资料，则可以用等级相关来表达两事物之间的关系。等级相关是分析 X，Y 两变量等级间是否相关的一种非参数方法，常用的等级相关方法是 Spearman 等级相关。此方法是将数据资料 X，Y 按数值大小分别编成等级次序，以等级次序作为新的变量代入公式，计算等级相关系数(rank correlation coefficient)r_s，来说明两变量 X，Y 间线性相关关系的密切程度和方向。与相关系数 r 一样，等级相关系数 r_s 的数值亦在 -1 与 1 之间，数值为正表示正相关,数值为负表示负相关。

一、等级相关系数的计算

Spearman 等级相关系数 r_s 可由如下公式计算,即:

$$r_s=1-\frac{6\sum d^2}{n(n^2-1)} \qquad \text{(公式 7-17)}$$

式中,n 表示样本含量;d 表示 X,Y 的秩次之差。

例 7-6 某医生做一项研究,欲了解人群中氟骨症患病率(%)与饮用水中氟含量(mg/L)之间的关系。随机观察 8 个地区氟骨症患病率与饮用水中氟含量,数据如表 7-4 中(2),(4)两栏。试计算等级相关系数 r_s。

表 7-4 不同地区饮水中氟含量(mg/L)与氟骨症患病率(%)

地区编号	饮水中氟含量		氟骨症患病率		D	d^2
	X(2)	秩次(3)	Y(4)	秩次(5)	(6)=(3)−(5)	(7)=(6)^2
1	0.48	1	22.37	2	−1	1
2	0.64	2	23.31	3	−1	1
3	1.00	3	25.32	4	−1	1
4	1.47	4	22.29	1	3	9
5	1.60	5	35.00	5.5	−0.5	0.25
6	2.86	6	35.00	5.5	0.5	0.25
7	3.21	7	46.07	7	0	0
8	4.71	8	48.31	8	0	0

(1)将 X,Y 分别从小到大编秩,见表 7-4 中的(3),(5)两栏。若遇到相同观察值时,则取平均秩次,如 $Y_5=Y_6=35.00$,则 Y_5,Y_6 分别标平均秩次 $(5+6)/2=5.5$。

(2)计算差数 d,见(6)栏,注意 $\sum d=0$。

(3)计算 d^2,见(7)栏,$\sum d^2=12.5$。

(4)代入公式(7-17)计算 r_s:

$$r_s=1-\frac{6\times 12.5}{8\times(8^2-1)}=0.85$$

注意:此公式适用于资料中相同观察值例数不多的情形。若资料中相同观察值的例数较多时,计算的结果偏差较大,此时可由公式(7-18)计算校正的 r_s 值 r'_s,即

$$r'_s=\frac{(n^3-n)/6-(T_X+T_Y)-\sum d^2}{\sqrt{(n^3-n)/6-2T_X}\sqrt{(n^3-n)/6-2T_Y}} \qquad \text{(公式 7-18)}$$

二、r_s 的假设检验

r_s 是由样本资料计算出的相关系数,存在抽样误差问题,故要推断总体中两变量间有无线性相关关系,需进行假设检验。

1. 建立假设检验

$H_0: \rho_s = 0$

$H_1: \rho_s \neq 0$

$\alpha = 0.05$

2. 计算统计量

$$r_s = 1 - \frac{6 \times 12.5}{8 \times (8^2 - 1)} = 0.85$$

3. 确定 P 值，作出结论　当 $n \leqslant 50$ 时，查附表 10 中的等级相关系数 r_s 界值表。

如本例 $r_{s0.05/2,8} = 0.738$，$r_s > r_{s0.05/2,8}$，$P < 0.05$，在 $\alpha = 0.05$ 水平上拒绝 H_0，接受 H_1，可以认为饮用水中氟含量与氟骨症患病率之间存在正相关关系。

注意：当 $n > 50$ 时，可以查附表 9（r 界值表），取自由度 $r = n - 2$，查 $r_{\alpha/2,n-2}$，若 $r_s > r_{\alpha/2(n-2)}$，$P < \alpha$，则拒绝 H_0，若 $r_s < r_{\alpha/2(n-2)}$，$P > \alpha$，则接受 H_1。

第四节　曲 线 拟 合

医学现象中，变量间未必都有线性关系，如服药后血药浓度与时间的关系；疾病疗效与疗程长短的关系；毒物剂量与致死率的关系等常呈曲线关系。当散点图中应变量 Y 和自变量 X 间表现出非线性趋势时，可以通过曲线拟合（curve fitting）方法来阐述两变量间数量上的依存关系。曲线直线化是曲线拟合的重要手段之一。对于某些非线性的资料可以通过简单的变量变换使之直线化，这样就可以按最小二乘法原理求出变换后变量的直线方程，在实际工作中常利用此直线方程绘制资料的标准工作曲线，同时根据需要可将此直线方程还原为曲线方程，实现对资料的曲线拟合。

曲线拟合的一般步骤如下：依据分析目的确定自变量 X 和应变量 Y 之后，根据两变量散点图呈现的趋势，结合专业知识及既往经验选择合适的曲线形式。在某些情况下，绘制散点图时采用一些特殊的坐标系可能更有利于揭示变量间的关系，并使得对回归方程的求解简单一些。

选用适当的估计方法求得回归方程。如果曲线形式可表示为 X 的某种变换形式与 Y 的线性关系（例如对数曲线 $Y = a + \lg X$），即可采用所谓“曲线直线化”的方法对变换后的 X'（如 $X' = \lg X$）和 Y 做最小二乘法拟合；如果曲线形式表示为 Y 的某种变换形式 Y' 与 X 的线性关系（例如将指数曲线 $Y = ea + BX$ 变换为 $Y' = \ln Y = a + BX$），可采用所谓“非线性最小二乘”估计方法，利用统计软件中的一些数值算法直接求得 Y 和 X 关系的估计方程。

在实际工作中有时可结合散点图试配几种不同形式的曲线方程并计算其 r^2，一般来说 r^2 较大时拟合效果最好。但同时也应注意，为了单纯得到较大的 r^2，模型的形式可能会很复杂，甚至使其中的参数无法解释实际意义，这是不可取的。要充分考虑专业知识，结合实际解释和应用效果来确定最终的曲线。

这里的决定系数 r^2 定义为

$$r^2 = 1 - \frac{\sum (Y_j - \hat{Y})^2}{\sum (Y_j - \bar{Y})^2}$$

例 7-7　以不同计量标准促肾上腺皮质激素释放因子 CRF（nmol/L）刺激离体培养的大

鼠垂体前叶细胞，监测其垂体合成分泌肾上腺皮质激素 ACYH 的量(pmol/L)。根据表 7-5 中测得的 5 对数据建立 CRF-ACTH 工作曲线。

表 7-5 标准 CRF(X)刺激大鼠垂体前页细胞分泌 ACTH(Y)测定结果

编号	X	$X'=\lg X$	Y	$X'2$	$Y2$	$X'Y$
1	0.005	−2.30	34.11	5.29	1 163.49	−78.49
2	0.050	−1.30	57.99	1.69	3 362.84	−75.45
3	0.500	−0.30	94.49	0.09	8 928.36	−28.44
4	5.000	0.70	128.50	0.49	16 512.25	89.82
5	25.000	1.40	169.98	1.95	28 893.20	237.62
合计	—	−1.80	485.07	9.51	58 860.14	145.06

由图 7-2 原始数据的散点图看出，两变量可尝试拟合对数曲线如 $Y=a+b\lg X$，故而对自变量 X 作常用对数变换，得到 $X'=\lg X$。观察 Y 与 X' 的散点图，二者呈直线趋势，可以考虑用最小二乘法拟合 Y 与 X' 的直线回归方程。

经表 7-5 所示的计算，得：

$\bar{Y}=97.014$，$\bar{X}'=-0.36$，$l_{yy}=11801.559$，$l_{x'x'}=8.8648$，$l_{x'y'}=320.6553$ 按(公式 7-3)和(公式 7-4)，得：

$b=320.6553/8.8648=36.17 \quad a=97.014+36.17\times0.36=110.11$

于是回归方程为：$\hat{Y}=110.11+36.17X'=110.11+36.17\lg X$(图 7-3)。

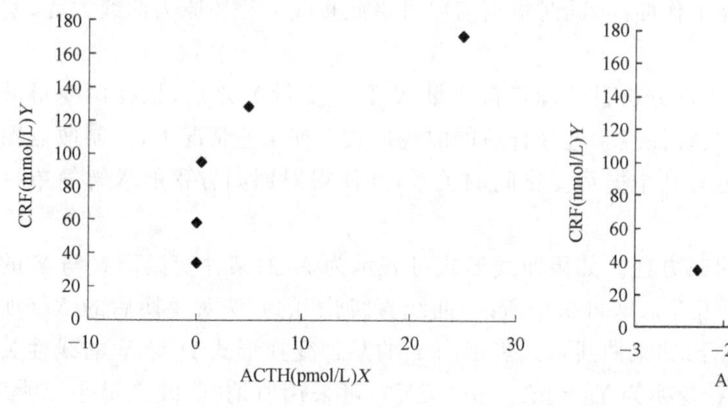

图 7-2 例 7-4 数据散点图

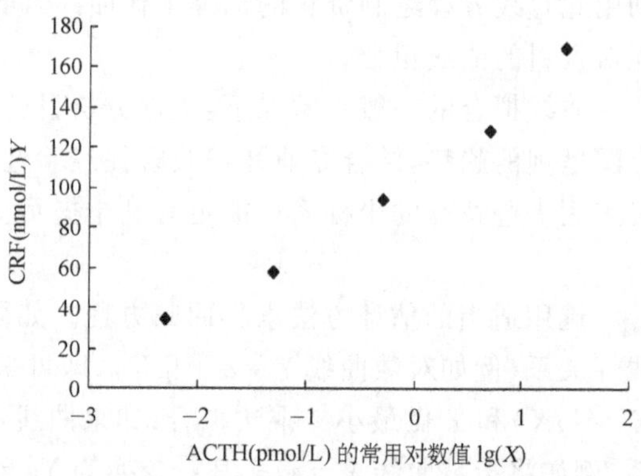

图 7-3 例 7-4 数据对 X 做对数变换后散点图

此时得到的回归模型其决定系数 $r^2=0.98$，拟合效果较好。在上述过程中，我们并没有对 Y 做变换，因而此回归方程保证了残差平方和 $\sum(Y-\bar{Y})^2$ 最小，即最小二乘法原则下的最优答案。

本章学习要点

1. 相关系数的意义，相关分析的应用条件。

2. 直线回归方程的建立、应用。
3. 相关与回归的区别、联系。
4. 等级相关的意义。
5. 曲线拟合的步骤。

（王福彦　盛爱萍）

第 8 章 基于秩次的非参数检验

chapter 8

临床实例 8-1

某地监测大气中 SO_2 浓度，按不同功能区设置采样点，结果见表 8-1。问不同功能区日均 SO_2 浓度是否相同？

表 8-1 某地 1990 年 1 月份 SO_2 日均浓度(μm/g)

对照区	工业区	商业区	居民区
10	467	231	338
30	665	501	325
30	709	630	485
40	802	669	511
51	851	677	630
n_i	5	5	5

问题：

1. 该组数据为何种类型资料？

2. 四组资料，看似可作方差分析，但方差分析的条件是数据来自正态总体，方差齐性，如不符合这些条件，该如何作出比较？

第一节 非参数统计概述

(一)非参数检验概念

前面讲述的统计推断方法，通常都要求样本来自的总体分布型是已知的(如正态分布)，在这种假设基础上，对总体参数(如总体均数)进行估计或检验。这些方法的应用均有一定条件限制，如数据来自正态总体，方差齐性等。鉴于这类假设检验方法都是基于总体符合某一特定分布条件下，对总体参数进行检验，所以称为参数统计(parametric statistics)。

若不知道所研究样本来自总体的分布型或已知总体分布与检验所要求的条件不符，此时可用非参数统计(nonparametric statistics)进行假设检验。这种方法并不依赖于总体的分布型,应用时可以不考虑被研究的对象为何种分布以及分布是否已知,也由于这种假设检验方法并非是参数间的比较,而是用于分布之间的比较,故称为非参数检验。

(二)优缺点

1. 优点　非参数检验主要优点是不受总体分布的限定,适用范围广,对数据的要求不像参数检验那样严格,不论研究的是何种类型的变量,包括那些难以准确测量、只能以严重程度、优劣等级、次序先后等表示的资料,或有的数据一端或两端是不确定数值,例如“>50mg”或“0.5mg 以下”等,均可用非参数检验。在样本例数不多时,特别是用手工进行检验,计算较为简便。

2. 局限性　非参数检验不足之处是,符合作参数检验的资料(如两样本均数比较的 t 检验),如用非参数检验,因没有充分利用资料提供的信息,检验效率低于参数检验。一般犯第二类错误的概率比参数检验大,若要使 β 相同,非参数检验要比参数检验需要更多的样本例数。故适合参数检验条件资料,应首选参数检验。

需要指出,若参数检验的应用条件得不到满足,则用非参数检验才是准确的。

非参数检验方法很多,本章仅介绍应用典型设计方案,且指标的观察为计量的秩和检验方法。

第二节　完全随机设计资料的秩和检验

一、两样本比较

常用 Wiloxon 检验,通过两组的观察值来推断两个总体的分布位置是否相同,具体方法如下。

1. 直接用原始数据检验　当样本例数小($n_1 \leqslant 10$,且 $n_2 - n_1 \leqslant 10$)时,可直接用原始数据进行假设检验。

例 8-2　某实验室观察局部温热治疗小白鼠移植性肿瘤的疗效,以生存日数作观察指标,实验结果见表 8-2,问两组小白鼠生存日数有无差别?

(1)建立假设,确定检验水准。H_0:两组小白鼠生存日数相同;H_1:两组小白鼠生存日数不同。双侧 $\alpha=0.05$。

(2)编秩:先将两组数据分别由小到大排队,再将两组数据由小到大统一编秩。注意相同数据在同一组,其秩次按位置顺序编;相同数据在两组,取平均秩次,见表 8-2 第(2)、(4)栏。

表 8-2　两组小鼠发癌后生存日数

实验组		对照组	
生存日数(1)	秩次(2)	生存日数(3)	秩次(4)
10	9.5	2	1
12	12.5	3	2
15	15	4	3
15	16	5	4
16	17	6	5
17	18	7	6
18	19	8	7
20	20	9	8
23	21	10	9.5
90	22	11	11
		12	12.5
		13	14
$n_1=10$	$T_1=170$	$n_2=12$	$T_2=83$

(3)求秩和,确定检验统计量:对两组的秩次分别相加,称秩和。当两样本例数不等时,以样本例数小者为 n_1,以其秩和为检验统计量,用 T 表示;当 $n_1=n_2$ 时,可任取一组的秩和为 T。本例 $n_1=10, n_2=12$,检验统计量 $T=170$。

(4)确定 P 值,作出推断:查附表 11 T 界值表,先从左侧找到 n_1,再从上方找到 n_2-n_1,二者相交处有对应的 4 行界值,再逐行考虑:将检验统计量 T 值与 T 界值相比,若 T 值在界值范围内,其 P 值大于相应的概率;若 T 值恰好等于界值,其 P 值等于相应的概率;若 T 值在界值范围外,其 P 值小于相应的概率。

本例 $n_1=10, n_1-n_2=2, T=170$,查附表 11 T 界值表,得双侧 $P<0.01$,按双侧 $\alpha=0.05$ 水准拒绝 H_0。对照组平均秩次为 83/12=6.92,实验组平均秩次 170/10=17.00,故可认为实验组生存日数较对照组长。

2. *正态近似法* 如果样本例数大,n_1 或 n_2-n_1 超出附表 11 T 界值表的范围,可按正态近似用 u 检验来作出推断,u 值的计算公式如下:

$$u=\frac{|T-n_1(N+1)/2|-0.5}{\sqrt{n_1 n_2(N+1)/12}} \quad \text{(公式 8-1)}$$

式中 $N=n_1+n_2$,0.5 为连续性校正数。公式 8-1 是在无相同秩次,即无相同观察值的情况下使用,在相同秩次不多时可得近似值。

相同秩次出现,对计算秩和没有影响,故用查表法确定 P 值,不会影响检验结果。而用公式 8-1 计算检验统计量 u 时,常因相同秩次的影响,使 u 值偏小。故在相同秩次较多(比如超过 25%)时,应按下式进行校正,u 经校正后可略增大,P 值相应减小。

$$u_c=u/\sqrt{c} \quad \text{(公式 8-2)}$$

式中:$c=1-\sum(t_j^3-t_j)/(N^3-N)$ (公式 8-3)

t_j 为第 j 个相同秩次的个数。

3. *本法的基本思想* 由上可见,分别有 n_1 与 n_2 的两个样本(且 $n_1 \leqslant n_2$)来自同一总体或分布相同的两个总体,即检验假设 H_0 成立时,则 n_1 样本的秩和 T 与其平均秩和 $n_1(N+1)/2$ 理论上应相等,由于抽样误差的存在,二者不一定相等,但应相差不大,也就是 u 值较小;若 T 与 $n_1(N+1)/2$ 相差悬殊,则 u 值较大,当 $u \geqslant u_\alpha$,则表示抽得现有样本统计量 T 值的概率很小,因而拒绝检验假设 H_0。

二、多个样本比较

本法是由 Kruskal 和 Wallis 在 Wiloxon 基础上扩展的方法,又称为 K-W 检验或 H 检验,其是利用多个样本的秩和推断各样本分别代表的总体分布是否相同。其原理与两样本比较的秩和检验相同。

例 8-3 就临床实例 8-1 不同功能区日均 SO_2 浓度作出比较。

1. *建立假设,确定检验水准* H_0:4 个功能区的总体分布相同;H_1:4 个功能区的总体分布不全相同。$\alpha=0.05$。

2. *编秩* 先将各组数据分别由小到大排队,再将各组数据由小到大统一编秩。注意相同数据在同一组,其秩次按位置顺序编;相同数据分在两组,取平均秩次。见表 8-3 第(2)、(4)、(6)、(8)栏。

表 8-3　某地不同功能区 SO_2 日均浓度(μm/g)比较

对照区		工业区		商业区		居民区	
浓度(1)	秩次(2)	浓度(3)	秩次(4)	浓度(5)	秩次(6)	浓度(7)	秩次(8)
10	1	467	9	231	6	330	7
30	2	665	15	501	11	335	8
30	3	709	18	630	13.5	485	10
40	4	802	19	669	16	511	12
51	5	851	20	677	17	630	13.5
T_i	15		81		63.5		50.5
n_i	5		5		5		5

3. *求秩和*　将表 8-3 各组秩次相加为秩和，用即 T_i，下标 i 表示组序($i=1$、2、3、4)。

4. *计算检验统计量 H 值*

$$H=\frac{12}{N(N+1)}\sum\frac{T_i^2}{n_i}-3(N+1) \qquad \text{(公式 8-4)}$$

式中：n_i 为各组测定值个数，$N=\sum n_i$ 为各组测定值个数之和，T_i 为各组的秩和。

本例 $H=\frac{12}{20(20+1)}(\frac{15^2+81^2+63.5^2+50.5^2}{5})-3(20+1)=13.39$

5. *确定 P 值，作出推断*　若组数 $k=3$，每组例数≤5，可查附表 12 H 界值表得出 P 值。若最小样本例数大于 5，则 H 近似服从 $\upsilon=k-1$ 的 χ^2 分布，可查附表 8 χ^2 界值表得出 P 值。

本例 n_i 均为 5，可以 $\upsilon=k-1=4-1=3$，查 χ^2 界值表，得 $P<0.01$，按 $\alpha=0.05$ 水准拒绝 H_0，接受 H_1，故可以认为 4 种功能区 SO_2 日均浓度有差别。

H 值校正：当各样本相同秩次较多时(如超过 25%)，由(公式 8-4)计算所得 H 值偏小，此时应按(公式 8-5)计算校正值 H_c。其中 C 的计算同(公式 8-3)。

$$H_c=H/C \qquad \text{(公式 8-5)}$$

第三节　配对设计符号秩和检验

对于配对设计的计量资料，当样本例数较小，且总体分布为非正态时，则配对 t 检验的前提条件不能满足，此时可用 Wilcoxon 符号秩检验作为 t 检验的替代方法。Wilcoxon 符号秩检验用于推断配对资料的差值是否来自中位数为零的总体。

1. *检验步骤*

例 8-4　用二乙胺化学法与气相色谱法测定车间空气中 CS_2 的含量(mg/m^3)，结果见表 8-4 第(2)、(3)栏，问两法所得结果有无差别？

(1)建立假设，确定检验水准。

H_0：两种检测方法对同一测定点结果的差值的总体中位数为零，即 $M_d=0$；H_1：两种检测方法对同一测定点结果的差值的总体中位数不为零。

双侧 $\alpha=0.05$。

(2)求差值：同一样品第(2)栏减去第(3)栏，结果见第(4)栏。

表 8-4　两种方法检查某车间 CS_2 结果(mg/m^3)

样品号 (1)	化学法 (2)	色谱法 (3)	差值 (4)	秩次 (5)
1	50.7	60.0	−9.3	−9
2	3.3	3.3	0	—
3	28.8	30.0	−1.2	−4
4	46.2	43.2	3.0	7.5
5	1.2	2.2	−1.0	−3
6	25.5	27.5	−2.0	−5
7	2.9	4.9	−2.0	−6
8	5.4	5.0	0.4	1
9	3.8	3.2	0.6	2
10	1.0	4.0	−3.0	−7.5

(3)编秩：依差值的绝对值从小到大编秩，再根据差值的正负冠以相应正负号。编秩时如遇差数等于0，舍去不计；如遇差数相等，符号相同，仍按顺序编秩，如遇差数相等，符号不同，则取其平均秩次。如表8-4中第4行与第10行差数相等，符号不同，取平均秩次(7＋8)/2＝7.5。

(4)求秩和，确定检验统计量：分别求出正、负秩次之和，正秩和以 T_+ 表示，负秩和的绝对值以 T_- 表示。T_+ 及 T_- 之和等于 $n(n+1)/2$，(即 $1+2+3+\cdots\cdots+n$ 之和)。此式可检验 T_+ 和 T_- 的计算是否正确。本例 $T_+=10.5$，$T_-=34.5$，其和为45，$n=9$(因第2个样品差值为0，舍去)，$9(9+1)/2=45$，可见 T_+、T_- 计算无误。

求出秩和后，任意取正秩和或负秩和为统计量 T，通常取绝对值较小的为 T。本例 T 取10.5。

(5)确定 P 值，作出推断：当 $n\leqslant 50$ 时，查附表11 T 界值表。查表时，先从左侧找到 n，用 T 值与相邻左侧一栏的界值相比，若检验统计量 T 值在上、下界值范围内，其 P 值大于表上方相应概率水平，若 T 值在上、下界值范围外，则 P 值小于相应的概率水平，可向右移一栏，再与界值相比。

本例 $n=9$，$T=10.5$，查 T 界值表，得双侧 $P>0.10$，按双侧 $\alpha=0.05$ 水准，不拒绝 H_0，故尚不能认为两法测定车间空气中 CS_2 含量差别。

2. *基本思想*　如果假设成立，即差值总体的中位数为0，则理论上样本的正负秩和应相等，即 T 值应为总秩和 $n(n+1)/2$ 的一半，即 $T=n(n+1)/4$。由于存在抽样误差，T 应接近 $n(n+1)/4$，T 值越小，说明假设成立的可能性越小，即 P 值就越小，当 $P\leqslant\alpha$ 时，拒绝 H_0。

3. *正态近似法*　随着样本例数增大，T 分布渐接近均数为 $n(n+1)/4$，方差为 $n(n+1)(2n+1)/24$ 的正态分布。若 $n>50$，超出附表的范围，可用 u 检验，按下式计算：

$$u=\frac{|T-n(n+1)/4|-0.5}{\sqrt{n(n+1)(2n+1)/24}}$$ (公式 8-6)

式中0.5是连续性校正数(因为 T 值是不连续的，而 u 分布是连续的)，一般影响甚微。当相同的差值较多时，用下式校正。

$$u=\frac{|T-n(n+1)/4|-0.5}{\sqrt{\frac{n(n-1)(2n+1)}{24}-\frac{\sum(t_j^3-t_j)}{48}}}$$ (公式 8-7)

式中 t 为第 j 个相同秩次的个数，如上例有两个差值的绝对值为7.5，则 $t_1=2$。

第四节　随机区组设计资料的秩和检验

一、*M* 检验(Friedman 检验)

随机区组设计的秩和检验常用 *M* 检验，其是由 M-Friedman 在符号秩和检验的基础上提出来的，因此又称 Friedman 检验。下面用实例说明 *M* 检验的基本步骤。

例 8-5　观察某药不同剂量对肝功能的影响，将同种属的 28 只大白鼠按窝别、性别、体重配伍为 7 个区组，给予四种不同剂量药物，一周后测定血清中 DT 值，结果见表 8-5。问：此药不同剂量对血清中 DT 值的影响有无不同？（引自：倪宗瓒．医学统计学．1 版．高等教育出版社，2003.）

表 8-5　给予大白鼠某药不同剂量后血清中 DT 值

区组	对照（秩次）	剂量 1（秩次）	剂量 2（秩次）	剂量 3（秩次）
1	63(2)	190(4)	138(3)	54(1)
2	79(1)	238(4)	220(3)	144(2)
3	45(1)	300(4)	83(2)	92(3)
4	45(1)	140(3)	213(4)	100(2)
5	51(2)	175(4)	150(3)	36(1)
6	72(1)	300(4)	163(3)	90(2)
7	64(1)	207(4)	185(3)	87(2)
R_i	9	27	21	13

1. 编秩　在每个区组按数据由小到大分别编秩，相同数据取平均秩次。见表 8-5 小括号中数据。

2. 求秩和　将各处理组的秩次相加，用 R_i 表示。

3. 求平均秩次　$\bar{R}=\frac{\sum R_i}{k}=b(k+1)/2$，其中 b 为区组数，k 为处理组数。

本例 $\bar{R}=\frac{\sum R_i}{k}=\frac{9+27+21+13}{3}=17.5$

$=b(k+1)/2=7(4+1)/2=17.5$

4. 计算 *M*　$M=\sum(R_i-\bar{R})^2$　　（公式 8-8）

本例　$M=(9-17.5)^2+(27-17.5)^2+(21-17.5)^2+(13-17.5)^2=195$

5. 确定 *P* 值，作出推断　以区组数和处理组数查附表 14 *M* 界值表，当 $M>M_{\alpha(b,k)}$ 时，$P<\alpha$，认为各处理组之间的差别有统计学意义。本例 $M=195>M_{\alpha(b,k)}$，$P<0.05$，按 $\alpha=0.05$ 水准拒绝 H_0，认为此药不同剂量组血清中 DT 值差别有显著差异。

二、*F*　检　验

当处理组数 k 或区组数 b 大于 *M* 界值表的范围时，可用 *F* 检验。其步骤如下：

1. 计算 *B* 值　在上述编秩，求各组的秩和 R_i 的基础上，按公式 8-9 计算 *B* 值。

$$B=\frac{1}{b}\sum R_i^2 \tag{公式 8-9}$$

2. 计算所有秩次 *R* 的平方和 *A*

$$A=\sum R_{ij}^2=bk(k+1)(2k+1)/6 \tag{公式 8-10}$$

3. 计算 *F* 值

$$F=\frac{(b-1)[B-bk(k-1)^2/4]}{A-B} \tag{公式 8-11}$$

4. 确定 P 值，作出推断　以 $\upsilon_1=k-1$，$\upsilon_2=(k-1)(b-1)$ 查附表 4 F 界值表，当 $F>F_\alpha$ 时，$P<\alpha$，认为各处理组之间的差别有统计学意义。

现用例 8-5 资料说明 F 检验的步骤。

(1)计算 B 值：

$$B=\frac{1}{8}(11^2+13.5^2+23.5^2)=106.94$$

(2)计算所有秩次 R 的平方和 A：

$$A=8\times 3(3+1)(2\times 3+1)/6=128$$

(3)计算 F 值：

$$F=\frac{(8-1)[106.94-8\times 3\,(3-1)^2/4]}{128-106.94}=31.56$$

(4)确定 P 值，作出推断：按 $\upsilon_1=k-1=3-1=2$，$\upsilon_2=(k-1)(b-1)=(3-1)(8-1)=14$ 查附表 4 F 界值表，得 $F>F_\alpha$ $P<\alpha$，认为三个治疗组之间的差别有统计学意义。

第五节　频数表(或等级)资料的秩和检验

一、两样本比较

例 8-6　20 名正常人和 32 名铅作业工人尿棕色素定性检查结果见表 8-6 第(1)至(3)栏，问铅作业工人尿棕色素是否高于正常人？

表 8-6　正常人和铅作业工人尿棕色素检查结果

结果	人数			秩次范围	平均秩次	秩和(T_i)	
(1)	正常人 (2)	铅作业工人 (3)	合计 (4)	(5)	(6)	正常人 (7)=(2)(6)	铅作业工人 (8)=(3)(6)
－	18	8	26	1～26	13.5	243	108
＋	2	10	12	27～38	32.5	65	325
＋＋		7	7	39～45	42.0		294
＋＋＋		3	3	46～48	47.0		141
＋＋＋＋		4	4	49～52	50.5		202
	$n_1=20$	$n_2=32$	52			$T_1=308$	$T_2=1070$

1. 建立假设，确定检验水准　H_0 为两组作业工人尿棕色素总体分布相同。H_1 为两组作业工人尿棕色素总体分布不同。

单侧 $\alpha=0.05$。

2. 编秩　本例为等级资料，先计算各等级的合计人数，见表 8-6 第(4)栏，再确定秩次范围。如检验结果为“－”者共 26 例，其秩次范围 1～26，平均秩次为 $(1+26)/2=13.5$。其余仿此得第(5)、(6)栏。

3. 求秩和　以各组平均秩次分别与各等级例数相乘，再求和得 T_1 与 T_2，见表 8-6 第(7)、(8)栏合计，以样本例数较小组的 T 值为统计量 T。

4. 计算检验统计量　本例 $n_1=20, n_2=32$，检验统计量 $T=308$。由于 $n_1=20$，超过完全随机设计 T 界值表的范围，故需按近似正态用 u 检验。每个等级的人数表示相同秩次的个数，即 t_j。由于相同秩次过多，故尚需计算校正值 u_c。按公式 8-1、公式 8-2、公式 8-3 计算如下：

$$u=\frac{|308-20(52+1)/2|-0.5}{\sqrt{(20)(32)(52+1)/12}}=4.1662$$

$$\begin{aligned}c&=1-\sum(t_j^3-t_j)/(N^3-N)\\&=1-\frac{(26^3-26)+(12^3-12)+(7^3-7)+(3^3-3)+(4^3-4)}{52^3-52}\\&=0.8599\end{aligned}$$

$$u_c=4.1662/\sqrt{0.8599}=4.493$$

5. 确定 P 值，作出推断　查 t 界值表，$\nu=\infty$ 得单侧 $P<0.01$，按 $\alpha=0.05$ 水准拒绝 H_0，接受 H_1，故可以认为铅作业工人尿棕色素高于正常人。

二、多样本比较

例 8-7　比较三种方法治疗小儿腹泻的疗效，观察结果见表 8-7。问三种疗法的疗效有无不同？

表 8-7　3 种疗法治疗小儿腹泻效果比较

疗效	人数				秩次范围	平均秩次	秩和(T_i)		
	方法 1	方法 2	方法 3	合计			方法 1	方法 2	方法 3
(1)	(2)	(3)	(4)	(5)	(6)	(7)	(8)=(2)(7)	(9)=(3)(7)	(10)=(4)(7)
痊愈	175	5	1	181	1～181	91	15 925.0	455.0	91.0
显效	95	55	5	155	182～336	259	24 605.0	14 245.0	1 295.0
好转	64	6	30	100	337～436	386.5	24 736.0	2 319.0	11 595.0
无效	45	35	6	86	437～522	479.5	21 577.5	16 782.5	2 877.0
合计	379	101	42	522	—	—	86 843.5	33 801.5	15 858.0

1. 建立假设，确定检验水准　H_0：3 种疗法治疗小儿腹泻效果总体分布相同；H_1：3 种疗法治疗小儿腹泻效果总体分布不全相同。$\alpha=0.05$。

2. 编秩　与两样本的比较类似，先计算各等级的合计人数，见表 8-7 第(5)栏，再确定秩次范围。如治疗结果为“痊愈”者共 181 例，其秩次范围 1～181，平均秩次为$(1+181)/2=91$。余仿此得第(6)、(7)栏。

3. 求秩和　以各组平均秩次分别与各等级例数相乘，再求和得 T_1 与 T_2、T_3，见表 8-7 第(8)、(9)、(10)栏及其合计。

4. 计算检验统计量 H 值　按(公式 8-4)计算。

$$H=\frac{12}{N(N+1)}\sum\frac{T_i^2}{n_i}-3(N+1)$$

$$=\frac{12}{20(20+1)}(\frac{86843.5^2}{397}+\frac{33801.5^2}{101}+\frac{15858^2}{42})-3(522+1)=66.09$$

本例相同秩次较多，需要校正。校正系数 C 的计算见(公式 8-3)。

$$C=1-\sum(t_j^3-t_j)/(N^3-N)$$

$$=1-[181^3-181)+(155^3-155)+(100^3-100)+(86^3-86)]/(522^3-522)$$

$$=0.9206$$

$$H_C=H/C=66.09/0.9206=71.7901$$

5. *确定 P 值，作出推断* 若组数 $k=3$，每组例数≤5，可查附表 12 H 界值表得出 P 值。若最小样本例数不小于 5，则 H 近似服从 $\upsilon=k-1$ 的 χ^2 分布。本例 n_i 均大于 5，$\upsilon=k-1=3-1=2$，查 χ^2 界值表，得 $P<0.005$，按 $\alpha=0.05$ 水准拒绝 H_0，接受 H_1，故可以认为 3 种疗法治疗小儿腹泻效果有差别。

第六节　多个样本间的两两比较

同前面讲的方差分析一样，经过多个样本比较的假设检验，如果拒绝无效假设，只能得出各组的总体分布位置不全相同的结论，尚需进一步做两两比较的秩和检验，以推断哪两个总体分布不同。

一、完全随机设计资料

完全随机设计多样本资料的两两比较常用 Nemenyi 法，其基本思想是：若两组间的平均秩次的差值大于或等于按(公式 8-9)计算的 α 水准下的值，则认为两组间差异有统计学意义。检验步骤如下：

例 8-8 临床实例 8-1 中四个功能区经检验拒绝无效假设，进一步对四个样本做两两比较的秩和检验。

(1)建立假设：H_0，4 个功能区 SO_2 的日均浓度任两个总体分布相同；H_1，4 个功能区 SO_2 的日均浓度总体分布不全相同。

(2)计算各对比组平均秩次差值的绝对值 $|\overline{T}_A-\overline{T}_B|$。

本例 $k=4$，共有 6 个两两对比组，由于 $\overline{T}=T/n_i$，对照区的平均秩次为 $\overline{T}=15/5=3$，则对照区与工业区，即表 8-8 第(1)与(2)栏对比组平均秩次差值为 $\overline{T}_A-\overline{T}_B=16.2-3=13.2$。各对比组平均秩次差值的绝对值见表 8-8 第(4)栏。

(3)按公式 8-12 计算各对比组的在 α 水准下的值。

$$C_\alpha=\sqrt{C\chi^2_{\alpha,k-1}[N(N-1)/12](1/n_A+1/n_B)} \quad (公式 8-12)$$

式中 C 为相同秩次的校正数，见公式 8-3；$\chi^2_{\alpha,k-1}$ 为由卡方检验界值表查得值，其中 k 为组数，N 为各组样本例数之和。

本例无相同秩次，$C=1$；$N=20$；各组例数均等于 5，故 α 水准下的值计算为：

$\alpha=0.05$ 时：$\sqrt{C\chi^2_{\alpha,k-1}[N(N-1)/12](1/n_A+1/n_B)}$

$=\sqrt{7.81\times20\times19/12\times(1/5+1/5)}=9.95$

$\alpha=0.01$ 时：$\sqrt{C\chi^2_{\alpha,k-1}[N(N-1)/12](1/n_A+1/n_B)}$

$=\sqrt{11.34\times20\times19/12\times(1/5+1/5)}=11.98$

表 8-8　完全随机设计多样本资料两两比较的秩和检验

对比组 A 与 B(1)	样本含量		两组平均秩次差值	α 水准下界值		P
	n_1(2)	n_1(3)	$\lvert\bar{T}_A-\bar{T}_B\rvert$(4)	α=0.05(5)	α=0.01(6)	(7)
1 与 2	5	5	13.2	9.95	11.98	<0.01
1 与 3	5	5	9.7	9.95	11.98	<0.05
1 与 4	5	5	7.1	9.95	11.98	>0.05
2 与 3	5	5	3.5	9.95	11.98	>0.05
2 与 4	5	5	6.7	9.95	11.98	>0.05
3 与 4	5	5	7.6	9.95	11.98	>0.05

(4)确定 P 值，作出推断：将各对比组平均秩次差值的绝对值与所计算的界值比较。如果比较组平均秩次差值的绝对值不小于界值，则 $P\leqslant0.05$，拒绝 H_0，接受 H_1。结果见表 8-8 第(7)栏。

二、随机区组设计资料

随机区组设计多样本资料的两两比较常用 C 界值法，其基本思想是：若两组间秩次的差值大于或等于 C 值，则认为两组间差异有统计学意义。C 值的计算公式和检验步骤如下：

$$C_\alpha=t_{\alpha(\nu)}\sqrt{\frac{2b(A-B)}{(b-1)(k-1)}} \qquad \text{(公式 8-13)}$$

例 8-9　对例 8-5 资料进一步做两两比较。

(1)建立假设：H_0，3 个治疗组任两个总体分布相同；H_1，3 个治疗组总体分布不全相同。

(2)求各对比组秩次差值的绝对值 $\lvert R_A-R_B\rvert$。

本例 $k=3$，共有 3 个两两对比组，A 疗法与 B 疗法秩次差值的绝对值为 $\lvert11-13.5\rvert=2.5$，余算法相同，结果见表 8-9 第(2)栏。

(3)计算 C 值：按(公式 8-13)。

$$C_{0.05}=t_{0.05(14)}\sqrt{\frac{2b(A-B)}{(b-1)(k-1)}}=2.145\times\sqrt{\frac{2\times8(128-106.94)}{(8-1)(3-1)}}$$

$$=10.52$$

$$C_{0.01}=t_{0.01(14)}\sqrt{\frac{2b(A-B)}{(b-1)(k-1)}}=2.977\times\sqrt{\frac{2\times8(128-106.94)}{(8-1)(3-1)}}$$

$$=14.61$$

(4)确定 P 值，作出推断：将各对比组秩次差值的绝对值与所计算的 C 值比较。如果对比组秩次差值的绝对值不小于界值，则 $P\leqslant0.05$，拒绝 H_0，接受 H_1。结果见表 8-9 第(3)栏。

表 8-9　随机区组设计资料两两比较

对比组 A 与 B(1)	两组秩次差值 $\lvert R_A - R_B \rvert$(2)	P(3)
1与2	2.5	>0.05
1与3	12.5	<0.05
2与3	10.0	>0.05

本章学习要点

1. 非参数检验的概念。
2. 完全随机设计、配对设计、随机区组设计资料的秩和检验方法。
3. 频数表资料的秩和检验方法。
4. 秩和检验中多个样本间两两比较方法。

（王福彦　包丽红）

第 9 章　统计表与统计图

chapter 9

临床实例 9-1

某医院采用艾叶、苍术、黄柏等中草药制成消毒片，运用于病房空气中真菌的消毒。为观察效果，以中草药消毒片为实验组，以紫外线灯照射为对照组，两组各随机消毒 15 间病房，然后考核消毒前后空气中真菌数（cfu/m^3）的变化。结果表明，实验组消毒前病房的空气中真菌数平均为（94.3±54.4）cfu/m^3，消毒后为（12.9±9.6）cfu/m^3；对照组消毒前病房的空气中真菌数平均为（86.0±47.9）cfu/m^3，消毒后为（44.2±26.9）cfu/m^3。试用统计表表示之。

统计表（statistical table）与统计图（statistical graph）是统计描述的重要方法，也是科研论文中数据表达的重要工具。在统计工作的整个阶段，从实验设计、调查设计开始，到最后的分析总结，为突出数据的说服力，都要使用统计图、表进行描述，尤其在科研论文中表达统计结果及进行对比分析时应用更为广泛。

第一节　统　计　表

统计表是把统计资料和结果用表格的形式加以表达，其目的是简洁、清晰、直观，方便对比与阅读。制作统计表有基本的制作要求，并不是把数据放到表格里就能形成统计表。应该有选择性地对重点要表达的数据制作统计表。合理的统计表可简明正确地反映统计数据和分析结果，既可避免冗长的文字叙述，又可使数据条理化、系统化，便于理解、分析和比较。

一、编制统计表的意义与基本原则

（一）编制统计表的意义

编制统计表可将原始数据简洁、清晰、直观地呈现给读者，方便数据的对比、阅读与计算。在统计描述过程中，统计表展示数据的结构、分布与主要特征，便于在下一步分析中选择和计算统计量。在论文与学术报告中常用统计表代替冗长的文字叙述，表达主要的研究结果、数据、指标与统计量，方便阅读者进行对比和掌握主要研究结果。

(二)统计表制作的基本要求

从外形上看,统计表通常由标题、标目、线条、数字4部分组成。表中数字区不能插入文字,也不列备注项。如需说明部分标"*"号,以备注的形式放在表格下方进行说明。

1. 标题　每张统计表的总名称,标题文字应简明扼要,能清晰确切地反映统计表的中心内容,一般包括研究的时间、地点和研究内容,标题左侧加表号。标题应位于统计表的上端中央,如整张表的指标统一时,可将研究指标的度量衡单位标在标题的后面。

表 9-1　某地 2014 年几种死因并死亡率(1/10 万)

死因	死亡率
肺结核	12.4
心脏病	32.4
恶性肿瘤	156.3

2. 标目　分为横标目与纵标目,分别说明表格每行和每列数字的意义,横标目放在统计表的左侧,向右说明各横行的数据含义,代表研究的对象,具有主语的含义,如表9-1中的死因,表9-2中的运动项目,表9-3中的各种疾病名称等。纵标目放在统计表表头的右侧,向下说明各纵列的数据含义,表达研究对象的指标,具有谓语或宾语的含义。如表9-1中的死亡率(1/10万),表9-2中的$\bar{x}\pm s$,表9-3中的各种疾病的死亡人数及构成比等。横标目的内容与纵标目的内容不可颠倒并注意标注各项指标的度量衡单位。

表 9-2　2014 年某部新、老兵几项运动能力的比较

运动项目	新兵*		老兵		P
	n	$\bar{x}\pm s$	n	$\bar{x}\pm s$	
100m 跑/s	924	14.80±1.13	1198	14.48±1.24	<0.01
3000m 跑/min	722	12.56±1.41	1006	12.08±1.53	<0.01
立定跳远/m	933	2.07±0.18	1220	2.20±0.19	<0.01
原地投弹/m	935	36.80±6.21	1217	39.20±0.56	<0.01
引体向上/个	932	10.61±4.00	1218	11.10±4.80	<0.01

*入伍不足一年者为新兵,一年以上者为老兵。

表 9-3　某医院 2000 年和 2014 年住院病人 5 种疾病死亡人数和构成比

疾病	2000年		2014年	
	死亡人数(例)	构成比(%)	死亡人数(例)	构成比(%)
恶性肿瘤	58	30.53	40	26.85
循环系统疾病	44	23.17	44	29.53
呼吸系统疾病	37	19.47	29	19.46
消化系统疾病	19	10.00	18	12.08
传染病	32	16.83	18	12.08
合计	190	100.00	149	100.00

3. 线条　表中的线条力求简洁、不宜太多。规范的统计表采用"三线表"形式,即顶线、底线与纵标目下横线,其他的纵线或斜线一概不要。顶线位于标题与纵标目之间,纵标目下方是

纵标目线，底线在表格底端。有时为了便于阅读，也可加一条不出头的合计线，还可用短横线将两重纵标目分割开。

4. 数字　一律使用阿拉伯数字，同一指标下的小数位数应保持一致，并要求小数点位置对齐。统计表中不宜留有空格，无数字用“—”表示，缺失值用“……”表示，数值为 0 者记为“0”。

5. 备注　统计表中除标目之外，不得使用文字，需要特别说明的，可用“*”以备注的形式在表格下方进行标引。

（三）编制统计表的原则

统计表具有简单明了的直观效果，可以大大简化冗长的文字描述，作为规范的统计表在编制时应注意：

1. 重点突出、简单明了　一张表集中表达一个中心主题，不应将过多的内容放在一个庞大的表格内。研究内容过多时，宁可用多个表格表达不同指标和内容。

2. 主谓分明、层次清晰　统计表虽然是表格形式，但其内涵代表的是若干完整的文字语句，即标目的安排及分组应符合逻辑要求以便分析比较。统计表犹如一个完整的句子，要有描述的对象（主语）和内容（宾语），通常主语放在表格的左边，即横标目；宾语放在表格的右边，即纵标目。由左向右读，构成完整的一句话，如表 9-1 可读成某地 2012 年肺结核死亡率为 12.4/10 万。但也应指出，有时统计表的主语项目少而谓语项目多（如表 9-2），或主语项目多而谓语只有一项时（如表 9-3），此时为节省篇幅，可将纵标目作主语、横标目作谓语，阅读时从上至下。

3. 数据表达规范、文字与线条尽量从简　统计表应简单明了，一切文字、数字和线条都应尽量从简。

二、统计表的种类

统计表按标目层次复杂程度分为简单表（simple table）与组合表（combinative table）。

1. 简单表　只按一个标志分组的称为简单表，如表 9-1，只按死因一个标志分组，可比较不同死因的死亡率。

2. 组合表　按两个或两个以上标志分组的为复合表或组合表，如表 9-3，按疾病和年份两个分组标志分组，可比较某医院不同疾病、不同年份死亡人数和构成比。但为了便于理解，分组标志一般不宜超过 3 个。

临床实例 9-1 按前述表格的制作要求制作的规范统计表见 9-4 所示。

表 9-4　不同消毒方式杀灭空气中真菌的效果比较

组　别	消毒病房数（间）	空气中真菌数（cfu/m^3）	
		消毒前	消毒后
实验组	15	94.3±54.4	12.9±9.6
对照组	15	86.0±47.9	44.2±26.9

临床实例 9-2

某研究欲分析甲、乙两医院某年内住院病人情况列表如下，试指出其中的缺点并加以改正。

%	科别	内科	外科	妇科	儿科	合计
甲医院	人数(例)	850	1133	425	425	2833
	%	30	40	15	15	100
乙医院	人数(例)	861	1126	430	437	2854
	%	30	39	15	15	100

该表不符合统计表要求的有以下几项：①缺乏标题；②纵横标目倒置；③出现不必要的线条。改正如表 9-5。

表 9-5　甲、乙两医院某年内住院病人统计一览表

科别	甲医院		乙医院	
	病例数(例)	构成比(%)	病例数(例)	构成比(%)
内科	850	30.0	30	30.0
外科	1133	40.0	40	39.0
妇科	425	15.0	15	15.0
儿科	425	15.0	15	15.0

第二节　统　计　图

统计图是利用点的位置、线段的升降、直条的长短与面积的大小等几何图形来表达统计资料与指标，它将研究对象的特征、内容构成、相互关系，对比情况、频数分布等情况形象加以表达，能更直观地反映出事物间的数量关系，易于比较与理解。合理的统计图可更加生动地表达数据和结果，直观反映出事物间的数量关系，更易于事物的理解、分析和比较。

一、绘制统计图的原则与基本要求

与统计表相比，统计图在同一指标间相互比较上更为直观、更能明确显示数据大小、高低与变动的趋势。统计图与统计表各有自己的长处。一般情况下，在论文或报告中统计表与统计图择一选用。绘制统计图需要遵循以下原则。

1. 根据资料性质和分析目的正确选用适当的统计图形　例如，描述某连续变量的频数分布宜选用直方图，比较独立的或不连续的多个组或多个类别的统计量宜选用直条图，分析某指标随时间或其他连续变量变化而变化的趋势时宜选用线图，描述或比较不同事物内部构成时可用圆图、百分比条图等。

2. 标题　与统计表相似，每张统计图的标题应高度概括统计图的时间、地点与主要研究内容，统计图的标题位于统计图的下端，标题的左侧加该图的图号。

3. 坐标轴　为显示统计图的直观效果与相互比较的需要，大多数统计图设有纵、横轴。绘制纵、横轴的比例应保持在 5∶7。纵轴尺度自下而上，直条图、直方图、均数标准差等图，纵轴的起点必须从 0 开始；横轴尺度自左而右，横轴的起点依资料具体数字范围而定。纵、横轴的数量应等距标明，同时应注明标目及度量衡单位。

4. 比较不同事物时或采用复式图形时　可使用不同图例或不同颜色加以表示，并附图例加以说明，说明统计图中各种图例所代表的事物。当统计图用不同线条或颜色表达不同事物的统计量时，也需要附图例加以说明。图例可放在图的右上角空隙处或下方中间位置。

5. 除圆图外　一般用直角坐标系的第一象限的位置表示图域（制图空间），或者用长方形的框架表示。

尽管统计图内容十分丰富，绘制要点也各不相同，但所绘图形应注意准确、美观，给人以清晰、简洁的印象，具体要求将在各种统计图形中分别加以介绍。

二、常用统计图的适用条件及绘制要求

常用的统计图有直条图、直方图、百分比条图和圆图、线图、散点图、统计地图、箱式图等。

（一）条图

条图（bar chart）又称直条图，是指用相同宽度的直条长短表示某统计指标的数值大小及其间的对比关系。适用于比较、分析独立的或离散变量的多个组或类别的统计指标（既可以是绝对数，也可以是相对数）。常用的条图有如下几种：①单式条图，具有一个统计指标，一个分组因素；②分段条图，具有多个统计指标，一个分组因素；③复式条图，具有一个统计指标，多个分组因素。

条图的绘制要求：通常横轴安排相互独立的事物，纵轴表示欲比较的指标，直条竖放。当分析的事物较多时，可将直条横放，此时纵轴安排相互独立的事物，横轴表示欲比较的指标。直条图纵轴的尺度必须从 0 开始且要求等间距，否则会改变各对比组间的比例关系。各直条的宽度应相等，条间的间隔一般与直条等宽或为条宽的一半。直条排列顺序可按指标值大小排列，也可按分组自然顺序排列。

1. 单式条图　具有一个统计指标，一个分组因素，如图 9-1 中可见，死因别为分组因素而死亡率为统计指标。

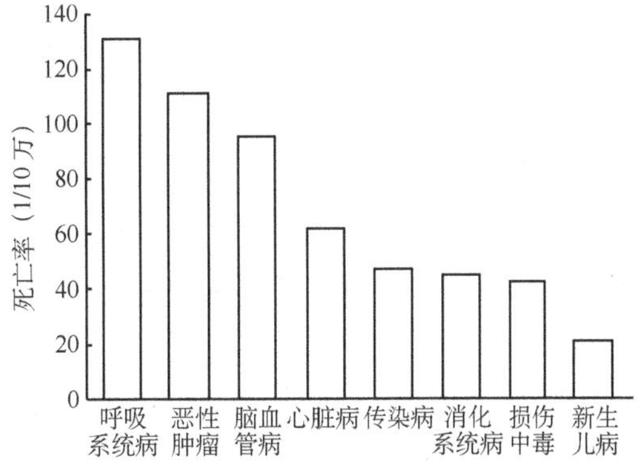

图 9-1　某地某年主要死因别死亡率（1/10 万）

2. 分段条图　具有两个或多个统计指标，一个分组因素，两个统计指标间必须有隶属关系，如根据表 9-6 绘制的图 9-2，注意此例中，两个统计指标分别为阳性率与强阳性率，后者隶属于前者，即强阳性率是阳性率的一部分。图 9-2 中左侧为分段条图，右侧为将阳性率权重为 100％时的各类人员强阳性率的对比，强调在阳性率中强阳性率所占的比重大小。

表 9-6　某地某年各类人员结核菌素皮试反应情况

人员分类	检查人数(例)	阳性率(%)	强阳性率(%)
机关干部	211	34.5	3.4
工人	459	21.4	2.9
农民	456	13.3	4.0
教师	387	12.1	3.3
其他	6771	32.3	2.4

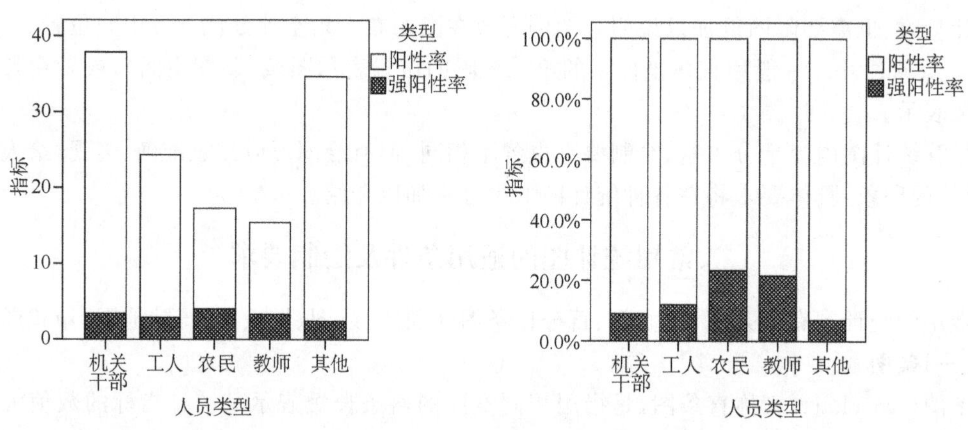

图 9-2　某地某年各类人员结核菌素皮试反应情况

3. 复式条图　具有一个统计指标，两个或多个分组因素，如根据表 9-7 绘制的图 9-3。

表 9-7　某地区 2012 年与 2002 年 3 种疾病死亡率(1/10 万)的比较

死因	2012 年	2002 年
肺结核	26.6	20.9
心脏病	34.6	23.2
恶性肿瘤	65.7	56.8

绘制条图时应注意以下几点问题：

(1)在条图中，一般横轴为一水平基线，表示各个标志，纵轴表示各种指标所对应的统计数值。

(2)纵轴尺度必须从“0”开始，且要求等组距，否则会改变各对比组间的比例关系。

(3)各直条应按照长短顺序进行排列，一般按统计指标的大小将直条由左到右排列，对有自然顺序的资料也可按其自然顺序和特征排列。

(4)直条的宽度要相等，直条间的间隔要等距，通常与直条的宽度相等或略小。

(5)如果有个别数据相差悬殊，需要做折断处理时，要特别慎重，以避免给读者造成各直条比例失调的误解，一张图中至多只允许一次折断。

(二)构成图

常用的构成图有圆图(pie chart)及百分条图(percent bar chart)，用于描述分类变量的各类别所占的构成比。

1. 圆图　圆图是一种常见的构成比图形，以圆的总面积表示事物的全部，将其分割成若干个扇面表示事物内部各构成部分所占的比例大小。绘制圆图应注意以下几个问题：

(1)首先绘制一圆形图案,以圆形的 360°为 100%,每 1% 相当于 3.6°,将统计资料中各构成的百分比乘以 3.6,即获得各构成部分扇形面积的圆心角。

(2)一般从相当于时钟 9 点钟或 12 点钟位置作为起点,将各扇面积大小按顺时针方向逐一排列。

(3)对各扇形面积进行简单注解,表明所对应的百分比与简要的文字说明。

(4)两种或多种类似资料的百分比构成进行相互比较时,可在同一水平线或同一垂直线上做直径相等的圆图,并注意各圆图的各构成部分排列次序和图例要一致,图形详见根据表 9-8绘制的图 9-4。

表 9-8　复方猪胆胶囊治疗老年性支气管炎近期疗效的比较

近期疗效	单纯型		哮喘型	
	例数	(%)	例数	(%)
临床治愈	60	27.15	23	12.64
显效	98	44.34	82	45.06
好转	51	23.08	66	36.26
无效	12	5.43	11	6.04
合计	221	100.00	182	100.00

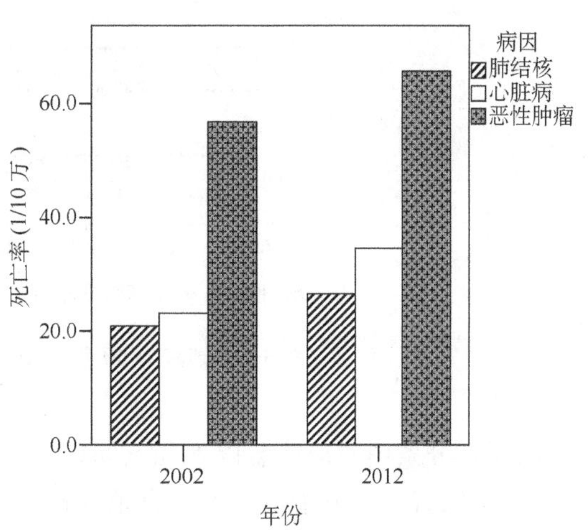

图 9-3　某地区 2012 年与 2002 年 3 种疾病死亡率(1/10 万)的比较

2. 百分比条图　百分比条图是以某一矩形总长度表示事物的全部,将其分割成不同长度的段来表示各构成的比重,即以矩形总长度为 100%,将长度乘以各类别的构成比得到各构成部分的长度,再由大到小或按类别的自然顺序依次排列,其他项放最后。不同段用不同颜色或花纹进行区别,需要用图例说明各种颜色或花纹代表的类别,条件允许的情况下可将各类别标目和构成比数值标在图中。此外,百分比条图特别适合作多个构成比的比较,将不同时间或不同地区的某项分类指标构成比平行绘制成多个百分比条图,可以方便比较其构成比的差异。如根据表 9-8 绘制的图 9-5。

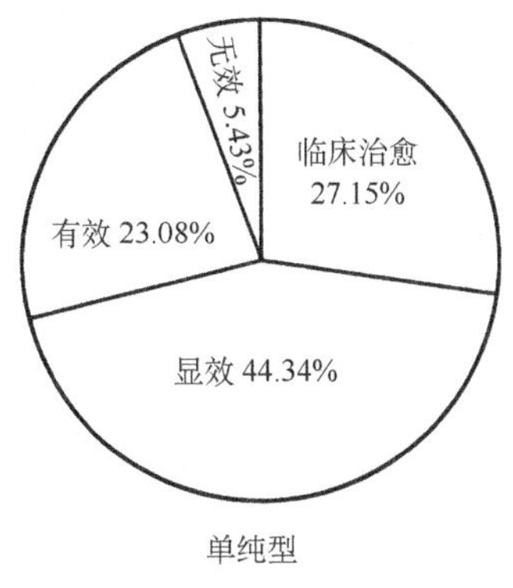

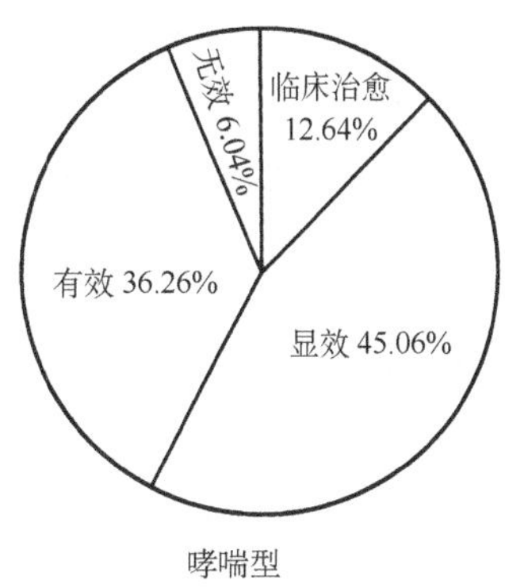

图 9-4　复方猪胆胶囊治疗老年性支气管炎近期疗效的比较

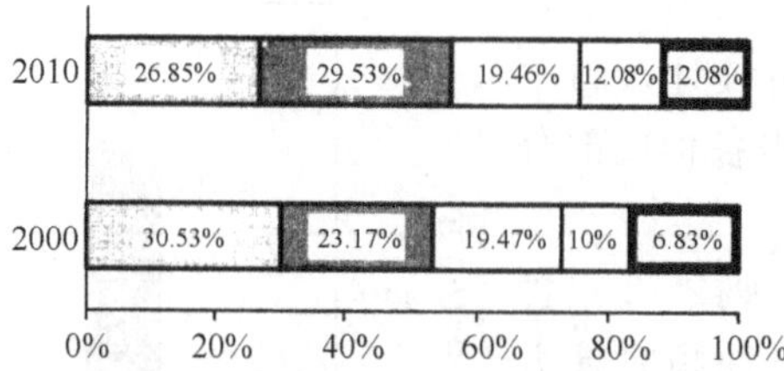

图 9-5　某院 2000 年与 2010 年住院病人疾病构成条图

绘制百分条图时应注意以下几点问题：

(1)在该直条下方给出一条与直条等长的标尺线并将标尺线等分，根据标尺指示，将各部分所占百分比，按大小或资料的自然顺序将直条分成若干段。

(2)在直条的各分段上标出相应的百分比。

(3)两种或多种类似资料的百分比构成相互比较时，可绘制两个或多个长度、宽度均相等的直条，在同一起点上依次平行排列，各直条间留有相当空隙。

表 9-9　某地 2000～2007 年男女结核病死亡率(1/10 万)

年份	男	女
2000	50.19	37.54
2001	42.88	25.98
2002	45.24	27.87
2003	35.63	25.56
2004	32.34	24.99
2005	30.23	24.10
2006	25.42	18.99
2007	21.34	16.78

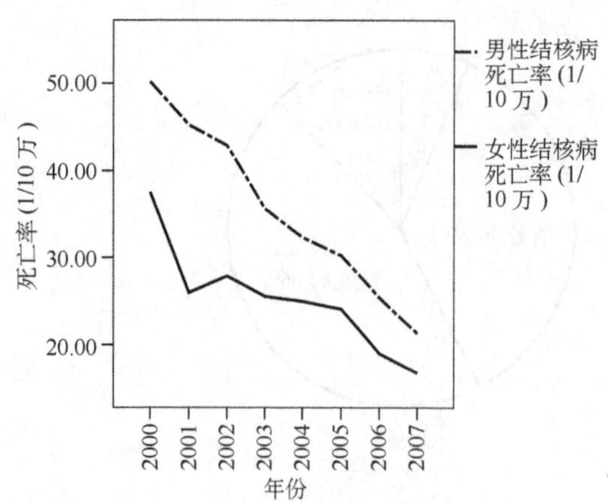

图 9-6　某地 2000～2007 年男女结核病死亡率(1/10 万)

百分条图绘制简便，便于比较。圆形图绘制较麻烦，但它更能突出全体与部分之间的关系。当资料中构成项目过多、构成比悬殊过大时不宜作构成图。

(三)趋势图

常用的趋势图包括线图和对数线图。

1. 线图　线图(line chart)是用线段的升降来表示数值的变化趋势，如某事物在时间上的发展变化，或某现象随另一现象变迁的情况，适用于描述分组标志为连续性变量的资料。当某统计量随另一连续性数值变量变化而变化的趋势，特别是描述统计量存在随时间变化而变化的趋势时，通常横轴为时间或其他连续性变量，纵轴为统计指标。如根据表 9-9 绘成的图 9-6。

绘制线图时应注意以下几点：

(1)横轴代表分组标志，纵轴代表统计指标。横轴和纵轴的刻度都可以不从“0”开始。

(2)坐标点位置要点得适当，如对呈频数分布的组距资料，点的位置应在组段中点处。

(3)用短线依次将相邻各点连接，不能将折线描成光滑曲线。

(4)线图中只有一条线，称为单式线图，若有两条及以上的线条，称为复式线图，复式线图应绘图例，说明不同线条所代表的事物。一张线图内的线条一般不宜超过 4～5 条。

(5)在绘图时，一定要注意纵、横轴的比例，由于比例不同，给人的图像效果也不同。

2. 半对数线图　如果横轴和纵轴都是算术尺度，称普通线图；当横轴为算术尺度，纵轴为对数尺度，称半对数线图(semi-logarithmic linear chart)。普通线图描述的是绝对变化趋势，半对数线图描述的则是用来比较两种(或多种)事物的相对变化速度或变化趋势，特别适宜做不同指标或相同指标不同组别的变化速度的比较。有时事物数量间相差较大时，用普通线图表示不易正确表达或相互比较者，用半对数线图表示却能确切反映出指标数量的相对关系。因绘制半对数线图时，纵轴采用对数尺度，横轴采用算术尺度，故称半对数线图。一般将图绘制在半对数坐标纸上。如根据表 9-10 绘成的普通线图(图 9-7)可与根据同一表格绘成的半对数线图(图 9-8)相比较，从中可见普通线图(图 9-7)描述了甲、乙两地死产率随时间变化的趋势，该地区在1960～1995年间死产率逐渐下降，乙地的下降幅度较大；半对数线图(图9-8)则描述了甲、乙两地死产率随时间变化的速度，两地的下降速度基本相同。

表 9-10　1960～1995 年甲乙两地死产率比较(‰)

年份	甲地	乙地
1960	84.8	123.5
1965	73.7	93.2
1970	63.7	72.0
1975	41.9	58.4
1980	38.7	55.5
1985	40.9	51.3
1990	34.9	47.9
1995	29.3	33.4

趋势图绘制时应注意以下几个问题：普通线图绘制时，纵轴可不必从 0 点开始，此时纵轴需做特殊标记或说明；不同指标或组别可以用不同的线段进行标示，如实线、虚线等，各测定值标记点间用直线连接，不可修成光滑曲线。半对数线图绘制时，可使用特制的半对数坐标纸，将纵、横轴的两个指标的每一对实际观察值在半对数纸上作图；也可将纵轴指标的实际观察值取对数后再在普通算术尺度纸上作图。

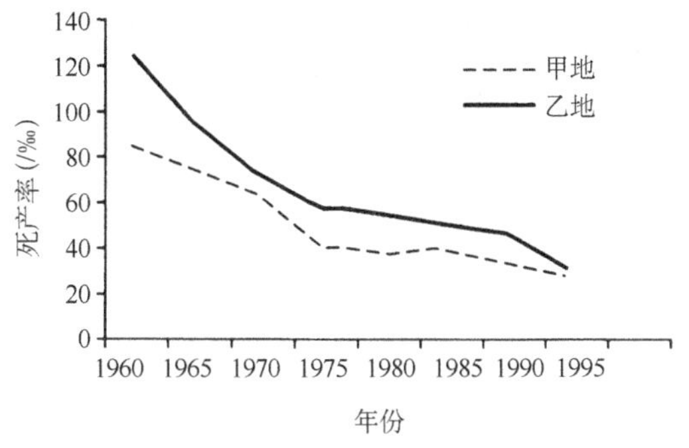

图 9-7　1960～1995 年甲、乙两地死产率比较(普通线图)

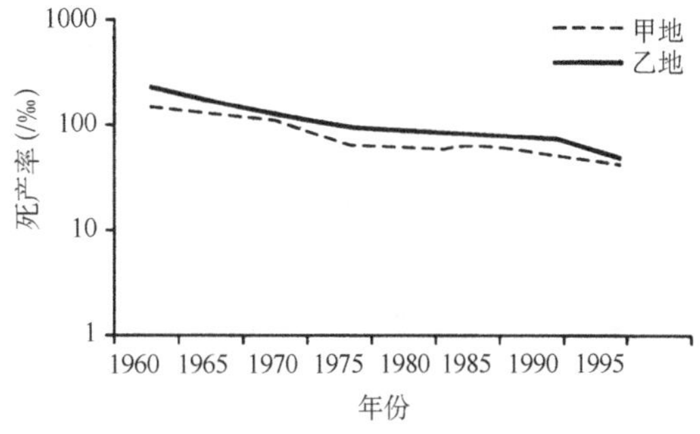

图 9-8　1960～1995 年甲、乙两地死产率比较(半对数线图)

(四)直方图

直方图(histogram)是用矩形面积代表各组频数，各面积总和相当于各组频数之和，适合表示连续呈频数分布的数值变量。直方图的横轴尺度是数值变量值，纵轴是频数且纵轴尺度必须从"0"开始。注意:绘制直方图时要求组距必须相等,若各组组距不等时,需折合成等距后再绘图。即将频数除以组距得到单位组距的频数作为直方的高度,组距为直方的宽度。某年某地脊髓灰质炎患者的年龄分布如表 9-11 所示,根据该表绘制直方图(图 9-9)。

表 9-11　某年某地脊髓灰质炎患者的年龄分布表

年龄(岁)	患病人数(例)	每岁患病人数(例)	年龄(岁)	患病人数(例)	每岁患病人数(例)
0～	3	3.0	8～	8	8.0
1～	3	3.0	9～	6	6.0
2～	9	9.0	10～	36	3.6
3～	11	11.0	20～	13	1.3
4～	23	23.0	30～	11	1.1
5～	22	22.0	40～	4	4.1
6～	11	11.0	50～60	1	0.1
7～	14	14.0			

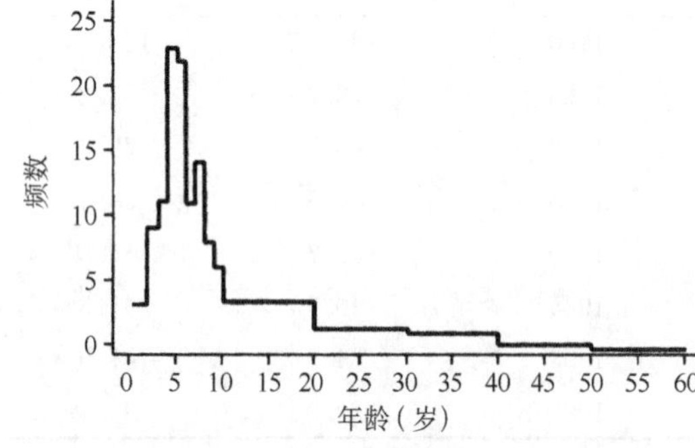

图 9-9　某年某地脊髓灰质炎患者的年龄分布

绘制直方图时应注意以下几点:

(1)纵轴的刻度必须从"0"开始,而横轴的刻度按实际范围制定。

(2)各矩形的高度为频数或频率,宽度为组距。如果各组段的组距不同要调整各矩形的高度,矩形高度=组段频数/组距。如表 9-11中 10 岁以后各组均转换成每岁组距频数后再进行图形绘制。

(3)各矩形之间可不用直线隔开。

(五)散点图

散点图(scatter diagram)以直角坐标上点的密集程度和趋势来表示两变量间的数量关系。绘制散点图时,通常横轴代表自变量,纵轴代表应变量。散点图与线图不同的是:对于横轴上的每个值,纵轴上可以有多个点与其相对应,且点与点之间不能用直线连接。如根据表 9-12 绘制的图 9-10。

绘制散点图时应注意以下几点:

(1)纵轴和横轴各代表一个变量,横轴代表自变量,纵轴代表因变量。

(2)纵轴和横轴的起点,不一定从"0"开始。

(3)每组观察值有两个数值,一个是自变量(x),一个是因变量(y),二者在图中由一点表示。

表 9-12　某年某地 12 名 9 岁女孩身高与坐高水平

身高 x(cm)	坐高 y(cm)
120.2	66.9
122.5	67.0
127.5	67.1
126.3	68.6
117.8	64.1
127.6	69.1
115.7	61.0
120.1	68.5
130.1	71.3
120.9	64.2
116.8	61.5
124.3	67.8

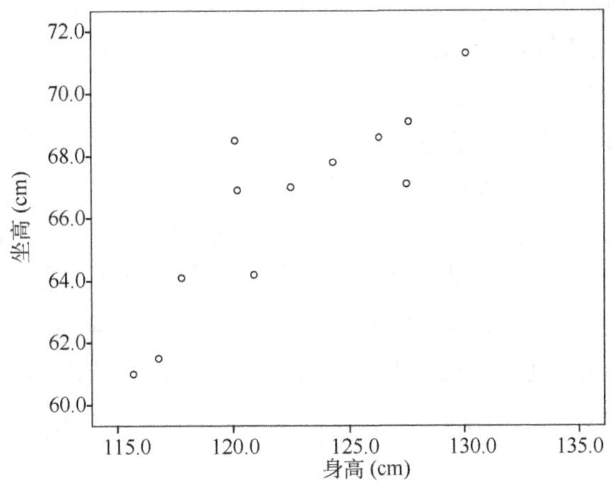

图 9-10　某年某地 12 名 9 岁女孩身高与坐高水平

(六)均数标准差图

鉴于艾叶、苍术、黄柏等中草药制成消毒片对病房空气中真菌的消毒较好,研究者继续探讨中草药消毒片对病房空气中细菌的消毒效果。随机选取 9 个病室,分别做消毒前、消毒后 30min、消毒后 60min 的空气培养。计算得到不同消毒时间空气中细菌数(cfu/m^3)均数标准差的结果是:消毒前为(38.2±8.9)cfu/m^3,消毒后 30min 为(15.6±2.3)cfu/m^3,消毒后 60min 为(5.2±1.6)cfu/m^3。在选择统计图时考虑到原始资料采用均数、标准差等指标进行描述,故可绘制均数标准差图(图 9-11)。

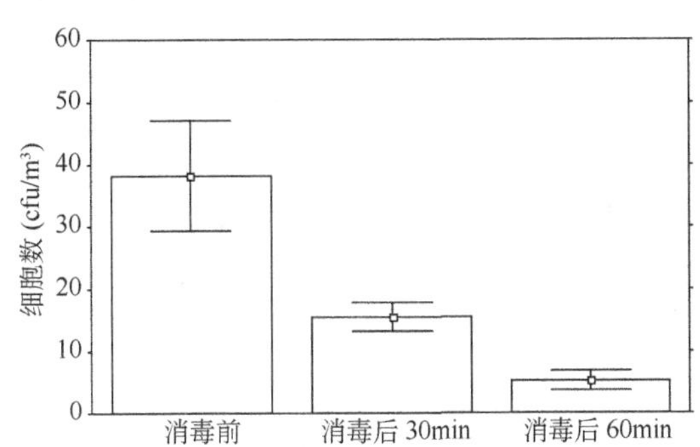

图 9-11　中草药消毒片对病房消毒前后空气中细菌数比较

绘制均数标准差图时应注意:

(1)纵轴应从 0 开始。

(2)以直条表示均数的大小,以直条顶外展线表示标准差的大小。

(3)直条的排列一般按照自然顺序,如无自然顺序的应按均数大小从高到低或从低到高排列。

(4)同一指标多组间比较时,可采用复式图,但应附图例加以说明。

(七)箱式图

箱式图(box plot)用于比较两组或多组资料的平均指标和变异指标,描述其分布特征。

箱子的上、下两端分别是上四分位数 P_{75} 和下四分位数 P_{25}，中间横线是中位数 M，两端连线分别是除异常值外的最小值和最大值。另外标记可能的异常值。箱式图通过使用 5 个统计量反映原始数据的分布特征，将数据的经验分布的重要特征（数据分布的中心位置、分布、偏度、变异范围和异常值）展示出来。箱子越长，数据变异程度越大。中间横线在箱子中点表明分布对称，否则不对称。箱式图特别适合多组数据分布的比较。

在计算空气中细菌数的结果时：消毒前中位数为 37.0cfu/m³，四分位数间距为 35.0～41.0cfu/m³，最小值为 23.0cfu/m³，最大值为 56.0cfu/m³；消毒后 30min 中位数为 16.0 cfu/m³，四分位数间距为 14.0～17.0cfu/m³，最小值为 12.0cfu/m³，最大值为 19.0cfu/m³；消毒后 60min 中位数为 5.0cfu/m³，四分位数间距为 4.0～6.0cfu/m³，最小值为 3.0cfu/m³，最大值为 8.0cfu/m³。在绘制统计图时考虑到分析结果为百分位数的指标，可采用箱图加以表示（图 9-12）。

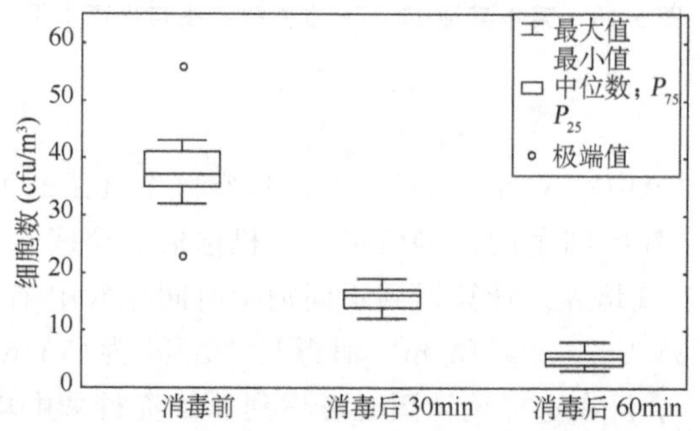

图 9-12　中草药消毒片对病房消毒前后空气中细菌数比较

绘制箱图时应注意：

(1)纵轴起点不一定为 0。

(2)以方箱的上边线表示 P_{75}，以方箱的下边线表示 P_{25}，以方箱的中间线表示中位数，箱子的宽度为四分位数间距，其中包含了样本中 50%的数据，上展线为最大值，下展线为最小值。

(3)如果存在 $<P_{25}+1.5(P_{75}-P_{25})$ 或 $>P_{75}+1.5(P_{75}-P_{25})$ 的数值，被称为极端值，用小圆圈表示并采用图例的形式加以说明。

(4)箱图无复式图形式。

(八)统计地图

统计地图(statistical map)是用不同的颜色和花纹表示统计量的值在地理分布上的变化，适用于描述研究指标的地理分布。统计地图应先绘制按行政区域或地理特征分区的地图，然后按各区域统计指标值分别标不同颜色或花纹，并加上图例说明不同颜色或花纹的意义。

此外，还有一些与相应的统计方法关系密切的图，如序贯分析的检验区域图、判别分析的类别分布图、聚类分析的谱系图等特殊分析图，通常应结合相应的统计方法来分析解释。

上面介绍了几种常用的统计图。作为表达统计资料的工具。在实际应用时，读者可以根据自己的分析目的，参考上面介绍的制图要求，对上述图形加以演化，绘制出直观性、科学性、美观性皆佳的统计图形。

本章学习要点

1. 统计表的结构、种类及编制要求。
2. 统计图的结构、种类及制图要求。
3. 常用统计图的适用条件、绘制方法与注意事项。
4. 普通线图和半对数线图的区别是什么?

（余　清）

第10章 不同设计方案资料分析

chapter 10

临床实例 10-1

观察某作业工人在5个不同作业时间及穿5种不同防护服对其脉搏的影响，做出设计并进行试验，结果如表10-1。

表 10-1 穿5种防护服在5个作业时间的脉搏(次/分)

试验日期	受试者					日期合计
	甲	乙	丙	丁	戊	
1	133(D)	98(B)	114(A)	110(E)	110(C)	565
2	144(B)	132(E)	113(D)	119(C)	115(A)	623
3	143(C)	123(A)	115(E)	118(D)	103(B)	602
4	129(A)	104(D)	114(C)	116(B)	100(E)	563
5	142(E)	120(C)	105(B)	110(A)	109(D)	586

问题：

1. 5名工作人员间的脉搏是否有差异？
2. 5种防护服间的脉搏是否相同？
3. 5个作业时间的脉搏是否不同？

当影响因素不止一个时，可以根据不同的研究目的设计为不同方案，分析不同的影响因素的作用及作用方式。如，研究两种药物对小鼠肿瘤的抑制作用，研究目的不仅是比较两种药物的单独作用，还要分析两种药物联合使用的效果，就需要安排两个因素的多因素设计方案，采用多因素方差分析方法进行分析。

第一节 随机分组设计资料的统计分析

一、交叉试验设计资料分析

交叉设计是自身配对设计基础上发展起来的两因素设计方案。试验分为两个阶段，在第一阶段将观察对象随机分配到实验组和对照组，在第二试验阶段两组的处理交叉安排。

例 10-2　研究 A、B 两种治疗方案治疗高血压病人的疗效差别。有 12 名高血压病人，用随机方法让其中 6 名病人先以 A 法治疗，后以 B 法治疗；另外 6 名病人先以 B 法治疗，再以 A 法治疗。分别记录下每名病人用不同方法治疗后舒张压的下降值(mmHg)，结果见表 10-2。

表 10-2　12 名病人用 A、B 两法治疗的舒张压下降值(mmHg)

阶　段	病人编号(i)												阶段合计	疗法合计
	1	2	3	4	5	6	7	8	9	10	11	12		
Ⅰ	B	B	A	B	A	A	A	A	B	B	B	A	($T_{Ⅰ}$)	(T_A)
	23	10	33	14	24	28	31	8	8	17	26	18	240	252
Ⅱ	A	A	B	A	B	B	B	B	A	A	A	B	($T_{Ⅱ}$)	(T_B)
	21	11	28	27	20	12	20	13	11	14	26	13	216	204
个体合计(T_i)	44	21	61	41	44	40	51	21	19	31	52	31	456	456

引自：倪宗瓒主编.医学统计学.人民卫生出版社

问题：

(1)A、B 两种疗法治疗后舒张压下降值是否有差异？

(2)Ⅰ、Ⅱ两个阶段的舒张压下降程度是否相同？

(3)高血压病人间的舒张压下降值是否不同？

为了分析 A、B 两种处理效应间的差别，可以把这 24 个数据的总平方和分解成四部分：个体间变异、阶段间变异、处理间(即 A 和 B)变异和误差变异。公式见表 10-3。

表 10-3　两阶段交叉设计资料方差分析所用公式

变异来源	SS	υ	MS	F
个体	$SS_{个体}=\frac{1}{2}(\sum T_i{}^2)-C$	$n-1$	$SS_{个体}/(n-1)$	$SS_{个体}/SS_{误差}$
阶段	$SS_{阶段}=\frac{1}{n}(T_{Ⅰ}{}^2+T_{Ⅱ}{}^2)-C$	1	$SS_{阶段}/1$	$SS_{阶段}/SS_{误差}$
处理	$SS_{处理}=\frac{1}{n}(T_A{}^2+T_B{}^2)-C$	1	$SS_{处理}/1$	$SS_{处理}/SS_{误差}$
误差	$SS_{误差}=SS_{总}-SS_{个体}-SS_{阶段}-SS_{处理}$	$n-2$	$SS_{误差}/(n-2)$	
总变异	$SS_{总}=\sum X^2-C$	$2n-1$		

根据如上公式，两阶段交叉设计资料分析步骤如下：

1. 计算总的离均差平方和　$C=\frac{(\sum X)^2}{N}=\frac{456^2}{24}=8664$

$$SS_{总}=23^2+10^2+\cdots\cdots+26^2+13^2-8664=1338$$

2. 计算个体间离均差平方和

$$SS_{个体}=\frac{1}{2}(44^2+21^2+\cdots\cdots+31^2)-\frac{456^2}{24}=1008$$

3. 计算阶段间离均差平方和

$$SS_{阶段}=\frac{1}{12}(240^2+216^2)-\frac{456^2}{24}=24$$

4. 计算处理(药物)间离均差平方和

$$SS_{处理}=\frac{1}{12}(252^2+204^2)-\frac{456^2}{24}=96$$

5. 计算误差离均差平方和

$SS_{误差}=1338-1008-24-96=210$

6. 列出方差分析表 见表 10-4。

表 10-4 两阶段交叉设计方差分析表

变异来源	SS	υ	MS	F	P
个体间	1008	11	91.6	4.36	<0.05
阶段间	24	1	24.0	1.14	>0.05
处理间	96	1	96.0	4.57	>0.05
误差	210	10	21.0		
总变异	1338	23			

按 $\upsilon_1=11$,$\upsilon_2=10$ 查附表 4 F 界值表,$F_{0.05(11,10)}=2.94$,可得,个体间差异的 $F=4.36$,$F>F_{0.05}$,$P<0.05$,可以认为不同个体的治疗效应是有差别的。按 $\upsilon_1=1$,$\upsilon_2=10$ 查 F 界值表,得到阶段间、处理间的 F 值均小于 $F_{0.05(1,10)}$[$F_{0.05(1,10)}=4.96$],P 均大于 0.05,差别均无统计学意义,还不能认为 A、B 两疗法的顺序及处理对舒张压降压作用是不同的。

二、拉丁方试验设计资料分析

拉丁方设计是三因素、等水平的试验设计。将 r 个拉丁字母安排在 r 行 r 列的方阵中,每个字母在同行或同列中只安排 1 次。在此设计中,拉丁字母、行、列分别安排 3 个等水平的因素。

(1)5 名工作人员间的脉搏是否有差异?

(2)5 种防护服间的脉搏是否相同?

(3)5 个作业时间的脉搏是否不同?

拉丁方设计试验资料仍用方差分析,总平方和分解成四部分:行间变异、列间变异、处理间(即 5 种防护服)变异和误差变异。拉丁方设计方差分析公式见表 10-5。

表 10-5 拉丁方设计方差分析用公式

变异来源	SS	υ	MS	F
行间	$\frac{1}{r}\Sigma X_i^2-C$	$r-1$	$\frac{SS_{行}}{r-1}$	$\frac{MS_{行}}{MS_{误差}}$

续表

变异来源	SS	υ	MS	F
列间	$\frac{1}{r}\sum X_j^2-C$	$r-1$	$\frac{SS_{行}}{r-1}$	$\frac{MS_{列}}{MS_{误差}}$
处理间	$\frac{1}{r}\sum X_k^2-C$	$r-1$	$\frac{SS_{行}}{r-1}$	$\frac{MS_{处理}}{MS_{误差}}$
误差	$SS_{总}-SS_{行}-SS_{列}-SS_{处理}$	$(r-1)(r-2)$	$\frac{SS_{误差}}{(r-1)(r-2)}$	
总变异	$\sum X_{ij}^2-C$	$N-1$		

对临床实例 10-1 做出分析(表 10-6)。

表 10-6　穿 5 种防护服在 5 个作业时间的脉搏(次/分)

试验日期	受试者					日期合计	日期均数
	甲	乙	丙	丁	戊		
1	133(D)	98(B)	114(A)	110(E)	110(C)	565	113.0
2	144(B)	132(E)	113(D)	119(C)	115(A)	623	124.6
3	143(C)	123(A)	115(E)	118(D)	103(B)	602	120.4
4	129(A)	104(D)	114(C)	116(B)	100(E)	563	112.6
5	142(E)	120(C)	105(B)	110(A)	109(D)	586	117.2
受试者合计	691	577	561	573	537	2939($\sum X_{ij}$)	
受试者均数	138.2	115.4	112.2	114.6	107.4		
各种防护服	A	B	C	D	E		
合　计	591	566	606	577	599		
均　数	118.2	113.2	121.2	115.4	119.8		

如上各式中,N 表示总样本例数,对 5×5 拉丁方,$N=25$;r 表示各处理因素水平数,由于拉丁方设计要求各因素水平数相等,均等于拉丁方的行数、列数或字母数,故各处理的自由度也相等,均为 $r-1$。式中 i、j、k 分别表示行、列、字母的顺序。

实例中,行表示试验日期,列表示不同受试者,字母表示 5 种防护服,根据如上公式,拉丁方设计资料分析步骤如下:

(1)$C=\frac{(\sum X)^2}{N}=\frac{(2939)^2}{25}=345508.8$

(2)$SS_{总}=\sum X^2-C=349619-345508.8=4110.2$

(3)$SS_{日期}=\frac{1}{r}\sum X_i^2-C$

$=\frac{1}{5}(565^2+623^2+602^2+563^2+586^2)-C=515.8$

(4)$SS_{受试者}=\frac{1}{r}\sum X_j^2-C$

$$=\frac{1}{5}(691^2+577^2+561^2+573^2+537^2)-C=2857.0$$

(5) $SS_{防护服}=\frac{1}{r}\sum X_k^2-C$

$$=\frac{1}{5}(591^2+566^2+606^2+577^2+599^2)-C=211.8$$

(6) $SS_{误差}=SS_{总}-SS_{日期}-SS_{受试者}-SS_{防护服}$

$$=4110.2-515.8-2857.0-211.8=525.6$$

各组均方的计算同前所述，F 值的分母均用误差的均方，不再重述，结果列于表 10-7。

表 10-7　拉丁方资料方差分析表

变异来源	SS	υ	MS	F	P
日期间	515.8	4	128.95	2.94	>0.05
受试者间	2857.0	4	714.25	16.31	<0.01
防护服间	211.8	4	52.95	1.21	>0.05
误差	525.6	12	43.80		
总变异	4110.2	24			

计算出各因素的 F 值后，经查表 $F_{0.05(4,12)}=3.62$，$F_{0.01(4,12)}=5.41$。日期间和防护服间的脉搏均无显著性差异。受试者间差异有统计学意义，表明不同作业者在作业中脉搏不同。

三、系统分组试验设计资料分析

系统分组设计是将受试对象先按照某因素分为 I 个大组，每个大组再按第二个因素分为 J 个亚组，每个亚组按照第三个因素又分为 K 个小组，这种分组、再分组的方法为系统分组设计。

例 10-3　用系统分组设计观察正常成人性别、年龄对心室射血时间的影响。随机抽取正常成年人 80 名，分为男女两大组，每大组 40 人；再各按年龄 20～39 岁及 40 岁以上分为两个小组，每小组 20 人，测得每人心室射血时间(ms)，见表 10-8(部分)。

表 10-8　80 名正常成人心室射血时间的系统分组试验

	男		女	
	20～39 岁	40 岁及以上	20～39 岁	40 岁及以上
	291.9	282.8	304.6	302.6
	304.1	313.0	289.6	331.8
	280.4	280.9	307.0	289.2
	……	……	……	……
小组合计	5 770.8(T_{11})	5 795.1(T_{12})	5 893.6(T_{21})	6 039.7(T_{22})
大组合计	11 565.9($T_{1.}$)		11 933.3($T_{2.}$)	
$\sum X$	23 499.2			
$\sum X^2$	6 924 433.02			

引自：杨树勤.中国医学百科全书·医学统计学.上海科学出版社

问题：

(1)各大组的总体均数是否相等？

(2)各大组内的各小组总体均数是否有差异？

系统分组试验设计资料的总变异分解成三部分：大组间变异、小组间变异和误差变异，而大组间的变异与小组间的变异之和即为处理的作用。公式见表 10-9。

设有 I 个大组，大组下各均有 J 个小组，每个小组有 n 例数据，则系统分组试验资料计算分析公式列于表 10-9。

表 10-9　系统分组试验资料分析计算公式

变异来源	SS	υ	MS	F
大组(A 因素)	$SS_{大组}=\sum_{i}\frac{T_i^2}{n_i}-C$	$I-1$	$\frac{SS_{大组}}{\nu_{大组}}$	$\frac{MS_{大组}}{MS_{小组}}$
小组(B 因素)	$SS_{小组}=\sum_{ij}\frac{T_{ij}^2}{n_{ij}}-\sum\frac{T_i^2}{n_i}$	$I(J-1)$	$\frac{SS_{小组}}{\nu_{小组}}$	$\frac{MS_{小组}}{MS_{误差}}$
误差	$SS_{误}=SS_{总}-SS_{处理}$	$\upsilon_{总}-\upsilon_{处理}$	$\frac{SS_{误差}}{\nu_{误差}}$	
总变异	$\sum X_{ij}^2-C$	$N-1$		

上列公式中，i 表示大组类顺序，T_i 表示第 i 大组的合计数；n_i 表示第 i 大组样本例数；j 表示小组类顺序。T_{ij} 表示第 i 大组第 j 小组的合计数。

实例中，大组因素为性别，小组因素为年龄分组，根据如上公式，资料分析步骤如下。

1. 检验假设　分别对大组间、小组间的差异进行假设。大组间的比较，H_0 为各大组的总体均数相等；同大组内各小组间比较，H_0 为同大组内各小组的总体均数相等。

2. 计算各离均差平方和及自由度　按变异来源分为大组(性别分组)、小组(年龄分组)和误差三部分。

$$C=(23499.2)^2/80=6902655$$

$$\upsilon_{总}=80-1=79$$

$$SS_{性别}=\frac{1}{2\times20}[(11565.9)^2+(11933.3)^2]-6902655$$
$$=1687.285$$

$$\upsilon_{性别}=2-1=1$$

$$SS_{年龄}=\frac{1}{20}[(5770.8)^2+(5795.1)^2+(5893.6)^2+(6039.7)^2]-\frac{1}{2\times20}$$
$$[(11565.9)^2+(11933.3)^2]=258.392$$

$$\upsilon_{年龄}=2(2-1)=2$$

$$SS_{误差}=6924433.02-\frac{1}{20}[(5770.8)^2+(5795.1)^2+(5893.6)^2+(6039.7)^2]$$
$$=19542.335$$

$$\upsilon_{误差}=2\times2(20-1)=76$$

将上述计算所得的各离均差平方和及自由度列于表 10-10 中。

表 10-10　系统分组试验资料方差分析表

变异来源	SS	υ	MS	F
性别	1 687.285	1	1 687.285	6.15
男女各年龄	548.392	2	274.196	1.07
误差	19 542.335	76	257.136	
总变异	21 778.012	79		

3. 推断结论　查附表 4 F 界值表，$F_{0.05,1,2}=18.5$，$F_{0.05,2,76}=3.12$。因此，性别间 $P>0.05$，按 $\alpha=0.05$ 水准不拒绝 H_0，故认为男女性别间心室射血时间差异无统计学意义；同性别两年龄组间 $P>0.05$，按 $\alpha=0.05$ 水准不拒绝 H_0，可以认为年龄组间总体均数无差别。

注意：检验各大组间差别的 F 值以小组 MS 为分母，检验各小组间差别的 F 值以误差 MS 为分母。

第二节　多因素有交互作用设计资料分析

一、析因设计资料分析

析因设计是将两个及以上因素的各水平进行全面组合，每种组合均安排一定例数的受试对象。不仅能够分析各因素的主效应，还可用于分析各因素的交互作用。

（一）2^2 析因设计资料

例 10-4　用 A、B 两药治疗缺铁性贫血病人，治疗后 1 个月时测其血中红细胞增加数（百万/mm^3）。将 12 名性别、年龄及病情基本一致的病人，按 A、B 两药的使用与否做2×2 析因设计，交叉分成四组，试验结果见表 10-11。

表 10-11　A、B 两药治疗后红细胞增加数（$\times 10^{12}$/L）

B药	A药	
	用	不用
用	2.1	0.9
	2.2	1.1
	2.0	1.0
不用	1.3	0.8
	1.2	0.9
	1.1	0.7

问题：

（1）A 药的治疗效果如何？

（2）B 药的治疗效果如何？

（3）A、B 两药同时使用的效果又怎样？

析因设计资料的总变异分解成三部分：A 因素的变异（A 有 I 个水平数）、B 因素的变异（B 有 J 个水平数）、AB 交互作用和误差变异。公式见表 10-12。

实例中，A 因素为 A 药，有两个水平（用和不用）；B 因素为 B 药，也有两个水平（用和不用）。根据以上公式，资料分析步骤：

1. 检验假设　分别对 A 因素、B 因素及 AB 的交互作用进行假设。A 因素的作用，H_0 为 A 因素各水平的总体均数相等；B 因素的作用，H_0 为 B 因素各水平的总体均数相等；AB 的交互作用，H_0 为 A、B 无交互作用。

表 10-12　析因设计资料方差分析用公式

变异来源	SS	υ	MS	F
(处理组间)	$\sum_{ij}\frac{(\sum X)_{ij}^2}{n}-C$	$(I\times J)-1$	$\frac{SS_{处理}}{\upsilon_{处理}}$	$\frac{MS_{处理}}{MS_{误差}}$
A 因素	$\sum_{i}\frac{(\sum X)_{i}^2}{n_i}-C$	$I-1$	$\frac{SS_A}{\upsilon_A}$	$\frac{MS_{A因素}}{MS_{误差}}$
B 因素	$\sum_{j}\frac{(\sum X)_{j}^2}{n_j}-C$	$J-1$	$\frac{SS_B}{\upsilon_B}$	$\frac{MS_{B因素}}{MS_{误差}}$
AB 交互作用	$SS_{处理}-SS_A-SS_B$	$\upsilon_{处理}-\upsilon_A-\upsilon_B$	$\frac{SS_{AB}}{\upsilon_{AB}}$	$\frac{MS_{A\times B}}{MS_{误差}}$
误差	$SS_{总}-SS_{处理}$	$\upsilon_{总}-\upsilon_{处理}$	$\frac{SS_{误差}}{\upsilon_{误}}$	
总变异	$\sum X_{ij}^2-C$	$N-1$		

2. 计算各离均差平方和及自由度　按变异来源分为 A 因素的变异、B 因素的变异、AB 因素的变异和误差三部分。

(1)计算校正数 C

$$C=\frac{(\sum X)^2}{N}=(15.3)^2/12=19.51$$

(2)计算总离均差平方和 $SS_{总}$

$$SS_{总}=\sum X_{ij}^2-C=22.55-19.51=3.04$$

$$\upsilon_{总}=N-1=12-1=11$$

(3)计算总处理的离均差平方和 $SS_{处理}$

$$SS_{处理}=\sum_{ij}\frac{(\sum X)_{ij}^2}{n}-C=\frac{6.3^2}{3}+\frac{3.0^2}{3}+\frac{3.6^2}{3}+\frac{2.4^2}{3}-19.51=2.96$$

$$\upsilon_{处理}=(\text{A 的水平数}\times\text{B 的水平数})-1=(2\times 2)-1=3$$

(4)计算 A 药的离均差平方和 SS_A

$$SS_A=\sum_{i}\frac{(\sum X)_{i}^2}{n_i}-C=\frac{9.9^2}{6}+\frac{5.4^2}{6}-19.51=1.69$$

$$\upsilon_A=\text{A 的水平数}-1=2-1=1$$

(5)计算 B 药的离均差平方和 SS_B

$$SS_B=\sum_{j}\frac{(\sum X)_{j}^2}{n_j}-C=\frac{9.3^2}{6}+\frac{6.0^2}{6}-19.51=0.91$$

$$\upsilon_B=\text{B 的水平数}-1=2-1=1$$

(6)计算 A 药和 B 药的交互作用 SS_{AB}

$$SS_{AB}=SS_{处}-SS_A-SS_B=2.96-1.69-0.91=0.36$$

$$\upsilon_{AB}=\upsilon_{处理}-\upsilon_A-\upsilon_B=3-1-1=1$$

(7)计算误差离均差平方和 $SS_{误差}$

$$SS_{误差}=SS_{总}-SS_{处理}=3.04-2.96=0.08$$

$$\upsilon_{误差}=\upsilon_{总}-\upsilon_{处理}=11-3=8$$

将上述计算所得的各离均差平方和及自由度列于表 10-13 中。

3. 推断结论 查附表 4 F 界值表，$F_{0.05,1,8}=5.32$。因此，A 因素、B 因素的结果均 $P<0.05$，拒绝 H_0，接受 H_1，均有统计学意义；AB 交互作用分析结果 $P<0.05$，交互作用有统计学意义，认为 A 处于不同水平时 B 的作用不同。

注意：若交互作用有统计意义，分析因子 A 和 B 的作用过于笼统。可固定 A 因素的水平分析 B 的作用，或固定 B 分析 A 的作用(表 10-14)。

表 10-13 析因设计资料的方差分析

变异来源	SS	υ	MS	F
处理	2.96	3		
A	1.69	1	1.69	169
B	0.91	1	0.91	91
AB	0.36	1	0.36	36
误差	0.08	8	0.01	
总变异	3.04	11		

表 10-14 A、B 交互作用的分析

B药	A药	
	用	不用
用	2.1	1.0
不用	1.2	0.8

表 10-14 说明：在不用 B 药时，A 药用与不用 A 药之差 $A_1-A_2=1.2-0.8=0.4$；而在用 B 药时 A 药用与不用之差 $A_1-A_2=2.1-1.0=1.1$。这就是说 B 药能加强 A 药的作用。这种 B 药处于不同水平时 A 药作用的差别不同，就称 A、B 两药有交互作用。本例中 A、B 两药的交互作用有统计意义，实际上就是说明 A、B 两药同时用的效果更好，有协同作用。

(二)2^3 析因设计资料

例 10-5 某大学病理生理学教研室研究小鼠种别(A)、体重(B)及小鼠性别(C)3 个因素，各有两个水平，对皮下移植 SRS 瘤细胞生长特性影响情况，进行了 2^3 析因设计。将确定的实验对象随机分为 8 组，按这 8 种组合每一种组合因素及其水平的要求安排实验，研究者每组用 3 只小鼠，按这安排要求进行实验(接种瘤细胞后第 8 天测得肿瘤体积)，结果如表 10-15。

表 10-15 小鼠分组及第 8 天肿瘤体积

组别	种别(A)	体重(B)	性别(C)	第 8 天肿瘤体积(cm^3)		
1	昆明	大	雄性	0.7 069	0.7 854	0.3 581
2	昆明	大	雌性	0.0 785	0.1 885	0.3 403
3	昆明	小	雄性	1.0 838	0.9 425	0.3 335
4	昆明	小	雌性	0.5 027	0.9 550	0.9 215
5	沪白Ⅰ号	大	雄性	0.0 628	0.0 942	0.0 471
6	沪白Ⅰ号	大	雌性	0.0 126	0.0 126	0.0 094
7	沪白Ⅰ号	小	雄性	0.4 712	0.0 880	0.1 759
8	沪白Ⅰ号	小	雌性	0.2 246	0.2 513	0.3 676

引自：金丕焕.医学统计学.上海医科大学出版社

问题：

(1)小鼠种别(A)、体重(B)及小鼠性别(C)分别对皮下移植 SRS 瘤细胞生长是否不同？

(2)小鼠种别(A)、体重(B)及小鼠性别(C)之间是否存在交互作用?

析因设计资料的总变异分解成三部分:A 因素的变异(水平为 $i=1\cdots\cdots I$)、B 因素的变异(水平为 $j=1\cdots\cdots J$)、C 因素的变异(水平为 $k=1\cdots\cdots K$)、AB 交互作用、AC 交互作用、BC 交互作用、ABC 交互作用和误差变异。资料分析步骤:

1. 检验假设　分别对 A 因素、B 因素、C 因素及它们的交互作用进行假设。

2. 计算各离均差平方和及自由度

(1)按完全随机设计资料进行总的分析　以 8 种不同组合作为 8 个处理组做完全随机设计资料的分析,结果如表 10-16。

表 10-16　处理作用总和的方差分析表

变异来源	自由度(v)	离均差平方和 SS	MS	F	P
处理间	7	2.0534	0.2933	6.9338	<0.01
误差	16	0.6763	0.0423		
总变异	23	2.7297			

(2)计算鼠种(A)、体重(B)及两者交互作用的变异 SS:

1)校正数:

$$C=\frac{(\sum x)^2}{N}=(0.7069+0.7854+\cdots\cdots+0.3676)2/24=\frac{(9.0140)^2}{24}=3.3855$$

2)AB 总变异:$SS_{总(AB)}=\sum_{ij}\frac{(\sum X)_{ij}^2}{n}-C$

$$SS_{总(AB)}=\frac{2.4577^2}{6}+\frac{4.739^2}{6}+\frac{0.2387^2}{6}+\frac{1.5786^2}{6}-C=1.7890$$

3)鼠种(A)间变异:$SS_A=\dfrac{7.1967^2}{12}+\dfrac{1.8173^2}{12}-C=1.2058$

$$\upsilon_A=2-1=1$$

4)体重(B)间变异:$SS_B=\dfrac{2.6964^3}{12}+\dfrac{6.3176^2}{12}-C=0.5464$

$$\upsilon_B=2-1=1$$

5)鼠种×体重(A×B)交互作用变异

$$SS_{AB}=SS_{总(AB)}-(SS_A+SS_B)=1.7890-(1.2058+0.5464)=0.0368$$

$$\upsilon_{AB}=(2-1)\times(2-1)=1$$

(3)计算体重(B)、性别(C)及两者交互作用的变异 SS

1)BC 总变异:$SS_{总(BC)}=\sum_{jk}\frac{(\sum X)_{jk}^2}{n}-C$

$$SS_{总(BC)}=\frac{2.0545^2}{6}+\frac{3.0949^2}{6}+\frac{0.6419^2}{6}+\frac{3.2227^2}{6}-C=0.7140$$

2)性别(C)间变异

$$SS_C=\frac{5.1494^2}{12}+\frac{3.8646^2}{12}-C=0.0688$$

$\upsilon_C = 2-1 = 1$

3)体重间变异：$SS_B = 0.5464$

4)体重×性别(B×C)交互作用变异

$SS_{BC} = SS_{总(BC)} - (SS_B + SS_C) = 0.7140 - (0.5464 + 0.0688) = 0.0988$

$\upsilon_{BC} = (2-1)\times(2-1) = 1$

(4)计算鼠种(A)、性别(C)及两者交互作用的变异 SS

1)AC 总变异：$SS_{总(AC)} = \sum_{ik} \frac{(\sum X)^2_{ik}}{n} - C$

$$SS_{总(AC)} = \frac{4.2102^2}{6} + \frac{2.9865^2}{6} + \frac{0.9392^2}{6} + \frac{0.8781^2}{6} - C = 1.3309$$

2)鼠种×性别(A×C)交互作用变异

$SS_{AC} = SS_{总(AC)} - (SS_A - SS_C) = 1.3309 - (1.2058 + 0.0688) = 0.0563$

$\upsilon_{AC} = (2-1)\times(2-1) = 1$

(5)计算 A、B、C 三个因素的交互作用 SS_{ABC}

$SS_{ABC} = SS_{处理} - (SS_A + SS_B + SS_C + SS_{AB} + SS_{AC} + SS_{BC}) = 0.0405$

$\upsilon_{ABC} = (2-1)\times(2-1)\times(2-1) = 1$

(6)列方差分析表，见表 10-17。

表 10-17 小鼠对皮下移植 SRS 瘤细胞生长结果分析

变异来源	SS	υ	MS	F	P
鼠种(A)	1.2058	1	1.2058	28.5059	<0.01
体重(B)	0.5464	1	0.5464	12.9173	<0.01
性别(C)	0.0688	1	0.0688	1.6265	>0.05
A×B	0.0368	1	0.0368	0.8700	>0.05
A×C	0.0563	1	0.0563	1.3310	>0.05
B×C	0.0988	1	0.0988	2.3357	>0.05
A×B×C	0.0405	1	0.0405	0.9575	>0.05
误差	0.0676	16	0.0423		

(7)推断结论：由以上分析可见，各因素间的交互作用皆无统计学意义，只有鼠种和体重两因素的作用有统计学意义。

二、裂区试验设计资料分析

裂区试验设计又称为分割试验设计。它是一种把多个随机区组设计和拉丁方设计组合起来的试验方法，形成多个裂区。在设计中可能涉及较多的因素，但在分析中主要分析的是一级处理因素与二级处理因素的作用问题，故可以看作双因素分析。

(一)完全随机裂区试验设计资料

例 10-6 一个来自关于上呼吸道感染患病情况的调查资料。分析变量是一定期间内肺炎球菌感染数，观察 18 个家庭，每个家庭由父、母、三个孩子组成，最小的孩子均是学龄前儿童。每个家庭居住拥挤状况不同，因此，需要考虑不同拥挤状况、不同家庭、不同特点人口的细菌感染的差别。

先将 18 个家庭按居住条件分为：非常拥挤、较拥挤、不拥挤三类。每类 6 个家庭，依次按父、母、较大的孩子、次大的孩子和最小的孩子计数细菌数，资料形式及观察数据如表 10-18。

表 10-18　一定期间内肺炎球菌感染数

家庭拥挤状况	家庭成员状况					合计
	父	母	孩子 1	孩子 2	孩子 3	
非常拥挤	5	7	6	25	19	62
	11	8	11	33	35	98
	3	12	19	6	21	61
	3	19	12	17	17	68
	10	9	15	11	17	62
	9	0	6	9	5	29
小计	41	55	69	101	114	380
较拥挤	11	7	7	15	13	53
	10	5	8	13	17	53
	5	4	3	18	10	40
	1	9	4	16	8	38
	5	5	10	16	20	56
	7	3	13	17	18	58
小计	39	33	45	95	86	298
不拥挤	6	3	5	7	3	24
	9	6	6	14	10	45
	2	2	6	15	8	33
	0	2	10	16	21	49
	3	2	0	3	14	22
	6	2	4	7	20	39
小计	26	17	31	62	76	212
合计	106	105	145	258	276	890

问题：

(1)家庭拥挤状况对肺炎球菌感染数是否有影响？

(2)家庭内不同成员的肺炎球菌感染数是否不同？

拥挤情况作为一级处理因素，而家庭成员状况则作为二级处理因素。本例是观察家庭拥挤状况、家庭间及家庭成员间细菌感染数的差别。对于这个例子的分析，首先应该注意有两类随机误差存在，家庭间和家庭内人口间。拥挤程度间的比较必然是在家庭间进行。而家庭各成员间的比较则是在家庭内进行。任何复杂的设计首先考虑自由度的分割问题。本例由于共有 90 个观察值，故总自由度为 89。先看作一个单因素分析，家庭间的自由度为 17(18－1)。家庭内的自由度为 72(18×4)。家庭间的自由度又分割为拥挤程度间(3－1＝2)和拥挤类别内随机误差自由度(3×5＝15)两类。家庭内的自由度分割为成员间(5－1＝4)，两个主要影响因素交互作用(4×2=8)和家庭内随机误差(15×4=60)三个部分。

资料分析步骤:

1. 总离均差平方和的分解

$$C=(890)^2/90=8801.11$$

$$SS_{总}=(5^2+7^2+\cdots\cdots+20^2)-C=426889$$

$$SS_{家庭间}=\frac{(62^2+98^2+\cdots\cdots+39^2)}{5}-C=1146.09$$

$$SS_{家庭内}=SS_{总}-SS_{家庭间}=3122.80$$

2. 家庭间离均差平方和的分解

$$SS_{拥挤间}=(380^2+398^2+212^2)/30-C=470.49$$

$$SS_{误差}=SS_{家庭间}-SS_{拥挤间}=675.60$$

3. 家庭内离均差平方和的分解

$$SS_{成员间}=(106^2+105^2+276^2)/18-C=1533.67$$

$$SS_{拥挤\times成员}=(41^2+55^2+\cdots\cdots76^2)/6-C=SS_{成员}-SS_{拥挤}=72.40$$

$$SS_{误差}=SS_{家庭内}-SS_{成员间}-SS_{拥挤\times成员}=1516.73$$

关于 F 值的计算,家庭间分析,F 值的分母为组间的误差均方;家庭内的分析,F 值的分母为组内误差均方。结果见表 10-19:

表 10-19 裂区试验设计资料方差分析表

变异来源	SS	自由度	MS	F	P
家庭间	1146.09	17			
拥挤间	470.49	2	235.24	5.22	<0.01
误 差	675.60	15	45.04	1.78	
家庭内	3122.80	72			
成员间	1533.67	4	383.42	15.17	<0.01
成员×拥挤	72.40	8	9.05	0.36	
误 差	1516.73	60	25.28	1.00	
总变异	4268.89	89			

经分析,不同拥挤程度间、家庭成员间肺炎球菌感染数均存在差别,但拥挤程度与家庭成员的交互作用无统计学意义。

(二)随机区组裂区试验设计资料

例 10-7 研究蛇毒的抑瘤作用,用 48 只小白鼠做实验。实验用瘤株共 4 种:小白鼠肉瘤(S180),小白鼠肝肉瘤(HS),小白鼠艾氏腹水肉瘤(EC)及小白鼠网状细胞肉瘤(ARS)。先将瘤株匀浆接种小白鼠,1 天后用 0mg/kg、0.03mg/kg、0.05mg/kg、0.75mg/kg 四种不同浓度蛇毒腹腔注射,每日 1 次,连续 10 天,停药 1 天,解剖测瘤重,进行了裂区试验设计。

先将 48 只小白鼠随机分为Ⅰ、Ⅱ、Ⅲ三个配伍组,每组 16 只,再将每个配伍组分为四个一级单位(瘤株,一级处理),每个一级单位再分为四个二级单位(浓度,二级处理)。试验结果如表 10-20。

表 10-20　小白鼠注射蛇毒 10 次后的瘤重(g)

因素 A 瘤株	因素 B 浓度	配伍组			二级单位小计	一级单位合计
		Ⅰ	Ⅱ	Ⅲ		
S180	0	0.80	0.76	0.36	1.92	
	0.030	0.36	0.26	0.31	0.93	
	0.050	0.17	0.28	0.16	0.61	
	0.075	0.28	0.13	0.11	0.52	
	小计	1.61	1.43	0.94		3.98
HS	0	0.74	0.43	0.57	1.74	
	0.030	0.50	0.46	0.32	1.28	
	0.050	0.42	0.20	0.20	0.82	
	0.075	0.36	0.26	0.32	0.94	
	小计	2.02	1.35	1.41		4.78
EC	0	0.31	0.55	0.32	1.18	
	0.030	0.20	0.15	0.20	0.55	
	0.050	0.38	0.18	0.26	0.82	
	0.075	0.25	0.21	0.14	0.60	
	小计	1.14	1.09	0.92		3.15
ARS	0	0.48	0.57	0.33	1.38	
	0.030	0.18	0.30	0.29	0.77	
	0.050	0.44	0.27	0.27	0.98	
	0.075	0.22	0.30	0.37	0.89	
	小计	1.32	1.44	1.26		4.02
配伍组		6.09	5.31	4.53		15.93

引自：杨树勤.中国医学百科全书・医学统计学.上海科技出版社

问题：

(1)因素 A 瘤株、配伍组的瘤重是否不同？

(2)因素 B 浓度的瘤重是否有差异？

(3)因素 A 瘤株与因素 B 浓度是否存在交互作用？

资料的分析步骤：

总变异的分解：先按一级单位与二级单位分为两个部分。一级单位包括配伍组、一级处理(如瘤株)以及两者的交互作用(即一级单位误差)；二级单位包括二级处理(如浓度)、一级处理与二级处理的交互作用、配伍组与一级处理与二级处理的交互作用(即二级单位误差)。

1. 总离均差平方和 SS 及自由度 υ

$$\text{校正数 } C=\frac{15.93^2}{48}=5.286769$$

$$SS_{总}=(0.80)^2+(0.76)^2+\cdots\cdots+(0.37)^2-5.286769=1.230931$$

$$\upsilon=48-1=47$$

2. 配伍组间离均差平方和 SS 及自由度 υ

$$SS_{配伍组}=\frac{1}{16}[(6.09)^2+(5.31)^2+(4.53)^2]-5.286769=0.076050$$

$\upsilon=3-1=2$

3. 瘤株间离均差平方和 SS 及自由度 υ

$$SS_{瘤株}=\frac{1}{12}[(3.98)^2+(4.78)^2+(3.15)^2+(4.02)^2]-5.286769=0.110873$$

$\upsilon=4-1=3$

4. 一级单位误差离均差平方和 SS 及自由度 υ

$$SS_{一级单位误差}=\frac{1}{4}[(1.61)^2+(2.02)^2+\cdots\cdots+(1.26)^2]-5.286769-0.110873$$
$$=0.063633$$

$\upsilon=3\times2=6$

5. 浓度间离均差平方和 SS 及自由度 υ

$$SS_{浓度}=\frac{1}{12}[(6.22)^2+(3.53)^2+(3.23)^2+(2.95)^2]-5.286769=0.570290$$

$\upsilon=4-1=3$

6. 瘤株与浓度交互作用离均差平方和 SS 及自由度 υ

$$SS_{瘤株\times浓度}=\frac{1}{3}[(1.92)^2+(0.93)^2+\cdots\cdots+(0.89)^2]-5.286769$$
$$-0.110873-0.570290=0.163035$$

$\upsilon=3\times3=9$

7. 二级单位误差离均差平方和 SS 及自由度 υ

$$SS_{二级单位误差}=1.230931-0.076050-0.110873-0.063633-0.570290-0.163035$$
$$=0.247050$$

$\upsilon=47-2-3-6-3-9=24$

列方差分析表，见表 10-21。

查 F 界值表得 P 值，见表 10-21。按 $\alpha=0.05$ 水准，浓度间的瘤重差异有统计学意义，拒绝 H_0，接受 H_1，可认为该实验中蛇毒浓度不同，瘤重亦不同，蛇毒浓度大，则抑瘤作用强。

表 10-21　随机区组裂区设计方差分析

变异来源	SS	υ	MS	F	P
一级单位					
配伍	0.076050	2	0.038025		
瘤株	0.110873	3	0.036958	3.48	>0.05
误差	0.063633	6	0.010606		
二级单位					
浓度	0.570290	3	0.190097	18.47	<0.01
瘤株×浓度	0.163035	9	0.018115	1.76	>0.05
误差	0.247050	24	0.010294		
总　计	1.230931	47			

三、正交试验设计资料分析

正交设计与析因设计相比，正交设计是非全面设计，是各因素各水平的部分组合，只能分析各因素的部分交互作用。

(一)无重复两水平正交试验资料

例 10-8 某研究者以大白鼠做实验，研究正氟醚的作用、诱导药物的影响以及不同诱导剂对不同性别大白鼠作用有何不同，观察指标是细胞色素 P_{420}(nmol/mg)。进行了正交试验设计。

因素 A：1 水平(A1)，生理盐水；2 水平(A2)，戊巴比妥。

因素 B：1 水平(B1)，不用正氟醚；2 水平(B2)，用正氟醚。

因素 C：1 水平(C1)，雄性大白鼠；2 水平(C2)，雌性大白鼠。

本例为两水平正交试验设计，进行无重复试验后，得到下列资料(表 10-22)。

表 10-22　无重复的 $L_8(2^7)$正交试验结果

试验号	列号							X
	1	2	3	4	5	6	7	
	A	B	A×B	C		B×C		
1	1	1	1	1	1	1	1	0.54
2	1	1	1	2	2	2	2	0.35
3	1	2	2	1	1	2	2	0.28
4	1	2	2	2	2	1	1	0.17
5	2	1	2	1	2	1	2	0.54
6	2	1	2	2	1	2	1	1.20
7	2	2	1	1	2	2	1	0.11
8	2	2	1	2	1	1	2	0.10
Ⅰ	1.34	2.63	1.10	1.47	2.12	1.35	2.02	
Ⅱ	1.95	0.66	2.19	1.82	1.17	1.94	1.27	
SS_j	0.0465	0.4851	0.1485	0.0153	0.1128	0.0435	0.0703	

引自：金丕焕.医学统计学.上海医科大学出版社

问题：

(1)正氟醚对细胞色素 P_{420} 的作用？

(2)生理盐水和用戊巴比妥作为诱导药物对正氟醚的毒性作用有何影响？

(3)不同诱导剂对不同性别大白鼠作用有何不同？

资料分析步骤：

1. 计算每列各水平合计　表中Ⅰ、Ⅱ为正交试验每列各水平的合计，如第 1 列Ⅰ、Ⅱ：

$$Ⅰ=0.54+0.35+0.28+0.17=1.34$$

$$Ⅱ=0.54+1.20+0.11+0.10=1.95$$

其余各列的计算类似。

2. 计算各因素的离均差平方和 SS_j　以Ⅰ表示某因子取1水平时数据(试验结果)之和,Ⅱ表示某因子取2水平时数据之和,那么第 j 个因子的作用的离均差平方和 SS_j 为:

$$SS_j=4(\frac{Ⅰ_j}{4}-\overline{X})^2+4(\frac{Ⅱ_j}{4}-\overline{X})^2$$

简化为 $SS_j=\frac{(Ⅰ_j-Ⅱ_j)^2}{8}$,通式为 $SS_j=\frac{(Ⅰ_j-Ⅱ_j)^2}{n}$

式中:$\overline{X}=\frac{Ⅰ_j+Ⅱ_j}{8}$,$n$ 为实验次数。

如:对于A因素(第1列),$SS_1=\frac{(Ⅰ-Ⅱ)^2}{8}=\frac{(1.95-1.34)^2}{8}=0.0465$

3. 计算误差的离均差平方和 SS_j　对所有的两水平正交表,对应于每一列的离均差平方和的自由度都是1。用 $L_8(2^7)$ 正交表做实验时,总自由度等于列数(列数为7),每一列自由度是1,第5、第7列都是空列,因此误差平方和是:

$$SS_{误差}=SS_5+SS_7=0.1128+0.0703=0.1831$$

其自由度为2。

4. 列方差分析表,做出结果判断(表10-23)

表10-23　异氟醚对细胞色素 P_{420} 的影响方差分析

变异来源	SS	υ	MS	F
A	0.0465	1	0.0465	0.51
B	0.4851	1	0.4851	5.30
A×B	0.1485	1	0.1485	1.62
C	0.0153	1	0.0153	0.17
B×C	0.0435	1	0.0435	0.47
误差	0.1831	2	0.0916	

查附表4 F 值表,得 $F_{0.05(1,2)}=18.5$,表10-23中所有的 F 值都小于 $F_{0.05}$,还不能认为A、B、C三个因子及交互作用A×B与B×C对大白鼠的细胞色素 P_{420} 量有影响。

(二)有重复两水平正交试验资料

例10-9　在上例中,异氟醚对大白鼠细胞色素 P_{420} 作用的试验中,如果我们想增大误差自由度,以提高验证诸因子作用的能力,或者想研究各因子间的所有交互作用就可采用重复试验的方法。假定把每一号试验都重复3次(三只大白鼠),其试验结果如表10-24。

表10-24　有重复的 $L_8(2^7)$ 正交试验结果

试验号	列号							X_1	X_2	X_3	ΣX
	1	2	3	4	5	6	7				
	A	B	A×B	C	A×C	B×C	A×B×C				
1	1	1	1	1	1	1	1	0.54	0.57	0.32	1.43
2	1	1	1	2	2	2	2	0.35	0.76	0.54	1.65

续表

试验号	列号							X_1	X_2	X_3	$\sum X$
	1	2	3	4	5	6	7				
	A	B	A×B	C	A×C	B×C	A×B×C				
3	1	2	2	1	1	2	2	0.28	0.19	0.17	0.64
4	1	2	2	2	2	1	1	0.17	0.24	0.16	0.57
5	2	1	2	1	2	1	2	0.54	1.08	0.82	2.44
6	2	1	2	2	1	2	1	1.20	1.19	0.94	3.33
7	2	2	1	1	2	2	1	0.11	0.16	0.10	0.37
8	2	2	1	2	1	1	2	0.10	0.18	0.09	0.37
Ⅰ	4.29	8.85	3.82	4.88	5.77	4.81	5.70				
Ⅱ	6.51	1.95	6.98	5.92	5.03	5.99	5.10				
SS_j	0.2054	1.9838	0.4161	0.0451	0.0228	0.0580	0.0150				

引自：金丕焕.医学统计学.上海医科大学出版社

问题：

(1)正氟醚、诱导剂和性别对细胞色素 P_{420} 的影响？

(2)诱导药物对正氟醚的毒性作用有何影响？

(3)不同诱导剂对不同性别大白鼠作用有何不同？

(4)正氟醚对不同性别大白鼠的毒性作用有何影响？

(5)正氟醚、诱导剂和性别三者是否存在交互作用？

资料分析步骤：

1. 计算每列各水平合计　表 10-24 右边的 X_1、X_2 和 X_3 表示 3 次重复试验的结果，$\sum X = X_1 + X_2 + X_3$。Ⅰ和Ⅱ仍表示各列 1 水平和 2 水平的合计，如第 1 列的计算：

$$Ⅰ = 1.43 + 1.65 + 0.64 + 0.57 = 4.29$$

$$Ⅱ = 2.44 + 3.33 + 0.37 + 0.37 = 6.51$$

其余类推。

2. 计算各因素的离均差平方和 SS_j　参照无重复二水平正交试验方差分析，有 k 次重复试验的 $L_8(2^7)$ 正交试验中，每一列的离均差平方和 SS_j 的计算公式为：

$$SS_j = 4\left(\frac{Ⅰ_j}{4} - \frac{Ⅰ_j + Ⅱ_j}{8}\right)^2 + 4\left(\frac{Ⅱ_j}{4} - \frac{Ⅰ_j + Ⅱ_j}{8}\right)^2 = \frac{(Ⅰ - Ⅱ)^2}{8k}$$

如，第 1 列：$SS_1 = \dfrac{(4.29 - 6.51)^2}{8 \times 3} = 0.2054$

3. 计算误差的离均差平方和 SS_j　用总离均差平方和减去各列的离均差平方和。

$$SS_{总} = \sum\sum X^2 - \frac{(\sum\sum X^2)}{8k}$$

对于本例，$\sum\sum X^2 = 0.54^2 + 0.57^2 + 0.32^2 + \cdots\cdots + 0.09^2 = 7.9344$

$$\sum\sum X = 0.54 + 0.57 + 0.32 + \cdots\cdots + 0.09 = 10.8$$

$$SS_{总} = 7.9344 - \frac{(10.8)^2}{8 \times 3} = 3.0744$$

$SS_{总}$减去$\sum SS_j$就是误差平方和$SS_{误差}$

$$SS_{误差}=3.0744-0.2054-1.9838-\cdots\cdots-0.0150=0.3282$$

如果在正交试验中还有空列，从空列和重复中获得误差的估计，此时可将这两部分的离均差平方和相加及自由度相加，对于有重复的两水平正交试验，从重复计算的误差均方的自由度为：试验次数×(k−1)。对于重复3次试验的$L_8(2^7)$正交表，误差自由度为8×(3−1)=16。

4. *列方差分析表，做出推断* 将上述计算结果列方差分析表，见表10-25。

表10-25 异氟醚对大白鼠细胞色素P_{420}作用方差分析表

变异来源	*SS*	υ	*MS*	*F*
A	0.2054	1	0.2054	10.02
B	1.9838	1	1.9838	96.77
A×B	0.4161	1	0.4161	20.30
C	0.0451	1	0.0451	2.20
A×C	0.0228	1	0.0228	1.11
B×C	0.0580	1	0.0580	2.83
A×B×C	0.0150	1	0.0150	0.73
误差	0.3283	16	0.0205	

查F界值表，得$F_{0.05(1,16)}=4.49$，$F_{0.01(1,16)}=8.53$，可认为因子A和B的主效应及交互项A×B的作用是存在的。

（三）三水平正交试验资料

例10-10 假定在胃蛋白蛋白酶生产过程中，产品质量指标是残留蛋白(mol)，影响因素是水解温度(℃)，水解时间(小时)，加盐酸量(%)，烘房温度(℃)，每个因素都取三水平，进行正交试验设计。

水解温度(因素A)：$A_1=43$℃，$A_2=46$℃，$A_3=49$℃

水解时间(因素B)：$B_1=3.5$h，$B_2=4.0$h，$B_3=4.5$h

加盐酸量(因素C)：$C_1=2.0\%$，$C_2=2.6\%$，$C_3=3.2\%$

烘房温度(因素D)：$D_1=55$℃，$D_2=60$℃，$D_3=65$℃

在三水平正交表中，最简单的是$L_9(3^4)$，最多能安排4个因素，如果不考虑交互作用，正好每列安排一个主效应，为了能计算误差均方，研究者做了$k=3$的重复试验，所用正交表及数据列于表10-26。

表10-26 $L_9(3^4)$正交试验设计及分析用表

试验号	A	B	C	D	残留蛋白			小计
	1	2	3	4				
1	1	1	1	1	1.5	1.3	1.4	4.2
2	1	2	2	2	0.7	0.5	0.2	1.4
3	1	3	3	3	0.4	0.5	0.3	1.2
4	2	2	2	3	0.8	0.6	0.7	2.1

续表

试验号	A 1	B 2	C 3	D 4	残留蛋白			小计
5	2	3	3	1	1.1	1.2	1.0	3.3
6	2	1	1	2	0.9	0.9	0.8	2.6
7	3	3	3	2	0.7	0.7	0.8	2.2
8	3	1	1	1	0.3	0.3	0.4	1.0
9	3	2	2	3	3.2	3.0	3.1	9.3
Ⅰ	6.8	8.5	7.8	16.18				
Ⅱ	9.0	5.7	13.8	6.2				
Ⅲ	12.5	13.1	6.7	4.3				
$\frac{(Ⅰ_j^2+Ⅱ_j^2+Ⅲ_j^2)}{3k}$	29.61	30.7056	29.9522	37.6856				
SS_j	2.0067	3.1023	2.3489	10.0833				

引自：金丕焕.医学统计学.上海医科大学出版社

问题：

水解温度，水解时间，加盐酸量，烘房温度对残留蛋白是否有影响？

资料分析步骤：

1. 分别计算各列 1，2，3 水平的合计

第 1 列：Ⅰ＝4.2＋1.4＋1.2＝6.8；

Ⅱ＝2.1＋3.3＋2.6＝8.0；

Ⅲ＝2.2＋1.0＋9.3＝12.5；

第 2 列：Ⅰ＝4.2＋2.1＋2.2＝8.5；

Ⅱ＝1.4＋3.3＋1.0＝5.7；

Ⅲ＝1.2＋2.6＋9.3＝13.1；

……

2. 计算校正数 C

$$C=\frac{(\sum X)^2}{9k}=\frac{27.3^2}{27}=27.6033$$

分母中，9 为正交表中的行数，即实验次数；k 为每种试验的重复数。

3. 计算各列的离均差平方和

$$SS_j=\frac{(Ⅰ_j^2+Ⅱ_j^2+Ⅲ_j^2)}{3k}-C$$

分母中，3 为该因素每一水平的行数，或该列中不同水平的出现次数，j 为列序号。

$$SS_1=\frac{(Ⅰ_1^2+Ⅱ_1^2+Ⅲ_1^2)}{3k}-C=29.61-27.6033=2.0067$$

$$SS_2=30.7056-27.6033=3.1023$$

$$SS_3=2.3489,SS_4=10.0823$$

4. 计算误差平方和　用总平方和减去主效应平方和。

$$
\begin{aligned}
SS_{总} &= \sum X^2 - C \\
&= (1.5^2 + 1.3^2 + 1.4^2 + 0.7^2 + \cdots\cdots + 3.0^2 + 3.1^2) - 27.6033 \\
&= 45.39 - 27.6033 = 17.7867
\end{aligned}
$$

$$
\begin{aligned}
SS_{误差} &= SS_{总} - SS_1 - SS_2 - SS_3 - SS_4 \\
&= 17.7867 - 2.0067 - 3.1023 - 2.3489 - 10.0823 \\
&= 0.2465
\end{aligned}
$$

5. 列方差分析表(表 10-27)

表 10-27　4 个因素三水平正交试验设计方差分析表

来源	SS	v	MS	F
A	2.0067	2	1.0034	73.2
B	3.1023	2	1.5513	113.2
C	2.3489	2	1.1745	85.7
D	10.0823	2	5.0412	368.0
误差	0.2467	18	0.0137	

查 F 界值表,得 $F_{0.01(2,18)}=6.01$,结果显示:4 个因素的主效应均有统计学意义。

四、重复测量试验设计资料分析

重复测量资料是指同一受试对象在不同时间点被观测多次所获得的某一指标值。分析重复测量数据的方法有一元方差分析或多元方差分析。

重复测量数据一元方差分析法要求数据的协方差矩阵球对称。若数据不满足球对称条件,一元方差分析的 F 值出现偏离。判断球对称性可进行球形检验,当拒绝球对称检验,则对 F 界值需要校正。校正采用球对称系数 ε,估计 ε 方法有 Greenhouse-Geisser、Huynh-Feldt 和 Lower-bound。

例 10-11　将手术要求基本相同的 15 名患者随机分 3 组,在手术过程中分别采用 A、B、C 三种麻醉诱导方法,在 T0(诱导前)、T1、T2、T3、T4 五个时相测量患者的收缩压,进行了重复测量的设计,数据资料见表 10-28。

表 10-28　不同麻醉诱导时相患者的收缩压(mmHg)

诱导方法	患者序号	麻醉诱导时相				
		T0	T1	T2	T3	T4
A	1	120	108	112	120	117
A	2	118	109	115	126	123
A	3	119	112	119	124	118
A	4	121	112	119	126	120
A	5	127	121	127	133	126
B	6	121	120	118	131	137

续表

诱导方法	患者序号	麻醉诱导时相				
		T0	T1	T2	T3	T4
B	7	122	121	119	129	133
B	8	128	129	126	135	142
B	9	117	115	111	123	131
B	10	118	114	116	123	133
C	11	131	119	118	135	129
C	12	129	128	121	148	132
C	13	123	123	120	143	136
C	14	123	121	116	145	126
C	15	125	124	118	142	130

引自：孙振球.医学统计学(供研究生用).人民卫生出版社

问题：

(1)不同诱导方法的收缩压总体均数是否相等？

(2)不同时间的收缩压总体均数是否相等？

(3)处理因素与时间因素有无交互作用？

重复测量资料的方差分析将总变异首先分解为受试对象间的变异和受试对象内的变异。受试对象间的变异又可分解为处理因素的变异和个体间的误差两部分；受试对象内的变异可分解为不同时间的变异、处理因素与时间的交互作用和个体内的误差三部分。

设有观察对象随机等分成 g 个干预组，每组例数为 n，重复测量次数为 m，每个观察对象测量值合计为 M_j；g 个干预组，每组的测量值合计为 A_i。多个干预组比较的方差分析公式见表 10-29。设 B_j 表示第 j 个时间的测量值合计，T_{ij} 表示第 i 个干预、第 j 个时间的点测量值合计，多个时间点测量前后与交互作用的方差分析所用公式见表 10-30。

表 10-29　多个干预的重复测量设计资料方差分析公式

变异来源	自由度	SS	MS	F
组间合计(观察对象)	$gn-1$	$SS_{组间}=\frac{1}{M}(\sum M_j^2)-C$		
干预组间(A)	$g-1$	$SS_A=\frac{1}{nm}\sum A_i^2-C$	$\frac{SS_{处理}}{\nu_{处理}}$	F_A
组间误差	$g(n-1)$	$SS_{组间}-SS_A$		

(一)分析步骤

1. 计算 $SS_{组间}$，$SS_{组内}$　本例 $g=3, m=5, n=5$，15 名患者的合计分别为：

$$M_1=120+108+112+120+117=577$$

$$M_2=118+109+115+126+123=591$$

其他患者算法相似。

$\sum X^2 = 1160729$，校正数 $C = 1155433.08$

$$SS_{组间} = \frac{1}{5}(577^2 + 591^2 + \cdots\cdots + 639^2) - 1155433.08$$

$$= 1157291.80 - 1155433.08 = 1858.72$$

$$SS_{组内} = 1160729 - 1157291.80 = 3437.20$$

表 10-30　多个时间点测量前后与交互作用的方差分析表

变异来源	自由度	SS	MS	F
组内合计(重复测量)	$gn-1$	$SS_{组内} = \sum X^2 - \frac{1}{M}(\sum M_j^2)$		
测量前后(B)	$m-1$	$SS_B = \frac{1}{gn}\sum B_i^2 - C$	$\frac{SS_{时间}}{\nu_{时间}}$	F_B
AB	$(g-1)(m-1)$	$SS_{AB} = \frac{1}{n}\sum\sum T_{ij}^2 - SS_B - SS_A - C$	$\frac{SS_{处理\times时间}}{\nu_{处理\times时间}}$	F_{AB}
组内误差	$g(n-1)(m-1)$	$SS_{组内} - SS_B - SS_{AB}$		

注：$m>2$，且拒绝“球对称”假设时，F_B 和 F_{AB} 的自由度必须用“球对称”系数 ε 校正。如果不做“球对称”检验，建议采用最保守的方法，直接将 F_B 的界值定为 $F_a[1, g(n-1)(m-1)]$，F_{AB} 的界值定为 $F_a[g-1, g(n-1)(m-1)]$。

2. 计算 SS_A，SS_B，SS_{AB}　首先分组计算不同麻醉诱导、不同时相患者的收缩压的合计值(T_{ij})，见表 10-31。

表 10-31　不同麻醉诱导、不同时相患者的收缩压的合计值(T_{ij})($n=5$)

诱导方法	麻醉诱导时相					合计(Ai)
	T0	T1	T2	T3	T4	
A	605	562	592	629	604	2992
B	606	599	590	641	676	3112
C	631	615	593	713	653	3205
合计(Bi)	1842	1776	1775	1983	1933	9309

$$SS_A = \frac{1}{5\times5}(2992^2 + 3112^2 + 3205^2) - 1155433.08 = 912.24$$

$$SS_B = \frac{1}{3\times5}(1842^2 + 1776^2 + 1775^2 + 1983^2 + 1933^2) - 1155433.08 = 2336.45$$

$$SS_{AB} = \frac{1}{5}(605^2 + 562^2 + \cdots\cdots + 653^2) - 912.240 - 2336.453 - 1155433.08 = 837.63$$

3. 列方差分析　见表 10-32。

4. F_B、F_{AB}检验界值校正　按表 10-30 的自由度校正方法，F_B的校正自由度 $\tau_1 = 1$、$\tau_2 = g(n-1)(m-1) = 3\times(5-1)\times(5-1) = 48$，查 F 界值表，F_B的校正界值为 $F_{0.01(1,48)} = 7.19$[校正前 $F_{0.01(4,48)} = 3.74$]。F_{AB}的校正自由度 $\tau_1 = g-1 = 2$、$\tau_2 = g(n-1)(m-1) = 3\times(5-1)\times$

(5－1)＝48，F_B的校正界值 $F_{0.01(2,48)}=5.08$[校正前 $F_{0.01(8,48)}=2.90$]。校正后的自由度见表 10-33。

表 10-32　不同诱导方法患者收缩压比较的方差分析表

变异来源	自由度	SS	MS	F	P
患者间合计	14	1858.72			
处理方法(A)	2	912.24	456.12	5.78	<0.05
患者间误差	12	946.48	78.87		

表 10-33　麻醉诱导、时相及其交互作用方差分析表

变异来源	自由度	自由度(校正)	SS	MS	F	P
患者内合计	60		3437.20			
时相间(B)	4	1	2336.45	584.11	106.59	<0.01
AB	8	2	837.63	104.70	19.11	<0.01
患者内误差	48	48	263.12	5.48		

5. *结论推断*　不同麻醉诱导方法间存在差别；不同时相的收缩压不同；收缩压在不同的诱导方法下不同诱导时相变化的趋势不同，其中 A 组不同诱导时相收缩压较为稳定(表 10-34)。

表 10-34　不同麻醉诱导、不同时相患者的收缩压(mmHg)

诱导方法		麻醉诱导时相				
		T0	T1	T2	T3	T4
A	$\overline{X}$	121.00	112.40	118.40	125.80	120.80
	S	3.54	5.13	5.64	4.71	3.70
B	$\overline{X}$	121.20	119.80	118.00	128.20	135.20
	S	4.32	5.97	5.43	5.22	4.38
C	$\overline{X}$	126.20	123.00	118.60	142.60	130.60
	S	3.63	3.39	1.95	4.83	3.71

(二)应用事项

1. *要求各组例数相等*　各组例数不相等时，本节介绍的重复测量数据单变量方差分析计算方法不适用，但用统计软件计算无此限制。

2. *"球对称"检验*　重复测量数据方差分析的"球对称"检验，用"球对称"系数 ε 对 F 值的自由度进行精确校正，需借助统计软件。

3. *注意重复测量数据方差分析与随机区组方差分析的区别和联系*　在实验设计上，单组重复测量数据观察对象内的重复测量点不能随机分配，随机区组设计对重复测量点能随机分配不同的处理。在统计分析上，只有在满足"球对称"假设的情况下，单组重复测量数据的方差分析才与随机区组方差分析等价。

本章学习要点

1. 交叉设计，拉丁方设计，系统分组试验设计，采用方差分析的基本思想是什么？

2. 析因设计时、裂区试验设计、正交试验设计、重复测量设计，如何分析处理因素间的交互作用？

3. 如何根据临床试验的目的，选择不同的设计方案、采用合理的分析方法？

（张星光　王福彦）

第11章 多元线性回归分析

chapter 11

临床实例 11-1

为研究儿童智力情况与家庭及环境的关系，某研究者调查了部分小学六年级语言测验得分(Y)与家庭社会经济综合状况(X_1)，教师语言得分(X_2)，母亲教育水平(X_3)，资料见表 11-1。试建立多元线性回归方程。

表 11-1 儿童智力情况与家庭及环境的关系

受试者序号	语言测验 Y	家庭社会经济 X_1	教师语言水平 X_2	母亲教育水平 X_3
1	37.01	7.20	26.60	6.91
2	26.51	−11.71	24.40	5.17
3	36.51	12.32	25.70	7.04
4	40.70	14.28	25.70	7.10
5	37.10	6.31	25.40	6.15
6	41.80	12.70	24.90	6.86
7	33.40	0.17	25.10	5.78
8	41.01	9.85	26.60	6.51
9	23.30	−12.86	23.51	5.62
10	34.00	4.77	24.51	5.80
11	33.10	0.96	25.80	6.19
12	22.70	−16.04	25.20	5.62
13	39.70	10.62	25.01	6.94
14	31.80	2.60	25.01	6.33
15	31.70	−10.99	24.80	6.01
16	43.10	15.03	25.51	7.51

问题：

1. 该组数据为何种类型资料？

2. 如何反映儿童智力情况与家庭及环境多种因素间的关系，即怎样综合性地分析诸多因素对一个变量的影响？

3. 在诸多影响因素中，如何选择较有意义的影响因素，各因素对变量作用在大小如何评价？

生物现象是十分复杂的，大多数疾病的发生受多种因素的影响。如果用单因素分析方法处理，只能孤立地、局部地反映各个因素与疾病的联系。所以，有些情况下，需要采用多因素统计分析方法，才能较全面地、整体地反映各个因素对疾病发生的影响，及其各因素间的交互作用。

第一节　多元线性回归

前面介绍了直线回归，其是研究一个应变量与一个自变量间的线性依存关系的统计方法，是回归分析中最简单的一种。但在实际工作中，常常遇到一个应变量与多个自变量间的相互关系问题，多元线性回归就是研究一个应变量与多个自变量之间线性依存关系的统计方法，是简单回归分析的扩展。可以对自变量的作用进行评价，也可以用作预测和判别。

一、多元线性回归的概念

多元线性回归本质上就是建立多元线性回归方程。假若有如下多元线性回归模型：

$$Y=\beta_0+\beta_1X_1+\cdots+\beta_mX_m+\varepsilon \qquad \text{(公式 11-1)}$$

式中 β_0 为常数项，$\beta_1,\beta_2,\cdots,\beta_m$ 称为偏回归系数，表示除 X_i 以外的其他自变量固定的情况下，X_i 变化一个单位，相应 Y 的平均变化值。其一般是未知的，可根据样本资料拟合回归方程得到其估计值。ε 是去除 m 个自变量对 Y 影响后的随机误差，也称残差。

描述应变量 Y 与 m 个自变量之间的线性关系可以用下列的多元线性回归方程。假设研究获得 n 个样本的资料(如表 11-1)，与因变量 Y 有关的自变量有 M 个，记为 X_1、X_2、……X_M，则可有如下方程：

$$\hat{Y}=b_0+b_1X_1+b_2X_2+\cdots+b_mX_m \qquad \text{(公式 11-2)}$$

式中：b_0 称截距，是总体截距 β_0 的估计值；$b_1,b_2,\cdots,b_m$ 为样本偏回归系数，是总体偏回归系数 $\beta_1,\beta_2,\cdots,\beta_m$ 的估计值。b_i 表示在其他自变量固定的条件下，X_i 每改变(增或减)一个单位时，单独引起应变量 Y 的平均改变量；$\hat{Y}$ 表示应变量 Y 的估计值，即在 X_i 取一组定值条件下因变量 Y 的平均估计值。

公式 11-2 称为多元线性回归方程。建立方程后，将任一样本的各 X 值代入方程，即可得到该样本 Y 的估计值 $\hat{Y}$。

二、多元线性回归方程的建立

建立多元线性回归方程的过程，就是求解方程中的偏回归系数 $b_1,b_2,\cdots,b_m$ 和常数项 b_0 的过程。基本思想是根据最小二乘法(method of least square)原理，求出使残差平方和(即实际观察值 Y 与估计值 $\hat{Y}$ 之差的平方和)$SS_{残差}$ 最小的 $b_1,b_2,\cdots,b_m$。即求出使 $\sum\varepsilon$ 为 $SS_{残差}$ 最小的 $b_1,b_2,\cdots,b_m$。

将上述多元线性回归模型 $Y=\beta_0+\beta_1X_1+\cdots+\beta_mX_m+\varepsilon$ 移项、平方，并对全部资料 n 个样本求和，则有如下关系式：

$$\begin{aligned}\sum\varepsilon_i^2&=\sum(y_i-\beta_0-\beta_1x_{i1}-\cdots-\beta_mx_{im})^2\\&=\sum(y_i-\hat{y})^2\end{aligned}\qquad\text{（公式 11-3）}$$

根据数学原理，为使 $\sum\varepsilon$ 达到最小的求解方法，是对上式分别求 β_0 和 β_j 的一阶偏导数，并令其等于 0 后的解，经整理后可得如下方程组：

$$\begin{cases}SS_{11}b_1+SS_{12}b_2+\cdots+SS_{1m}b_m=SS_{1Y}\\SS_{21}b_1+SS_{22}b_2+\cdots+SS_{2m}b_m=SS_{2Y}\\\cdots\cdots\\SS_{m1}b_1+SS_{m2}b_2+\cdots+SS_{mm}b_m=SS_{mY}\end{cases}\qquad\text{（公式 11-4）}$$

式中：SS_{ij} 为各自变量离均差积和，当 $i=j$ 时为其离均差平方和；SS_{iy} 为各自变量 X 与 Y 的离均差积和。

$$SS_{ij}=\sum(X_i-\bar{X}_i)(X_j-\bar{X}_j)=\sum X_iX_j-\frac{\sum X_i\sum X_j}{n}$$

$$SS_{iY}=\sum(X_i-\bar{X}_i)(Y-\bar{Y})=\sum X_iY-\frac{\sum X_i\sum Y}{n}$$

用消元法求解上述方程组（公式 11-4），可求得各 β_j 的估计值，然后将各 β_j 的估计值代入公式 11-5 求得 β_0 的估计值，即得到多元线性回归方程。

$$b_0=\bar{Y}-(b_1\bar{X}_1+b_2\bar{X}_2+\cdots+b_m\bar{X}_m)\qquad\text{（公式 11-5）}$$

多元回归方程建立的方法与简单回归分析相同，随着自变量个数的增加其计算量相当大，很难手工计算，一般都依靠统计软件完成。具体分析见统计软件 SPSS 简介。

三、多元线性回归方程的评价

建立的多元线性回归方程，预测效果如何，需对其了解、评价。前面已讨论过，变量 Y 的总离均差平方和可以分解为归于回归的平方和与剩余平方和两部分，同样，在多元回归情况下，也可进行总变异的分解：

$$\sum(y-\bar{y})^2=\sum(\hat{y}-\bar{y})^2+\sum(y-\hat{y})^2\qquad\text{（公式 11-6）}$$

式中：$\sum(y-\bar{y})^2$ 为 Y 的总离均差平方和，反映 Y 的总变异；$\sum(\hat{y}-\bar{y})^2$ 称为回归平方和，表示在 Y 的总变异中可用 X 解释的部分；$\sum(y-\hat{y})^2$ 称剩余平方和或称残差平方和，说明除 X 对 Y 线性影响之外的一切其它随机因素对 Y 的影响。公式 11-6 可简写为：

$SS_{总}=SS_{回归}+SS_{剩余}$

1. *决定系数 R^2*　回归平方和在总离均差平方和中所占比值称决定系数，用 R^2 表示，可用回归方程的方差分析表计算决定系数 R^2，计算公式为：

$$R^2=\frac{SS_{回}}{SS_{总}}\qquad\text{（公式 11-7）}$$

R^2 说明自变量 $X_1,X_2,\cdots,X_m$ 能够解释 Y 变化的百分比，这是一个评价回归效果的重要指标。R^2 越接近 1，说明回归方程越有意义，即 Y 的总变异中可由自变量所解释的部分越多，对 Y 的估计越准确。

2. *复相关系数*　决定系数的平方根称为复相关系数，即 $R=\sqrt{R^2}$，其意义相似于决定系数，说明所有自变量 $X_1,X_2,\cdots,X_m$ 共同与应变量 Y 之间的线性回归关系的密切程度。R 的值介于 0 和 1 之间，R 值越接近 1，应变量 Y 与各自变量间相关越密切。

3. 校正决定系数 R^2_{adj}　决定系数 R^2 随方程中自变量个数的增加而增加，即使无统计意义的自变量进入方程，其值亦增加。因此，用决定系数的大小作为衡量方程好坏的标准似乎有所欠缺。R^2_{adj} 就是针对这一现象对决定系数的一种校正。当方程中增加一个无意义的自变量时，校正决定系数反而会减少，因此，校正决定系数作为评价回归效果的指标更有价值。

四、多元线性回归方程的假设检验

由样本资料建立的回归方程是否有统计意义需要进行假设检验，多元线性回归方程的假设检验包括两个部分：首先要检验所有自变量 $X_1,X_2,\cdots,X_m$ 作为一个整体与应变量 Y 之间是否具有线性关系，即回归方程的假设检验；如果回归方程有统计意义，还要对每个偏回归系数进行检验。

1. 回归方程的假设检验　回归方程的检验可用方差分析法，进行应变量 Y 的离差平方和分解：

$$SS_{总}=SS_{回}+SS_{残差}$$

$$SS_{回}=\sum(\hat{y}-\bar{y})^2=\sum b_j SS_{jY} \qquad \text{（公式 11-8）}$$

$$F=\frac{SS_{回}/m}{SS_{残差}/(n-m-1)}=\frac{MS_{回}}{MS_{残差}}$$

如果 $F\geqslant F_{\alpha(m,n-m-1)}$，$P\leqslant\alpha$，则拒绝无效假设，表示回归方程中至少有一个 $\beta_j\neq0$，说明在 α 水准上认为 m 个自变量与应变量 Y 之间存在线性回归关系。

2. 对偏回归系数的假设检验　上述的方差分析是对整个回归方程进行假设检验，即对纳入回归方程的所有自变量对应变量 Y 所起综合作用的效果考核。但同时还要了解每个自变量是否都对回归方程有显著贡献，这就是对偏回归系数的假设检验。

对偏回归系数的假设检验是对每一个自变量作用的检验，可以通过对偏回归平方和的 F 检验或对偏回归系数的 t 检验说明每个自变量对回归方程的贡献是否有显著意义。由于每种方法计算量都很大，需要用统计软件完成。常用的方法有 F 检验和 t 检验法。

五、各自变量对方程的贡献

在比较各自变量对应变量的作用大小时，由于偏回归系数受各自变量度量衡单位不同的影响，直接比较各偏回归系数的绝对值大小不能得出正确的结论，需要对偏回归系数进行标准化处理，即用标准化偏回归系数（standardized partial regression coefficient）反映各自变量对应变量的作用大小。标准化偏回归系数 b'_j 的计算公式为：

$$b'_j=b_j\left(\frac{S_j}{S_Y}\right) \qquad \text{（公式 11-9）}$$

式中 S_j 及 S_Y 分别为自变量 X_j 及应变量 Y 的标准差，b_j 为 X_j 的偏回归系数。通常，若经检验有统计学意义，标准化回归系数的绝对值愈大说明相应变量的作用愈大。

多元线性回归分析计算较繁锁，通常使用计算机进行处理。例 11-1 经 SPSS 软件多元线性回归分析，结果如下：

Model Summary

Model	R	R Square	Adjusted R Square	Std.Error of the Estimate
1	.947(a)	.898	.872	2.26053

ANOVA(b)

Model		Sum of Squares	df	Mean Square	F	Sig.
1	Regression	537.831	3	179.277	35.084	.000(a)
	Residual	61.320	12	5.110		
	Total	599.151	15			

a　Predictors:(Constant),x3,x2,x1

b　Dependent Variable:y

Coefficients(a)

Model		Unstandardized Coefficients		Standardized Coefficients	t	Sig.
		B	Std.Error	Beta		
1	(Constant)	10.963	23.092		.475	.643
	x1	.502	.113	.831	4.460	.001
	x2	.704	.914	.087	.770	.456
	x3	.712	1.812	.075	.393	.701

a　Dependent Variable:y

第一个表是对模型拟合情况检验,列出了 R、R^2 和调整的 R^2;第二个表是对偏回归系数的检验;第三个表列出了回归模型中偏回归系数(B)和标准偏回归系数(Beta)。

第三个表可见,其建立了一个包括三个自变量在内的多元线性回归方程:

$$\hat{Y}=10.963+0.502X_1+0.704X_2+0.712X_3$$

如上三个表的有关数据在之后相关内容的介绍中逐步引用。

第二节　多元逐步回归

在作回归分析时,即使回归方程有统计学意义,也不能保证各自变量都有统计学意义。可能有的自变量对应变量的影响很强,有的可能很弱,有的甚至没有作用。通过对自变量的筛选,可使回归方程中只包含对应变量有影响的自变量,从而确保回归方程的"最优"。

一、逐步回归的基本思想

(一)双向筛选因子

逐步回归分析属于多元线性回归分析的范畴之内,它是为了建立最佳多元线性回归方程而对一般多元线性回归分析方法进行的一种改良。

多元线性回归分析是把研究的所有自变量放进回归方程中去，而不考虑每个因子在回归方程中所起的作用，因而不能保证每个因子 x 都对因变量 y 起到显著的回归效果。为了克服这一缺点而建立起一个对自变量的双向筛选程序：把具有明显回归效果的自变量选入回归方程中，对作用不明显的自变量不选入回归方程中，即使选了也把它从回归方程中剔除。这种筛选程序是一步一步进行的，所以称为逐步回归分析。

1. 引入因子　每选取一个自变量进入方程之前，要对尚未引入方程的全部自变量对因变量 y 的回归贡献大小逐一进行比较，选其中对因变量 y 的回归贡献最大者作偏 F 检验，以视其是否有显著意义。若能通过此检验则引入此变量，否则不予引入。

2. 剔除因子　上一节中已经提到过，由于各自变量之间通常不是独立的，用 t 检验法检验单个偏回归系数是否有显著意义有时不够稳定。最好是在其他自变量存在条件下检验某一自变量的方差贡献是否显著。因为有时出现这种情况：由于新的自变量的引入，使得原已存在于回归方程中的各自变量的方差贡献随之发生变化，原引入方程的自变量，可能由于其作用被新引入的自变量所取代而变得不重要了。为了能保证使留在方程中的自变量都是重要的，就必须在每引入一个新变量之后，对原来已在方程中的其他自变量逐一进行显著性检验，以便把后来变得不重要的自变量从方程中剔除出去。

(二)标准 F 值的选择

在正式进行逐步回归分析之前，需确定一个检验自变量是否具有显著回归效果的 F 值水平，作为引入或剔除的标准。这个 F 值水平的标准，可根据具体情况而定。为了使最终方程能包含较多的自变量，F 值水平不宜取得过高。但也不能取得太低，否则就失去了筛选的意义。一般可把 F 值水平 α 定位 0.05 或 0.10。

在逐步回归分析中，因为方程中所含的自变量的个数在筛选工作的进行中不断变化，具有同一 α 水平的 F 值也随着这种变化而变化。因此，为了方便起见，通常根据样本例数及预计可能进入方程的自变量个数 p'，按 p' 及 $(n-p'-1)$ 个自由度选取一个固定的 F 值作为标准。一般地说，当 $(n-p'-1)$ 比较大时，因自由度的变化所引起的 F 值水平的改变是很小的。这样可省去每一次都要查 F 值表的麻烦。

二、逐步回归分析的步骤

(一)建立相关系数增广矩阵

上一我们讨论过利用各变量 X、Y 的离均差积和，建立多元线性回归模型的正规方程组来解待估参数的方法(见公式 11-4)，事实上，亦可用简单相关系数建立多元线性回归模型的正规方程组来解待估参数。在逐步回归分析中，首先建立由简单相关系数组成的正规方程组，以解待估参数的系数，称为相关系数增广矩阵。其形式为：

$$
\begin{aligned}
&r_{11}\hat{\beta}_1+r_{12}\hat{\beta}_2+\cdots+r_{1p}\hat{\beta}_p=r_{1y}\\
&r_{21}\hat{\beta}_1+r_{22}\hat{\beta}_2+\cdots+r_{2p}\hat{\beta}_p=r_{2y}\\
&\cdots\cdots\cdots\cdots\cdots\cdots\cdots\cdots\\
&r_{p1}\hat{\beta}_1+r_{p2}\hat{\beta}_2+\cdots+r_{pp}\hat{\beta}_p=r_{py}
\end{aligned}
\qquad \text{(公式 11-10)}
$$

式中 $r_{kj}=r_{jk}$，是各自变量 X_k 与 X_j 两两间的简单相关系数，r_{ky} 是自变量 X_k 与因变量 y 简单相关系数，$\hat{\beta}_k$ 是求解的偏回归系数。

(二)选取自变量

对自变量的筛选是逐步进行的。先选取第一个因子，其次选取第二个，直到没有因子选入为止。其基本过程为：

(1)当选入一个自变量后，计算留在方程外的每一个自变量的偏回归平方和。

(2)对偏回归平方和最大者进行 F 检验。如 $F \geqslant F_{标准}$，则将该自变量引入方程。

(3)当有自变量引入方程时，对增广进行一次变换。建立包括新入选的自变量的回归方程式。

(三)剔除自变量

由于各自变量呈并非相互独立，当引入新的自变量后，可能方程中原有的某一自变量就不再有意义，因此就要对原有存在于方程中的自变量进行 F 检验，而决定是否剔除。

(1)计算引入方程中的各自变的偏回归平方和。

(2)选取偏回归平方和最小者进行 F 检验。如 $F \leqslant F_{标准}$，则将该变量从方程中剔除。

(3)如剔除某一自变量，则对增广矩阵进行一次变换，重新建立一个回归方程。

(4)反复如上步骤，直到方程没有可以剔除的自变量。

(四)建立最佳回归方程

重复如上自变量的“选入”与“剔除”，直到按标准 F 值，没有可选入的变量，亦没有剔除的变量为筛选结果。该时，利用最终的增广矩阵中的信息，建立回归方程，即为最佳回归方程。

逐步回归分析中自变量的筛选计算较繁琐，通常使用计算机进行处理。筛选自变量程序在一般的统计软件包中都已列入。常用的筛选自变量的方法有以下几种：①前进法；②后退法；③逐步回归法，具体操作相似。例 11-1 经 SPSS 软件逐步回归分析结果如下：

Model Summary

Model	R	R Square	Adjusted R Square	Std.Error of the Estimate
1	.943[a]	.890	.882	2.17329

a.Predictors:(Constant),x1

ANOVA[b]

Model		Sum of Squares	df	Mean Square	F	Sig.
1	Regression	533.026	1	533.026	112.853	.000[a]
	Residual	66.125	14	4.723		
	Total	599.151	15			

a.Predictors:(Constant),x1

b.Dependent Variable:y

Coefficients[a]

Model		Unstandardized Coefficients		Standardized Coefficients	t	Sig.
		B	Std.Error	Beta		
1	(Constant)	33.060	.562		58.815	.000
	x1	.570	.054	.943	10.623	.000

a.Dependent Variable:y

如上结果,各表的意义同多元线性回归,从最后一表可见只有“$x1$,”(家庭社会经济,)进入方程。

三、多元线性回归的应用

1. 疾病影响因素分析　影响因素分析是医学研究中经常遇到的问题,大多数疾病有多种致病原因,疾病的预后也是由多种因素决定。在众多可疑的因素中,可用多元线性回归分析影响因素是否有意义,哪些因素影响较大,哪些因素影响较小,还可以考虑因素间的交互作用。在临床试验中,对不同的治疗方法进行比较,可能会受治疗方法以外的混杂因素影响,如年龄、病情等。对于这些问题,在资料分析阶段,控制混杂因素的一个简单办法就是将其引入回归方程中,与主要变量一起进行分析。

2. 估计与预测　利用回归方程确定各自变量和应变量的数量关系,由多个自变量对应变量进行估计或预测。Y 的波动范围可按求个体值预测区间的方法计算,其区间估计为($\hat{Y}-t_{\alpha,\nu}S_Y$,$\hat{Y}+t_{\alpha,\nu}S_Y$)。其中 S_Y 是对于自变量的任意一组值应变量 Y 的波动范围的标准差,其值需要应用矩阵运算获得。

四、多元线性回归分析注意事项

1. 多元线性回归分析应用的前提条件　①各自变量取某确定值时,应变量的预测值与实际观测值的差值(即残差)服从正态分布;②各自变量取不同值时,应变量 Y 的分布均服从正态分布且满足方差齐性;③各自变量相互独立,不存在高度密切的统计相关性。

2. 多元线性回归分析的资料类型　应变量原则上要求是相互独立的连续型变量;自变量通常可以是数值变量,也可以是无序分类变量和等级变量,对于分类变量,作多元线性回归分析时必须先进行“量化”处理,方法可以参考相关书籍。

3. 多元线性回归分析样本含量　样本含量应满足统计分析的要求,一般要求观察例数不低于自变量个数的5倍。

本章学习要点

1. 多元线性回归的概念,如何建立多元线性回归方程?
2. 多元线性回归方程的假设检验。
3. 逐步回归的基本思想与步骤。
4. 多元线性回归的应用与注意事项。

(葛　杰　韩云峰)

第12章 logistic 回归

chapter 12

临床实例 12-1

为了探讨糖尿病患者并发高血脂与饮食因素的关系，研究者收集了65例糖尿病病人饮食中口味偏咸、吃饭速度、食用肉鱼类和奶类的资料。65例糖尿病病人中并发和未并发高血脂为因变量，观察结果见表12-1和表12-4，试作logistic回归分析。

表 12-1　65名糖尿病患者并发高血脂与风险因素调查资料

编　号	肉鱼类 X_1	奶类 X_2	口味偏咸 X_3	吃饭速度 X_4	并发高血脂 Y
1	1	3	1	3	1
2	3	3	1	3	1
3	2	3	1	2	1
4	3	2	2	3	2
⋮	⋮	⋮	⋮	⋮	⋮
62	3	1	2	3	2
63	3	2	2	2	2
64	2	3	1	3	1
65	1	2	1	2	2

问题：

1. 该组数据为何种类型资料？

2. 如何反映糖尿病患者并发高血脂与多种因素间的关系，即怎样综合性地分析诸多因素对一个变量的影响？

3. 在诸多影响因素中，如何选择较有意义的影响因素，各因素对变量作用在大小如何评价？

医学上常遇到反应变量的结果为二分类情况，如生存与死亡、有效与无效、患病与非患病等，可以概括为阳性与阴性两种互斥的结果。logistic回归是用来分析阳性或阴性的发生与哪些因素有关的统计方法。

第一节　非条件 logistic 回归

一、基本概念

如上已谈到，多元线性回归分析中建立的回归模型为：

$$\hat{Y}=b_0+b_1X_1+b_2X_2+\cdots+b_mX_m$$

如果在线性回归分析中因变量为疾病概率，那么就可考虑用疾病概率 P 为因变量，以致病因素为自变量 X_i 建立回归方程。经数理研究证实，把因变量 P 转换为 $\ln(p/1-p)$ 会使方程效果更好，因此，就有 logistic 回归模型：

$$\log\left(\frac{P}{1-P}\right)=\text{logit}(P)=\beta_0+\beta_1X_1+\beta_2X_2+\cdots+\beta_mX_m \qquad (\text{公式 12-1})$$

式中 β_0 是常数项，$\beta_1,\beta_2,\cdots,\beta_m$ 称为 logistic 回归模型的回归系数。因变量阳性概率与阴性概率之比（$P/1-P$）（比数比）的自然对数，称 logit 变换；$X_1,X_2,\cdots,X_m$ 为一组自变量，Y 为二分类应变量，其观察结果为阳性或阴性。当出现阳性结果时，$Y=1$；当出现阴性结果时，$Y=0$。用 P 表示出现阳性结果的概率，则（$1-P$）表示出现阴性结果的概率。

由公式 12-1 可知：

$$\frac{P}{1-P}=\exp(\beta_0+\beta_1X_1+\beta_2X_2+\cdots+\beta_mX_m)$$

$$\frac{1-P}{P}=\frac{1}{\exp(\beta_0+\beta_1X_1+\beta_2X_2+\cdots+\beta_mX_m)}$$

$$\frac{1}{P}=\frac{1+\exp(\beta_0+\beta_1X_1+\beta_2X_2+\cdots+\beta_mX_m)}{\exp(\beta_0+\beta_1X_1+\beta_2X_2+\cdots+\beta_mX_m)}$$

$$P=\frac{\exp(\beta_0+\beta_1X_1+\beta_2X_2+\cdots+\beta_mX_m)}{1+\exp(\beta_0+\beta_1X_1+\beta_2X_2+\cdots+\beta_mX_m)}$$

$$=\frac{\exp(\beta_0+\sum\beta_iX_i)}{1+\exp(\beta_0+\sum\beta_iX_i)} \qquad (\text{公式 12-2})$$

上式即为 logistic 回归模型的基本公式，式中 P 表示发生某病的概率，自变量 $X_1,X_2,\cdots,X_m$ 表示 m 个危险因素，常数项 β_0 表示在无危险因素时的发病概率与不发病概率之比的自然对数；β_j 表示自变量 X_j 变化一个单位所引起 logit(P)的改变量。

β_j 的流行病学意义是在其他自变量固定不变的情况下，自变量 X_j 的暴露水平每改变一个观测单位时所引起比数比的自然对数改变量，即所引起比数比的改变量为改变前的 e^{β_j} 倍（$OR_j=e^{\beta_j}$）。当变量 X_j 的回归系数 $\beta_j>0$ 时，X_j 增加 1 个单位后与增加前相比，$OR_j>1$，表明与 X_j 相应的因素为危险因素；$\beta_j<0$ 时，X_j 增加 1 个单位后与增加前相比，$OR_j<1$，表明与 X_j 相应的因素为保护因素。

二、logistic 回归模型的建立

通常用最大似然法，根据一组实际观察资料估计 logistic 回归模型的参数。其基本思想是先建立一个样本的似然函数 L，下面用最简单的四格表资料形式说明似然函数 L 的建立（表 12-2）。

表 12-2 四格表资料一般形式

	暴露 $X=1$	非暴露 $X=0$	合计
发病	a	b	
不发病	c	d	

上表中，如以 P_1 表示暴露者的发病率，以 P_0 表示非暴露者的发病率，即可用下列形式来表达四格表资料（表 12-3）：

表 12-3 四格表资料率的形式

	暴露 $X=1$	非暴露 $X=0$	合计
发病	P_1	P_0	
不发病	$1-P_1$	$1-P_0$	

由于四格表的四个实际数常用 a, b, c, d 表示，所以似然函数为：

$$L=p_1^a(1-p_1)^c p_0^b(1-p_0)^d \quad （公式 12-3）$$

由上式推而广之，对于多变量资料，则有下列似然函数：

$$L=\prod_{i=1}^{n} P_i^{y_i}\cdot(1-P_i)^{1-y_i} \quad （公式 12-4）$$

P_i 表示第 i 例观察对象阳性结果发生的概率。实际出现阳性结果时，$y_i=1$，否则 $y_i=0$；设法求出使 L 值最大的参数取值，即为参数的最大似然估计值。为了简化计算，通常取似然函数的对数形式

$$\ln L=\sum_{i=1}^{n}[y_i\ln P_i+(1-y_i)\ln(1-P_i)] \quad （公式 12-5）$$

将公式 12-2 的 P 代入上式，形成要计算的目标函数 $\ln L$，然后用非线性迭代法使对数似然函数达到极大值，此时参数的取值 $b_0, b_1, b_2, \cdots, b_m$ 即为 $\beta_0, \beta_1, \beta_2, \cdots, \beta_m$ 的最大似然估计值。上述求解过程只能依靠计算机完成。

三、logistic 回归模型的假设检验

1. 对回归模型的检验　检验回归模型是否成立，即检验应变量与自变量之间的关系能否用所建立的回归模型来表示。最常用的检验方法是似然比检验(likelihood ratio test)。

似然比检验是先拟合一个不包含准备检验因素在内的 logistic 模型，求出它的对数似然函数值 $\log L_j$；然后把需要检验的因素加入模型中去再进行拟合一个 logistic 模型，求出它的对数似然函数值 $\log L_i$。似然比统计量计算公式为：

$$\chi^2=-2\log\frac{L_j}{L_i}=-2\log L_j-(-2\log L_i) \quad （公式 12-6）$$

2. 各自变量的检验　回归模型检验有无统计意义，说明多个自变量的组合对发生与不发生某事件是否有影响。对各自变量的假设检验，说明每个自变量对应变量是否有影响，常用的检验方法是 Wald 检验。计算公式为：

$$\chi^2=\left(\frac{b_j}{S_{b_j}}\right)^2 \qquad \text{（公式 12-7）}$$

四、各自变量的贡献

同多元线性回归一样，在比较各暴露因素对应变量相对影响的大小时，由于各自变量的单位不同，不能用 logistic 回归系数的大小直接作比较，需用标准化 logistic 回归系数来作比较，以消除自变量量纲不同的影响。标准化回归系数的计算公式为：

$$b'_j=b_j \cdot S_j/(\pi/\sqrt{3}) \qquad \text{（公式 12-8）}$$

b'_j 为标准化回归系数，S_j 为变量 X_j 的标准差，$\pi/\sqrt{3}$ 为标准 logistic 分布的标准差（$\pi=3.1416$），标准化回归系数的绝对值愈大说明相应变量的作用愈大。

例 12-2 对临床实例 12-1 资料作出分析。

1. *糖尿病患者并发高血脂与饮食因素赋值情况* 见表 12-4。

表 12-4 糖尿病患者并发高血脂与饮食因素赋值

因　素	变量名	赋值说明
肉鱼类	X_1	少＝1（＜100 克），一般＝2（100～150 克），多＝3（＞150 克）
奶　类	X_2	少＝1（＜200 克），一般＝2（200～250 克），多＝3（＞250 克）
口味偏咸	X_3	无＝1，有＝2
吃饭速度	X_4	吃饭慢＝1，吃饭快＝2
高血脂	Y	并发＝1，不并发＝2

2. *logistic 回归分析中自变量的筛选* 计算较繁琐，通常使用计算机进行处理。筛选自变量程序在一般的统计软件包中都已列入。常用的筛选自变量的方法有以下几种：①前进法；②后退法；③逐步回归法，具体操作相似。例 12-1 经 SPSS 软件分析结果见表 12-5（检验水准为 $\alpha=0.05$）：

表 12-5 偏回归系数估计和检验及 *OR* 估计值

变量	偏回归系数 (b)	标准误 (S_b)	Wald χ^2	P	b'	OR	OR(95%CI)	
常数	−3.2109	1.5100	4.5219	0.0335				
X_1	0.8540	0.3753	5.1788	0.0229	0.3768	2.349	1.126	4.902
X_2	−0.5047	0.3548	2.0230	0.1549	−0.2261	0.604	0.301	1.210
X_3	1.2216	0.5845	4.3672	0.0366	0.3345	3.392	1.079	10.668
X_4	0.7411	0.4812	2.3721	0.1235	0.2513	2.098	0.817	5.388

表中第 2 列为回归系数的最大似然估计值，第 3 列为估计值的标准误，第 4 列为 Wald 检验的统计量值，第 5 列为统计量所对应的概率值，第 6 列为标准化回归系数的最大似然估计值，第 7 列为优势比 *OR* 值，第 8、9 列为优势比 *OR* 值的 95%可信区间的上、下限。Wald 检验结果可以看出，有统计学意义的变量为食用肉鱼类和口味偏咸，吃饭速度和奶类无统

计学意义。

五、自变量的筛选

和多元线性回归分析一样，在 logistic 回归分析中也需对自变量进行筛选，对自变量的筛选方法主要有：前进法、后退法和逐步法。筛选时对变量所作的检验不再是 F 检验，而是通过似然比检验（或计分检验、Wald 检验）将回归效果显著的自变量选入模型，只保留对回归方程有统计意义的自变量，使回归方程保持“精练”。应注意的是，在统计分析的基础上，要结合专业知识，从可解释性、简约性、变量的易得性等方面，选出“最佳”模型。通常“最佳”模型不是一次计算就可以确定的，往往要对变量不断调整，才能最终确定。

利用统计软件对例 12-2 资料采用逐步筛选法选取变量，进入与剔除变量的检验水准均为 0.05，结果见表 12-6。

表 12-6　筛选偏回归系数的估计值及检验

变量	偏回归系数 (b)	标准误 (S_b)	Wald χ^2	P	b'	OR	OR(95%CI)	
常数	−3.4327	1.1002	9.7347	0.0018				
X_1	0.8238	0.3591	5.2634	0.0218	0.3635	2.279	1.128	4.607
X_3	1.3064	0.5643	5.3595	0.0206	0.3577	3.693	1.222	11.161

通过自变量的筛选，在 4 个饮食因素中，入选回归模型的因素有 X_1 和 X_3，其他 2 个因素未被选入。就本资料而言，X_1 和 X_3 对糖尿病患者并发高血脂有警示作用。参数估计值均为正，因此，二者都是危险因素，肉鱼类食用多，口味偏咸容易使糖尿病患者并发高血脂。

从 OR 可见，在因素 X_1 固定不变时，因素 X_3 的水平每增加一个等级所引起的比数比为增加前的 3.693 倍；在因素 X_3 固定不变时，因素 X_1 的水平每增加一个等级所引起的比数比为增加前的 2.279 倍。

第二节　条件 logistic 回归

如上我们讨论的是群组 logistic 回归模型，称为非条件 logistic 回归模型，是针对群组资料应用的。在流行病学研究中，亦采用配对的方式来估计疾病与危险因素间的联系，如配比病例-对照研究。条件 logistic 回归模型就是针对配比病例-对照研究设计资料进行多因素分析的一种回归模型。

一、基本原理

现以最简单的 1∶1配比病例-对照研究资料为例说明条件 logistic 回归模型的基本原理。若用 D 和 $\overline{D}$ 表示病例与非病例，用 E 和 $\overline{E}$ 表示暴露与非暴露，则 1∶1配比病例-对照研究资料如下（表 12-7）：

表 12-7 1∶1配比研究资料格式

D	$\bar{D}$	
	E	$\bar{E}$
E	a	b
$\bar{E}$	c	d

表中 a,b,c,d 分别代表四种情况对子数,如果在 a 所在的格子里出现 1,则表示有一个对子中(甲,乙)两人同为暴露,而其中一个患病,另一个未患病,其条件概率是:

$$\frac{\text{甲为}D\text{乙为}\bar{D}\text{的概率}}{\text{甲为}D\text{乙为}\bar{D}\text{的概}+\text{甲为}\bar{D}\text{乙为}D\text{的概率}}=\frac{p_1(1-p_1)}{p_1(1-p_1)+p_1(1-p_1)}$$

(公式 12-9)

同理,考虑了表 12-7 中 a、b、c、d 的概率后,并将上式概率 p 代入前面公式 12-4,就可得到 1∶1配比资料的似然函数:

$$L=\prod_{i=1}^{n}\{1/[1+\exp(\sum\beta_k d_{ik})]\}$$ (公式 12-10)

式中 $\beta_0,\beta_1,\beta_2,\cdots,\beta_m$ 意义同前,d_{ik}是病例与对照同一危险因素暴露水平之差,当 $d_{ik}=0$ 时,表示该因素对似然函数没有贡献。

二、回归模型中的参数估计

用最大似然法,根据一组实际观察资料,求出上式中 β_k 的参数估计值。为计算方便,将上式取自然对数,然后采用与上述同样方法求解 β_k。回归模型的假设检验及自变量的筛选同非条件 logistic 回归模型。

$$lnL=-\sum ln[1+\exp(\sum\beta_k d_{ik})]$$ (公式 12-11)

例 12-3 某北方城市研究喉癌发病的危险因素,用 1∶1配对的病例-对照研究方法进行了调查。现选取了 6 个可能的危险因素病节录 25 对数据,各因素的赋值说明见表 12-8,资料列于表 12-9,试做条件 logistic 逐步回归分析($\alpha_{入}=0.10$,$\alpha_{出}=0.15$)。

表 12-8 喉癌的危险因素与赋值说明

因素	变量名	赋值说明
咽炎	X_1	无=1,偶尔=2,经常=3
吸烟量(支/日)	X_2	0=1,1~=2,5~=3,10~=4,20~=5
声嘶史	X_3	无=1,偶尔=2,经常=3
摄食新鲜蔬菜	X_4	少=1,经常=2,每天=3
摄食水果	X_5	很少=1,少量=2,经常=3
癌症家族史	X_6	无=0,有=1
是否患喉癌	Y	对照=0,病例=1

表 12-9 喉癌 1∶1配对病例-对照调查资料整理表

配对组号 i	应变量 Y	X_1	X_2	X_3	X_4	X_5	X_6	配对组号 i	应变量 Y	X_1	X_2	X_3	X_4	X_5	X_6
1	1	3	5	1	1	1	0	14	1	1	3	1	3	2	1
	0	1	1	1	3	3	0		0	1	1	1	3	1	0
2	1	1	3	1	1	3	0	15	1	1	4	1	3	2	0
	0	1	1	1	3	2	0		0	1	5	1	3	3	0
3	1	1	4	1	3	2	0	16	1	1	4	2	3	1	0
	0	1	5	1	3	2	0		0	2	1	1	3	3	0
4	1	1	4	1	3	1	1	17	1	2	3	1	3	2	0
	0	1	1	1	3	3	0		0	1	1	2	3	2	0
5	1	2	4	2	3	2	0	18	1	1	4	1	3	2	0
	0	1	2	1	3	3	0		0	1	1	1	2	1	0
6	1	1	3	1	3	2	1	19	1	1	3	2	2	2	0
	0	1	2	1	3	2	0		0	1	1	1	2	1	0
7	1	2	1	1	3	2	1	20	1	1	4	2	3	2	0
	0	1	1	1	3	3	0		0	1	5	1	3	3	0
8	1	1	2	3	3	2	0	21	1	1	5	1	2	1	0
	0	1	5	1	3	2	0		0	1	4	1	3	2	0
9	1	3	4	3	3	3	0	22	1	1	2	2	3	1	0
	0	1	1	1	3	2	0		0	1	2	1	3	2	0
10	1	1	4	1	3	3	1	23	1	1	3	1	2	2	0
	0	1	4	1	3	3	0		0	1	1	1	3	1	0
11	1	3	4	1	3	2	0	24	1	1	2	2	3	2	0
	0	3	4	1	3	1	0		0	1	1	1	3	2	0
12	1	1	4	3	3	3	0	25	1	1	4	1	1	1	0
	0	1	5	1	3	2	0		0	1	1	1	3	2	0
13	1	1	4	1	3	2	0								
	0	1	1	1	3	1	0								

注：表头"危险因素"横跨 X_1～X_6 各列。

logistic 回归分析中自变量的筛选计算较繁琐，通常使用计算机进行处理。常用的筛选自变量的方法有以下几种：①前进法；②后退法；③逐步回归法，具体操作相似。例 12-3 经 SPSS 软件分析主要结果见如下两表：

Omnibus Tests of Model Coefficients[a]

Step	−2 Log Likelihood	Overall(score)			Change From Previous Block		
		Chi-square	df	Sig.	Chi-square	df	Sig.
2	14.416	13.662	2	.001	20.241	2	.000

a.Beginning Block Number 1.Method=Forward Stepwise(Likelihood Ratio)

Variables in the Equation

		B	SE	Wald	df	Sig.	Exp(B)	95.0% CI for Exp(B)	
								Lower	Upper
Step 2	x2	1.331	.626	4.522	1	.033	3.784	1.110	12.900
	x3	2.893	1.315	4.836	1	.028	18.041	1.369	237.676

Correlation Matrix of Regression Coefficients

	x2
x3	.649

结果解释：第一个表为对模型的检验，列有不同步骤（Step）的 Chi-square 值；第二个表为最后一个步骤选入模型的变量及其有关指标：B 即方程式中的系数 b，SE 即 Sb，Wald 即卡方值，Sig. 即 P 值，Exp(B)即估计的 OR 值，95.0% CI for Exp(B)为 OR 95%可信区间。本例进入方程的只有两个变量：X_3 和 X_2，回归系数均为正值，OR 均大于 1。最后一表为进入方程变量相关系数矩阵。

第三节　logistic 回归的应用

（一）logistic 回归的应用

1. *解释影响因素的作用*　通过各影响因素的 logistic 回归系数和标准化 logistic 回归系数的正负，反映影响因素是否为危险因素，同时比较各危险因素对 $P/(1-P)$（某疾病发病概率与不发病概率的比值）的作用。

2. *预测*　根据建立的 logistic 回归模型，对某一个体的各危险因素取值，来预测该个体在未来时期发生某病的概率 P。

3. *病因学研究*　logistic 回归分析特点之一是参数意义清楚，即得到某一因素的回归系数 b_j 后，可以很快估计出这一因素的相对危险度 OR_j，因此非常适合病因学研究。如流行病学中的队列研究、病例-对照研究，也可以用于临床试验和动物实验的数据分析。同多元回归分析一样，logistic 回归分析同样可以校正混杂因素的影响。

（二）logistic 回归应用注意

1. *样本量足够大*　由于 logistic 回归的因变量是计数的，所有统计推断建立在大样本基础上，因此应用的基本条件是有足够的样本含量，样本含量愈大分析结果愈可靠。实际中病例和对照的人数应至少在 30 例以上，方程中自变量个数愈多需要的例数也就愈大。

2. *分析前对自变量进行初筛*　logistic 回归计算复杂，特别是自变量个数较多时，逐步拟合 logistic 回归方程的计算量很大，因此，应先进行自变量的初筛。

(1)先用单变量统计方法进行检验，对应变量无显著作用的自变量，去掉。检验方法依据自变量性质而定，如 t 检验、χ^2 检验或秩和检验等。

(2)用单变量的 logistic 回归方法：不能引入 logistic 回归方程的单变量可去掉。

3. 注意资料的类型　logistic 回归分析的自变量可以是数值变量，也可以是分类变量。如自变量是分类变量，则首先要对变量进行“量化”或变量赋值。

本章学习要点

1. logistic 回归模型基本概念、应用。
2. 何谓条件 logistic 回归模型。
3. 如何建立 logistic 回归模型。

（王福彦　高玉敏）

第13章 协方差分析

chapter 13

临床实例 13-1

研究三种饲料对动物所增体重的影响，按随机区组设计将24只大白鼠配成8个配伍组（区组），再将每个配伍组的3只大白鼠随机分入三个饲料组。各组的进食量控制在相近条件。三组大白鼠进食量与所增体重见表13-1，试比较三组动物所增体重差别有无统计学意义。

表 13-1 三组大白鼠进食量(g)X与所增体重(g)Y

配伍组	第一组		第二组		第三组		合计	
	X_1	Y_1	X_2	Y_2	X_3	Y_3	X	Y
1	306.9	45.0	302.4	50.3	310.3	61.2	919.6	156.5
2	256.9	27.3	260.3	33.4	250.5	43.8	767.7	104.5
3	204.5	25.4	214.8	26.7	210.4	39.0	629.7	101.1
4	272.4	48.0	278.9	51.5	275.3	51.5	826.6	151.0
5	340.2	56.7	340.9	58.2	335.1	66.4	1016.2	181.3
6	198.2	9.2	199.0	8.5	199.2	10.8	596.4	28.5
7	262.2	28.5	260.5	27.6	263.3	25.7	786.0	81.8
8	247.8	37.1	240.8	41.0	245.0	50.9	733.6	129.0

问题：

1. 本资料和随机区组设计资料有何区别？
2. 如何对本资料作出分析？
3. 作协方差分析，对资料的要求是什么？

协方差分析（analysis of covariance）是将线性回归和方差分析结合应用的一种分析方法。当不同处理间的Y值另外还受自变量值X的影响时，先找出X和Y的直线关系，求出把X化成相等Y的修正均数，然后进行比较，这样能排除X对Y的影响，恰当地评价各种处理因素的作用。常用来消除混杂因素对分析指标的影响，提高比较结果的精度。

第一节　协方差分析的意义

一、基本思想

在作两组或多组均数$\bar{Y}_1,\bar{Y}_2,\cdots,\bar{Y}_k$的假设检验前，把混杂因素看作协变量 X，用直线回归方法找出 X 与各组 Y 之间的数量关系，求得在假定 X 相等时的修正均数$\bar{Y}'_1,\bar{Y}'_2,\cdots,\bar{Y}'_k$，然后用方差分析比较修正均数间有无差别。其实质是从 Y 的总离均差平方和中扣除协变量 X 对 Y 作用的回归平方和，对残差平方和分解后再作方差分析。简言之，协方差分析就是把与 Y 值呈直线相关的 X 值化成相等后再检验各 Y 的均数间是否存在显著差异。

下面以完全随机设计资料的协方差分析为例进一步说明协方差分析的基本思想。

例 13-2　某流行病学医师收集了 24 个国家和地区 1976 年的肝硬化发病率(1/万)资料，并按一定标准，将其分为乙肝表面抗原(HBsAg)携带率(%)高低两水平组。因考虑到肝硬化与饮酒有关，又给出了这些国家或地区 1976 年的人均酒精消耗量(升)，如表 13-2，试分析 HBsAg 携带水平与肝硬化发生的关系。为保证组间的方差齐性，将原始数据作了$\sin^{-1}\sqrt{p}$变换。

(1)本例旨在比较 HBsAg 携带率不同国家间的平均肝硬化率，以说明 HbsAg 感染水平是否对肝硬化率有影响，即表 13-2 下半部两类地区 Y 的均值 2.5377 与 2.0545 之差是否有无统计学意义。

如按常规方法检验 $H_0:\mu_1=\mu_2$，$H_1:\mu_1\neq\mu_2$，$\alpha=0.05$，$t=(\bar{Y}_1-\bar{Y}_2)/S_{\bar{Y}_1-\bar{Y}_2}=(2.5377-2.0545)/0.3122=1.547$，查 t 界值表，自由度=22 时得 $P>0.20$，在 α 水准上不拒绝 H_0，两组肝硬化率差别无统计学意义。

在这项研究工作中，我们应注意到两组的平均酒精消耗量不等，分别为 8.2469 和 10.3955 升，而一般认为饮酒多者肝硬化发生率较高。如果$\bar{X}_1\neq\bar{X}_2$，直接比较$\bar{Y}_1$和$\bar{Y}_2$不合理，应考虑以酒精消耗量为协变量 X，将其化成相等后再进行方差分析，即协方差分析。

(2)如果肝硬化率与酒精消耗量的线性关系在两组均成立且回归系数相等，即 $\beta\neq0$，而且 $\beta_1=\beta_2$，那么两条回归线 $\hat{Y}_1'=\bar{Y}_1+b_1(X-\bar{X}_1)$ 和 $\hat{Y}_2'=\bar{Y}_2+b_2(X-\bar{X}_2)$ 平行，就可估计两组肝硬化率的校正均值 $\hat{Y}_1'$ 和 $\hat{Y}_2'$。两条回归直线具有公共斜率 b_c。

$$b_c=\frac{(SS_{xy})_1+(SS_{xy})_2}{(SS_{xx})_1+(SS_{xx})_2}=0.1174 \qquad \text{(公式 13-1)}$$

这里 SS_{xy} 表示 X 和 Y 的离均差积和，SS_{xx} 表示 X 的离均差平方和。

(3)为扣除酒精消耗量对肝硬化率比较的影响，比较两组肝硬化率修正的平均值。由上述两公式相减得：

$$(\hat{Y}'_1-\hat{Y}'_2)=(\bar{Y}_1-\bar{Y}_2)-b_c(\bar{X}_1-\bar{X}_2) \qquad \text{(公式 13-2)}$$

$$=(\bar{Y}_1-\bar{Y}_2)-0.1174(\bar{X}_1-\bar{X}_2)$$

将式(式 13-2)作简单移项，得到：

$$(\bar{Y}_1-\bar{Y}_2)=(\hat{Y}'_1-\hat{Y}'_2)+0.1174(\bar{X}_1-\bar{X}_2)$$

由该式可见，原两比较组均数之差$(\bar{Y}_1-\bar{Y}_2)$是由修正均数之差$(\hat{Y}'_1-\hat{Y}'_2)$与 $b_c(\bar{X}_1-$

$\bar{X}_2$)两部分组成的,如果$\bar{X}_1$与$\bar{X}_2$完全相等,或者 $b_c=0$,则修正均数间的比较就可简化为原均数之间的比较。结合本例,如果比较组间的人均酒精消耗量相等,或者人均酒精消耗量与肝硬化率的变化完全无关,那么比较肝硬化率的方法就可用一般的 t 检验或方差分析。实际工作中,由于抽样的缘故,比较组间的 $\bar{X}$ 总是不会完全相等。协方差分析的目的是从($\bar{Y}_1-\bar{Y}_2$)中分离 $b_c(\bar{X}_1-\bar{X}_2)$的影响,获得在假定 X 相等时的两组 Y 的平均差值。

本例($\hat{Y}'_1-\hat{Y}'_2$)=(2.5377−2.0545)−0.1174(8.2469−10.3955)=0.7354,大于原均数之差 0.4832。

表 13-2　24 个国家和地区肝硬化率与人均酒精消耗量

	1组,HbsAg 携带率高地区			2组,HbsAg 携带率低地区			
	肝硬化率(1/万)p_1	Y_1	人均酒精耗量(升)X_1	肝硬化率(1/万)p_2	Y_2	人均酒精耗量(升)X_2	
	41.70	3.70	15.73	11.29	1.93	11.55	
	16.83	2.35	11.70	15.67	2.27	9.25	
	16.98	2.36	7.83	12.05	1.99	8.21	
	11.00	1.90	2.78	40.61	3.65	25.76	
	25.46	2.89	12.78	34.57	3.37	14.62	
	10.60	1.87	4.04	4.72	1.24	6.13	
	44.15	3.81	19.10	5.99	1.40	7.81	
	17.93	2.43	6.48	8.09	1.63	9.78	
	15.60	2.26	2.42	5.45	1.34	4.73	
	15.01	2.22	6.92	18.68	2.48	9.62	
	31.42	3.21	6.35	5.11	1.30	6.89	
	6.18	1.42	0.73				
	20.09	2.57	10.35				
$(\sum X)_i$			107.21			114.35	221.56
$(\sum X^2)_i$			1241.53			1520.30	2761.83
$\bar{X}_i$			8.25			10.40	9.23
$(\sum Y_i)$		32.99			22.60		55.59
$(\sum Y^2)_i$		89.62			53.31		142.93
$\bar{Y}_i$		2.54			2.05		2.32
n_i		13			11		24
$(\sum XY)_i$		311.31			276.55		587.86
b_i		0.11			0.12		

引自:倪宗瓒.医学统计学.人民卫生出版社

(4)修正均数间的比较:修正均数间的差别同样也存在抽样误差,仍需要进行假设检验。可按方差分析方法(两个或多个修正均数间的比较)或者 t 检验方法(两个修正均数间比较)检验其差别的统计学意义。本例可按下式:

$$t=\frac{\hat{Y}'_1-\hat{Y}'_2}{S_{\hat{Y}'_1-\hat{Y}'_2}}$$ （公式 13-3）

$$\nu=n_1+n_2-3$$

其中修正均数之差的标准误：

$$S_{\hat{Y}'_1-\hat{Y}'_2}=S_c\sqrt{\frac{1}{n_1}+\frac{1}{n_2}+\frac{(\bar{X}_1-\bar{X}_2)^2}{(SS_{xx})_1+(SS_{xx})_2}}$$ （公式 13-4）

修正均数的合并方差：

$$S_c=\sqrt{\frac{(SS_{yy})_1+(SS_{yy})_2-b_c[(SS_{xy})_1+(SS_{xy})_2]}{n_1+n_2-3}}$$ （公式 13-5）

如果用方差分析法检验两修正均数的差值，对完全随机设计资料，可将回归分析算得的总残差平方和$\sum(Y-\hat{Y})^2$分解为修正均数（组间）和误差（组内）两部分，其自由度也相应地分解为组间和组内两部分，然后按式（式 13-6）检验修正均数间差别的统计学意义，

$$F=\frac{\text{修正均数(组间)均方}}{\text{组内(误差)均方}}$$ （公式 13-6）

当 $\nu_{组间}=1$ 时，（式 13-3）与（公式 13-6）的关系同样满足 $t=\sqrt{F}$。

二、应用条件

协方差分析其意义在于控制混杂因素（协变量）对研究效应的影响。在观察性研究（observational study）中，有些影响因素有时难以完全控制，例如比较城市和农村儿童的头围（cm）的差别，必须考虑体重对头围的影响，因为体重高的儿童头围亦较大。而实际科研工作中，研究对象随机进入观察队列，难以在设计和资料收集阶段保证体重等因素在比较组间完全相同，因而会影响指标头围的分析比较，这时体重就成为混杂因素。即使在实验性研究中，通过严格的研究设计，形成严谨的研究方案，但在资料收集后，也可能发现事先未考虑到的混杂因素存在。实际工作中更多地见于临床试验，事先未作严密的研究设计，资料收集后发现不同处理组间明显地存在混杂因素。该时，只能通过统计分析方法消除比较组间混杂因素的影响，即用协方差分析来分离协变量所产生的影响，提高比较的精度。

与前面所学过的方差分析一样，实验设计类型不同时，协方差分析的方法也有差别，如完全随机设计、配伍组（随机区组）设计、析因设计、拉丁方设计等不同设计下的协方差分析。如果分析中要考虑多个混杂因素或多个协变量，则应该用多元协方差分析。协方差分析的应用条件如下：

（1）协方差分析本质是方差分析，所以，其应用条件首先同方差分析：各样本来自方差相同的正态总体；

（2）各样本回归显著，且坡度相同，即 $b_1=b_2$，各样本的 b 有显著意义。

由于上述条件，进行协方差分析时，必须先对样本资料进行方差齐性检验和回归系数的假设检验，满足这两个条件，或经变量转换后满足这两个条件，才符合作协方差分析。

三、分析步骤

1. 计算合计的离均差平方和、积和　首先计算各组变量值之和$(\sum X)_i$、$(\sum Y)_i$，平方和$(\sum X^2)_i$、$(\sum Y^2)_i$，积和$(\sum XY)_i$以及两组的合计值，列于表的下半部。依据这些基础数据计

算总的 SS_{XX}，SS_{YY} 及 SS_{xy}。

2. 计算各处理组间及组内的离均差平方和、积和

3. 计算总变异和组内变异的残差平方和　基本公式见(式 13-7)，残差栏的自由度为相应的原自由度减 1。总残差与组内残差两栏相减得到修正均数间残差平方和与自由度。

$$SS=\sum(Y-\hat{Y})^2=SS_{YY}-SS_{XY}{}^2/SS_{XX} \quad \text{(公式 13-7)}$$

4. 列出协方差分析表　如表 13-2。

5. 进行 X 项与 Y 项的方差分析

6. 比较组间方差齐性检验　前面所述，作协方差分析应用条件之一是比较组间方差齐性，因此，作修正均数间比较前要作比较组间方差齐性检验。两组间的方差齐性检验可直接比较两组残差均方的差别有无显著性，多组间方差齐性检验参阅第 4 章第二节。

7. 求各组的回归方程及公共回归方程，并判断各组回归线是否平行　其中公共回归系数的计算公式为：$b_c=\dfrac{\text{组内(或误差)的 }SS_{XY}}{\text{组内(或误差)的 }SS_{XX}}$ (公式 13-8)

各组回归线是否平行的判断，可用目测法或最小二乘法对每一组分别拟合回归直线，并作图。据图初步判断各回归线是否大致平行。必要时可用 F 检查来比较各斜率有无差别。方法如下：

$$F=\frac{(SS_c-SS_p)(k-1)}{SS_p/(n-2k)} \quad \text{(公式 13-9)}$$

式中 SS_c 表示拟合公共回归线的残差平方和，SS_p 为各条直线内的残差平方和，(SS_c-SS_p) 为回归系数间的残差平方和。SS_c、SS_p 按下式计算：

$$SS_p=\sum_1^k\left[(SS_{YY})_i-\frac{(SS_{XY})_i^2}{(SS_{XX})_i}\right] \qquad SS_c=\sum_1^k(SS_{YY})_i-\frac{\left[\sum_1^k(SS_{XY})_i\right]}{\sum_1^k(SS_{XX})_i}$$

8. 修正均数间的假设检验

9. 计算各组修正均数 $\hat{Y}'_i$

$$\hat{Y}'_i=\bar{Y}_i-b_e(\bar{X}_i-\bar{X}) \quad \text{(公式 13-10)}$$

10. 修正均数间的两两比较　若是三组以上的比较，且第 8 步的 F 检验拒绝 H_0，则有必要进行任意 $\hat{Y}'_i$ 与 $\hat{Y}'_j$ 之间的两两比较。

第二节　完全随机设计资料的协方差分析

以例 13-2 为例说明完全随机设计资料协方差分析的步骤和方法。本例是完全随机设计两组间的比较，多组间的比较，其方法、步骤相同。

各组变量值之和$(\sum X)_i$、$(\sum Y)_i$，平方和$(\sum X^2)_i$、$(\sum Y^2)_i$，积和$(\sum XY)_i$ 及两组的合计值，列于数据表下半部，见表 13-2。

1. 计算总的离均差平方和、积和及自由度

$$SS_{XX}=\sum X^2-(\sum X)^2/n \quad \text{(公式 13-11)}$$

$$SS_{YY}=\sum Y^2-(\sum Y^2)/n \quad \text{(公式 13-12)}$$

$$SS_{XY}=\sum XY-(\sum X)(\sum Y)/n \quad \text{(公式 13-13)}$$

$\nu = N - 1$

引用表 13-2 下半部数据，得：

$SS_{XX} = 2761.83 - (221.56)^2/24 = 716.4651$

$SS_{YY} = 142.93 - (55.59)^2/24 = 14.1710$

$SS_{XY} = 587.86 - (221.56)(55.59)/24 = 74.6757$

$\nu = 24 - 1 = 23$

2. 计算处理组间及组内离均差平方和、积和及自由度

(1)组间的离均差平方和、积和及自由度：

$$SS_{XX} = \sum \frac{(\sum X)_i^2}{n_i} - \frac{(\sum X)^2}{n} \qquad \text{(公式 13-14)}$$

$$SS_{YY} = \sum \frac{(\sum Y)_i^2}{n_i} - \frac{(\sum Y)^2}{n} \qquad \text{(公式 13-15)}$$

$$SS_{XY} = \sum \frac{(\sum X)_i (\sum Y)_i}{n_i} - \frac{(\sum X)(\sum Y)}{n} \qquad \text{(公式 13-16)}$$

$\nu = k - 1$

k 表示比较组数。引用表 13-2 数据，得：

$$SS_{XX} = \frac{(107.21)^2}{13} + \frac{(114.35)^2}{11} - \frac{(221.56)^2}{24} = 27.5048$$

$$SS_{YY} = \frac{(32.99)^2}{13} + \frac{(22.60)^2}{11} - \frac{(55.59)^2}{24} = 1.3909$$

$$SS_{XY} = \frac{107.21 \times 32.99}{13} + \frac{114.35 \times 22.60}{11} - \frac{221.56 \times 55.59}{24} = -6.851$$

$\nu = 2 - 1 = 1$

(2)组内或误差的离均差平方和、积和及自由度

$SS_{组内} = SS_{总} - SS_{组间}$

$SS_{XX} = 716.4651 - 27.5048 = 688.9603$

$SS_{YY} = 14.1710 - 1.3909 = 12.7801$

$SS_{XY} = 74.6757 - (-6.1851) = 80.8608$

$\nu = 23 - 1 = 22$

3. 计算各变异的残差平方和　残差平方和亦称估计误差平方和。由计算公式可知，其表示各变量值 Y 离相应回归线的平方和。

(1)据(式 13-7)，总变异、组内变异和修正均数的残差平方和分别为：

$SS_{总(残)} = (SS_{YY}) - SS^2_{XY总}/SS_{XX总}$

$SS_{组内(残)} = (SS_{YY})_{组内} - (SS^2_{XY})_{组内}/(SS_{XX})_{组内}$

$SS_{修正} = SS_{总} - SS_{组内}$

$SS_{总(残)}$ 表示对全部资料拟合一条公共回归方程后的残差，反映用公共回归方程估计的值与实际值相差的大小。如果协变量 X 与 Y 之间不存在线性关系，则此值应偏大。相应的自由度计算为($n-1-$协变量的个数)。$SS_{组内}$ 主要反映用公共斜率拟合各组平行线后的残差。如果平行性差，或比较组间的回归系数 b 相差大，此值则偏大，反之偏小。从总的残差中分离了由于回归系数不等所致的误差后得到的差值就是 $SS_{修正}$。

总残差与组内残差两栏相减得到修正均数间残差平方和与自由度。

本例 $SS_{总}=14.1710-74.6757^2/714.4651=6.3877$

$\nu=23-1=22$

$SS_{组内}=12.7801-(80.8608)^2/688.9603=3.2898$

$\nu=22-1=21$

$SS_{修正}=6.3877-3.2898=3.0979$

$\nu=22-21=1$

(2)同理,各比较组的残差平方和分别为:

$$SS_{1组}=(SS_{YY})_{1组}-SS^2_{XY(1组)}/SS_{XX(1组)}=5.90-\frac{39.25}{357.38}=1.59$$

$$SS_{2组}=(SS_{YY})_{2组}-SS^2_{XY(2组)}/SS_{XX(2组)}=6.88-\frac{41.61}{331.58}=1.66$$

4. 列方差分析表 见表13-3左半部分。

表13-3 例13-2的协方差分析表

变异来源	离均差平方和与积和				残差平方和		
	ν	SS_{XX}	SS_{YY}	SS_{XY}	ν	SS	MS
1组	12	357.38	5.90	39.25	11	1.59	0.15
2组	10	331.58	6.88	41.61	9	1.66	0.18
公共	22	688.96	12.78	80.86	20	3.29	
回归系数					1	0.01	
总	23	716.4651	14.1710	74.6757	22	6.38	
组间	1	27.5048	1.3909	−6.1851			
组内(误差)	22	688.9603	12.7801	80.8608	21	3.28	0.16
修正均数间					1	3.10	3.10

5. 进行 X 项与 Y 项的方差分析 略。

6. 方差齐性检验 据表13-3数据:

$$F=\frac{残差均方(较大)}{残差均方(较小)}=\frac{0.15}{0.18}=1.27$$

经检验,$F<F_{\alpha}$,说明两组间方差齐。

7. 求各组及公共回归方程,检验各组回归线是否平行

$$SS_{XX}=\sum(X-\bar{X})^2=\sum X^2-\frac{(\sum X)^2}{n}$$

$$SS_{YY}=\sum(Y-\bar{Y})^2=\sum Y^2-\frac{(\sum Y)^2}{n}$$

$$SS_{XY}=\sum(x-\bar{x})(y-\bar{y})=\sum xy-\frac{(\sum x)(\sum y)}{n}$$

对于第一组:

$(SS_{XX})_1=(1241.53-107.21^2/13)=357.38$

$(SS_{XY})_1=(311.31-107.21\times 32.99/13)=29.25$

$b_1=(SS_{XY})_1/(SS_{XX})_1$

$=39.25/357.38=0.11$

$\hat{Y}_1=\bar{Y}_1+b_1(X_1-\bar{X}_1)=2.54+0.11(X_1-8.25)$

$=1.63+0.11X_1$

对于第二组：

$(SS_{XX})_2=(1520.30-114.35^2/11)=331.58$

$(SS_{XY})_2=(276.5497-114.35\times 22.6/11)=41.61$

$b_2=(SS_{XY})_2/(SS_{XX})_2$

$=41.61/331.58=0.12$

$\hat{Y}_2=\bar{Y}_2+b_2(X_2-\bar{X}_2)=2.05+0.12(X_2-10.40)$

$=0.75+0.12X_2$

按(公式 13-8)求出公共回归系数 b_c，当 $k=2$ 时，(公式 13-8)化为(公式 13-1)。

$$b_c=\frac{\text{组内(或误差)的 }SS_{XY}}{\text{组内(或误差)的 }SS_{XX}}=\frac{80.8608}{688.9603}=0.1174$$

用 $\hat{Y}_1$、$\hat{Y}_2$ 作回归线图，可见这两条回归线及其与公共回归线基本平行。

8. 修正均数间差异性检验

H_0：两总体肝硬化率平均修正值相等；H_1：两总体肝硬化率平均修正值不等。

$\alpha=0.05$，按(公式 13-6)

$$F=\frac{SS_{\text{修正}}/\nu_{\text{组间}}}{SS_{\text{组内}}/(\nu_{\text{组内}}-1)}=\frac{3.0979/1}{3.2898/21}=19.775$$

查附表 4 F 界值表，可见 $F>F_{0.01(1,21)}$ 得 $P<0.01$，按 $\alpha=0.05$ 水准拒绝 H_0，可以认为两组肝硬化均值在消除酒精消耗量的影响后其差别有统计学意义，HBsAg 携带率较高的国家和地区肝硬化均值亦较高，认为肝硬化发生与 HBsAg 携带有关。

9. 计算比较组的修正均数 $\hat{Y}'_i$　按(公式 13-9)，具体计算见下一节。

$\hat{Y}'_i=\bar{Y}_i-b_e(\bar{X}_i-\bar{X})$

第三节　随机区组设计资料的协方差分析

例 13-3　对临床实例 13-1 作出分析。

为计算方便，将表 13-4 的各指标合计项列于表下：

表 13-4　三组大白鼠进食量(g)X 与所增体重(g)Y

配伍组	第一组		第二组		第三组		合　计	
	X_1	Y_1	X_2	Y_2	X_3	Y_3	X	Y
1	306.9	45.0	302.4	50.3	310.3	61.2	919.6	156.5
2	256.9	27.3	260.3	33.4	250.5	43.8	767.7	104.5
3	204.5	25.4	214.8	26.7	210.4	39.0	629.7	101.1

续表

配伍组	第一组		第二组		第三组		合计	
	X_1	Y_1	X_2	Y_2	X_3	Y_3	X	Y
4	272.4	48.0	278.9	51.5	275.3	51.5	826.6	151.0
5	340.2	56.7	340.9	58.2	335.1	66.4	1016.2	181.3
6	198.2	9.2	199.0	8.5	199.2	10.8	596.4	28.5
7	262.2	28.5	260.5	27.6	263.3	25.7	786.0	81.8
8	247.8	37.1	240.8	41.0	245.0	50.9	733.6	129.0
$(\sum X)_i$	2 089.1		2 097.6		2 089.1		6 275.8	
$(\sum Y)_i$		277.2		307.2		349.3		933.7
$(\sum X^2)$	561 380.2		564 784.8		560 419.1		1 686 584.1	
$(\sum Y^2)$		11 207.7		13 547.0		17 614.0		42 368.71
$(\sum XY)_i$	76 872.2		84 745.7		95 985.1		257 603.1	
$\bar{X}_i$	261.14		262.20		261.14		261.49	
$\bar{Y}_i$		34.65		38.40		43.66		38.90

本例分析的主旨是比较三种饲料组大白鼠所增体重有无差别，即不同种类饲料对大白鼠所增体重有无影响，但考虑到大白鼠所增体重与进食量有关，因此本例进食量为协变量 X，大白鼠所增体重为分析变量 Y。

随机区组设计，可从总变异中分出配伍组、处理组和误差这三项差异，计算中扣除配伍组的变异，将“处理组＋误差”当作表 13-1 的总变异，“误差”当作组内变异，再按上节完全随机设计的计算方法分析，具体步骤如下：

1. 计算总变异平方和、积和

$$SS_{XX}=1686584.12-(6275.80)^2/24=45514.7183$$

$$SS_{YY}=42368.71-(933.70)^2/24=6043.8896$$

$$SS_{XY}=257603.08-(6275.80)(933.70)/24=13448.3108$$

$$\nu=24-1=23$$

2. 计算处理(饲料)组间的离均差平方和、积和　按(公式 13-14)至(公式 13-16)。

$$SS_{XX}=\frac{(2089.10)^2}{8}+\frac{(2097.60)^2}{8}+\frac{(2089.10)^2}{8}-\frac{(6275.80)^2}{24}=6.0208$$

$$SS_{YY}=\frac{(277.20)^2}{8}+\frac{(307.20)^2}{8}+\frac{(349.30)^2}{8}-\frac{(933.70)^2}{24}=327.9508$$

$$SS_{XY}=\frac{(2089.10)(277.20)}{8}+\frac{(2097.60)(307.20)}{8}+\frac{(2089.10)(349.30)}{8}-\frac{(6275.80)(933.70)}{24}=-4.2854$$

$$\nu=\text{处理组数}-1=3-1=2$$

3. 计算配伍组间的离均差平方和、积和　按(公式 13-14)至(公式 13-16)，用行合计数计算配伍组间离均差平方和及积和。

$$SS_{XX}=\frac{(919.60)^2}{3}+\frac{(767.70)^2}{3}+\cdots+\frac{(733.60)^2}{3}-\frac{(6275.80)^2}{24}$$
$$=45309.7517$$

$$SS_{YY}=\frac{(156.50)^2}{3}+\frac{(104.50)^2}{3}+\cdots+\frac{(129.00)^2}{3}-\frac{(933.70)^2}{24}$$
$$=5491.4763$$

$$SS_{XY}=\frac{(919.60)(156.50)}{3}+\frac{(767.70)(104.50)}{3}+\cdots$$
$$+\frac{(733.60)(129.00)}{3}-\frac{(6275.80)(933.70)}{24}$$
$$=13440.2242$$

ν＝配伍组数－1＝8－1＝7

4. **计算误差项离均差平方和、积和**　用相应列的"$SS_{总}-SS_{配伍}-SS_{处理}$"求出。

$SS_{XX}=45514.7183-45309.7517-6.0208=198.9458$

$SS_{YY}=6043.8896-5491.4763-327.9508=224.4625$

$SS_{XY}=13448.3108-13440.2242-(-4.2854)=12.3720$

$\nu=23-7-2=14$

5. **列协方差分析表**　见表 13-5。

表 13-5　例 13-3 的协方差分析表

变异来源	离均差平方和与积和				残差平方和		
	ν	SS_{XX}	SS_{YY}	SS_{XY}	ν	SS	MS
总	23	45 514.7183	6 043.8896	13 448.3108			
配伍组间	7	45 309.7517	5 491.4763	13 440.2242			
饲料间	2	6.0208	327.9508	－4.2854			
误差	14	198.9458	224.4625	12.3720	13	223.6931	17.2072
饲料＋误差	16	204.9666	552.4133	8.0866	15	552.0943	
修正均数间					2	328.4012	164.2006

6. **计算"残差平方和"**　按(式 13-7)，其中"饲料＋误差"相当于前节中的总残差。

$SS_{总}=552.4133-(8.0866)^2/204.9666=552.0943$

$\nu=16-1=15$

$SS_{误差}=224.4625-(12.3720)^2/198.9458=223.6931$

$\nu=14-1=13$

$SS_{修正}=552.0943-223.6931=328.4012$

$\nu=15-13=2$

7. **检验修正均数间差别有无统计学意义**

$$F=\frac{164.2006}{17.2072}=9.543$$

查 F 界值表得 $P<0.01$，按 α 水准拒绝 H_0，认为不同饲料喂养后，大白鼠所增体重的均数在扣除进食量的影响后仍有差别。

8. $\hat{Y}'_i$ 与 $\hat{Y}'_j$ 的两两比较　见下一节修正均数间的两两比较。

第四节　修正均数间的两两比较

如上已述，若协方差分析比较组在三组以上，且经 F 检验拒绝 H_0，则有必要进行任意 $\hat{Y}'_i$ 与 $\hat{Y}'_j$ 之间的两两比较。两两比较可以用 t 检验，也可用 Q 检验。

(一) Q 检验法

第 6 章“均数间的相互比较”中已叙述了 Q 检验，其基本思想是一致的，所不同的是“协方差分析”中的两两比较是修正均数间的比较，需通过公共回归系数的计算，求出各比较组的修正均数。统计量 Q 值按下式计算。

$$q=\frac{\hat{Y}'_A-\hat{Y}'_B}{\sqrt{\frac{S^2_{Y.X}}{n_0}\left[1+\frac{\text{组间 }SS_{XX}}{(a-1)\text{组内(或误差)}SS_{XX}}\right]}} \qquad \text{(公式 13-17)}$$

式中 $\hat{Y}'_A$、$\hat{Y}'_B$ 为任意两样本的修正均数，分母为其差数的标准误，$S^2_{X.Y}$ 为组内剩余方差，n_0 为各组平均样本例数，a 为所比较的两组间包含的组数(其意义见第 6 章“均数间的相互比较”)。

求出各比较组的 q 值后，按“剩余”中组内自由度及 a 查 q 界值表，作出统计推断。

(二) t 检验

$$t_{ij}=\frac{\hat{Y}'_i-\hat{Y}'_j}{S_{\hat{Y}'_i-\hat{Y}'_j}} \qquad \text{(公式 13-18)}$$

$$S_{\hat{Y}'_i-\hat{Y}'_j}=S_c\sqrt{\frac{1}{n_i}+\frac{1}{n_j}+\frac{(\bar{X}_i-\bar{X}_j)^2}{\text{组内(或误差)的 }SS_{XX}}} \qquad \text{(公式 13-19)}$$

上式中 $\hat{Y}'_i$、$\hat{Y}'_j$ 为各组修正均数，i、j 代表任意两个比较组，S_c 为表 13-2 中误差栏的均方的平方根，即 $S_c=\sqrt{MS_{\text{误差}}}$。$t$ 值的分子还可以按以下公式直接计算：

$$\hat{Y}'_i-\hat{Y}'_j=(\bar{Y}_i-\bar{Y}_j)-b_e(\bar{X}_i-\bar{X}_j) \qquad \text{(公式 13-20)}$$

求得 t 值后，按自由度$(n-k-1)$查附表 2 t 界值表，按所定检验水准作出统计推断。这里 n 代表总例数，k 代表比较组数。

例 13-4　三组实验动物胸腔压力 X(cm 水柱)和肺活量 Y(ml)资料的初步分析结果显示三条回归直线平行，修正均数间差别有统计学意义($F=6.317$，$P<0.05$)。根据表 13-6 数据进一步作三个修正均数间的两两比较(表 13-7)。

表 13-6　例 13-3 的初步计算结果

组别 i	n_i	$(\sum X)_i$	$(\sum X^2)_i$	$(\sum Y)_i$	$(\sum Y^2)_i$	$(\sum XY)_i$	$\bar{X}_i$	$\bar{Y}_i$
1	4	7.5	16.73	146	5 894	311.2	1.875	36.50
2	4	6.7	13.27	177	8 709	338.7	1.675	44.25

续表

组别 i	n_i	$(\sum X)_i$	$(\sum X^2)_i$	$(\sum Y)_i$	$(\sum Y^2)_i$	$(\sum XY)_i$	$\bar{X}_i$	$\bar{Y}_i$
3	4	13.4	51.96	246	16 614	925.2	3.350	61.50
合计	12	27.6	31.96	569	31 217	1 575.1	2.300	47.4167
	(n)	$(\sum X)$	$(\sum X^2)$	$(\sum Y)$	$(\sum Y^2)$	$(\sum XY)$	$(\bar{X})$	$(\bar{Y})$

表 13-7　例 13-3 的协方差分析

变异来源	离均差平方和与积和				残差平方和		
	ν	SS_{XX}	SS_{YY}	SS_{XY}	ν	SS	MS
总	11	18.480	4236.9167	266.400	10	396.6050	
组间	2	6.695	1310.1667	85.625			
组内(误差)	9	11.785	2926.7500	180.775	8	153.7673	19.2209
修正均数间					2	242.8377	121.4188

本例 $S_c=\sqrt{19.2209}=4.3842$，按(公式 13-8)和(公式 13-9)，可求得：

$$b_c=180.775/11.785=15.3394$$

$$\hat{Y}'_1=36.50-15.3394(1.875-2.300)=43.0192$$

$$\hat{Y}'_2=44.25-15.3394(1.675-2.300)=53.8371$$

$$\hat{Y}'_3=61.50-15.3394(3.350-2.300)=45.3936$$

1 组与 2 组比较：

$$S_{\hat{Y}'_1-\hat{Y}'_2}=4.3842\sqrt{\frac{1}{4}+\frac{1}{4}+\frac{(1.875-1.675)^2}{11.785}}=3.1106$$

$$t_{12}=\frac{43.0192-53.8371}{3.1106}=-3.478$$

1 组与 3 组比较：

$$S_{\hat{Y}'_1-\hat{Y}'_3}=4.3842\sqrt{\frac{1}{4}+\frac{1}{4}+\frac{(1.875-3.350)^2}{11.785}}=3.6275$$

$$t_{13}=\frac{43.1092-45.3936}{3.6275}=-0.655$$

2 组与 3 组比较：

$$S_{\hat{Y}'_2-\hat{Y}'_3}=4.3842\sqrt{\frac{1}{4}+\frac{1}{4}+\frac{(1.675-3.350)^2}{11.785}}=3.7665$$

$$t_{23}=\frac{53.8371-45.3936}{3.7665}=2.242$$

检验水准 $\alpha=0.05$(双侧)，$\nu=12-3-1=8$，查附表 2 t 界值表，$t_{0.05(8)}=2.306$，$t_{0.01(8)}=3.355$，将上面计算的三个值与之比较，结果为：

$$|t_{12}|>3.355, P<0.01; |t_{13}|<2.306, P>0.05; |t_{23}|<2.306, P>0.50$$

故判断第1组与第2组修正均数间的差别有统计学意义，可以认为第2组的肺活量最大。

对例13-1进一步作 $\hat{Y}'_i$ 与 $\hat{Y}'_j$ 的两两比较。

按(公式13-8)、(公式13-9)和(公式13-18)、(公式13-19).

$$b_c = 12.3720/198.9458 = 0.06219$$

$$\hat{Y}'_1 = 34.65 - 0.06219(261.1375 - 261.4917) = 34.6720$$

$$\hat{Y}'_2 = 38.40 - 0.06219(262.20 - 261.4917) = 38.3600$$

$$\hat{Y}'_3 = 43.6625 - 0.06219(261.1375 - 261.4917) = 43.6845$$

$$S_{\hat{Y}'_1 - \hat{Y}'_2} = \sqrt{17.2072\left[\frac{2}{8} + \frac{(261.1375 - 262.20)^2}{198.9458}\right]} = 2.0975$$

$$S_{\hat{Y}'_1 - \hat{Y}'_3} = \sqrt{17.2072\left[\frac{2}{8} + \frac{(261.1375 - 261.1375)^2}{198.9458}\right]} = 2.0741$$

$$S_{\hat{Y}'_2 - \hat{Y}'_3} = \sqrt{17.2072\left[\frac{2}{8} + \frac{(262.20 - 261.1375)^2}{198.9458}\right]} = 2.0975$$

$$t_{12} = \frac{34.6720 - 38.3600}{2.0975} = -1.756$$

$$t_{13} = \frac{34.6720 - 43.6845}{2.0741} = -4.345$$

$$t_{23} = \frac{38.3600 - 43.6845}{2.0975} = -2.540$$

根据自由度 $24-3-1=20$，查 t 界值表，得 $t_{0.05(20)}=2.086$，$t_{0.01(20)}=2.845$，故可判断第三种饲料的作用与第一种和第二种均不同，所增体重的均值高于一、二两种；第一、二种饲料间差别无统计学意义。

第五节　多因素协方差分析

一、多个处理因素资料的协方差分析

上面所述的协方差分析，所比较的因素(或处理因素)只有一个，如例13-2，只有一个比较因素，即按HBsAg携带率(%)分组的两组国家和地区肝硬化率(1/万)，只有一个协变量，人均酒精消耗量(升)。在进行总变异分解时只能分出处理组间和误差的两部分。例13-1资料的处理因素是不同饲料，比较的实验效应是各组的大白鼠所增体重(g)，协变量为进食量(g)，多了一个配伍因素。从平方和分解的角度，其从总变异中可以分解成处理组间、配伍组间和误差这三部分，故有时又称这种设计为双因素(无重复)的设计。这里的误差显然要比例13-2资料设计得更小。

前面讲述了不同设计类型资料的方差分析，即在实验设计中，根据研究需要，处理因素可能为两个、三个或更多(如正交设计)。对这类多因素设计资料，统计分析中，如仍存在混杂因素(协变量)，则需对其进行控制，求出各处理因素的修正均数再作比较。这就是多因素设计资料的协方差分析。也就是说，在实际工作中，如遇到不能或未曾借助实验设计有效控制，但被认为对实验效应有影响的因素，统计分析时须对其加以控制。现以拉丁方设计资料为例说明

多因素设计资料的协方差分析，其他类型的多因素设计资料与此方法基本一致。

例 13-5　第 10 章中列举了一个关于不同受试者在不同时间，穿不同防护服对脉搏作用的拉丁方试验资料（例 10-2）。假若怀疑受试者体重对脉搏有影响，其是一个未曾借助实验设计有效控制的协变量，统计分析时欲对其加以控制。

表 13-8　拉丁方资料方差分析表

变异来源	SS	ν	MS	F	P
日期间	508.07	4	127.02	2.9	>0.05
受试者间	2853.67	4	713.42	16.27	<0.01
防护服间	218.02	4	50.51	1.24	
误差	526.15	12	43.85	43.85	
总	4105.91	24			

经方差分析，只有不同受试者间差异有统计学意义（表 13-8），现欲分析控制体重混杂因素后，不同日期间脉搏有无统计学差异。分析步骤如下：

1. *计算处理与误差合计的离均差平方和与积和*　本例为日期＋误差，其中体重为协变量 X，脉搏为分析变量 Y。X 的离均差平方和（SS_{XX}），X、Y 的离均差积和（SS_{XY}）已经求得、见表 13-9 第 3、4 列，Y 的离均差积和来自表 13-7（见表 13-9 第 5 列）。

$$SS_{XX}=295.34+124.66=420.00$$

$$SS_{XY}=176.89+207.45=384.34$$

$$SS_{YY}=508.07+526.15=1034.22$$

表 13-9　例 13-4 的平方和与积和

变异来源	ν	SS_{XX}	SS_{XY}	SS_{YY}
日期间	4	295.34	176.89	508.07
受试者间	4	578.67	1425.23	2853.67
防护服间	4	109.45	108.25	218.02
误差	12	124.66	207.45	526.15
日期＋误差	16	420.00	384.34	1034.22

2. *计算回归残差平方和及自由度*　按（公式 13-7），结果见表 13-10。

$$SS=\sum(Y-\hat{Y})^2=SS_{YY}-SS_{XY}{}^2/SS_{XX}$$

$$SS_{日期+误差}=1034.22-384.34^2/420=682.51$$

$$\nu=16-1=15$$

$$SS_{误差}=526.15-207.45^2/124.66=180.93$$

$$\nu=12-1=11$$

表 13-10 多因素设计资料协方差分析表

变异来源	残差平方和		
	ν	*SS*	*MS*
日期+误差	15	684.18	
误差	11	180.93	16.45
修正均数间	4	501.58	125.40

3. 计算修正均数间的残差平方和

残差平方和$_{(修正均数间)}$=残差平方和$_{(处理因素+误差)}$-残差平方和$_{(误差)}$ （公式 13-21)

$SS_{修正}=682.51-180.93=501.58$

$\nu=15-11=4$

4. 检验修正均数间有无差别

$$F=\frac{125.40}{16.44}=7.62$$

查 F 界值表得 $P<0.01$,可认为扣除各受试者体重影响后,不同时间作业工人的脉搏有差别。

5. 修正均数间的两两比较 方法同前,此处略。

二、多个协变量控制的协方差分析

上一章讨论的是关于对一个混杂因素(协变量)控制的协方差分析,如果在资料分析中,需将两个或两个以上混杂因素(协变量)进行控制,再分析不同组间修正均数间的差别,则可进行多元协方差分析,即多个协变量控制资料的协方差分析。

应用条件:各样本来自方差相同的正态总体;混杂因素与分析变量呈线性关系,各样本回归显著,且坡度相同。

现以对两个协变量的控制为例说明多元协方差分析的步骤。

例 13-6 试根据表 13-11 列出的初步计算结果,将食量和原始体重都化为相等,再比较三种不同饲料组大白鼠所增体重的修正均数。

表 13-11 三组大白鼠的食量、原始体重与增重的初步计算结果

饲料组	动物数	食量		原始体重		所增体重	
		$\sum X_1$	$\sum X_1^2$	$\sum X_2$	$\sum X_2^2$	$\sum Y$	$\sum Y^2$
第一组	12	3 266.8	914 414.52	1 012.2	86 395.94	445.2	21 204.72
第二组	12	3 295.5	928 816.85	1 061.5	94 806.75	548.4	31 065.56
第三组	12	5 908.8	2 985 150.24	1 072.0	97 532.50	1 424.9	185 992.25
合计	36	12 471.1	4 828 381.61	3 145.7	278 735.50	2 418.5	238 262.25

续表

饲料组	动物数	$\sum X_1X_2$	$\sum X_1Y$	$\sum X_2Y$
第一组	12	277 830.08	130 517.23	37 652.71
第二组	12	293 532.20	160 610.30	48 938.60
第三组	12	538 185.40	734 037.04	133 346.45
合计	36	1 109 547.68	1 025 164.57	219 937.76

本例欲将各组动物的进食量、原始体重都化为相等，然后比较各组所增体重的修正均数有无差别。则可先用多元线性回归方法，将进食量、原始体重与所增体重的关系找出来，求出进食量、原始体重化为相等时，各饲料组所增体重的修正均数，然后用方差分析检验各修正均数间有无差别。基本步骤如下：

1. *计算总的离均差平方和、积和*　方法同前，结果如表 13-12。

表 13-12　组间与组内之离均差平方和、积和

	离均差平方和			离均差积和		
	SS_{11}	SS_{22}	SS_{YY}	SS_{12}	SS_{1Y}	SS_{2Y}
总	508 150.08	3 862.18	75 786.36	19 816.03	187 349.14	8 607.886
组间	383 620.13	169.91	48 297.63	5 190.17	135 607.96	2 024.363
组内	124 529.95	3 692.27	27 488.73	14 625.86	51 741.18	6 583.523

如上两表中，有关符号的下标 1、2 分别表示第一协变量(食量)和第二协变量(原始体重)。

2. *计算各变量的离均差平方和、积和*　结果见表 13-6。

3. *计算总变异的偏回归系数及决定系数*　根据(公式 13-22、13-23、13-24)。

$$b_1=\frac{SS_{1Y}SS_{22}-SS_{2Y}SS_{12}}{SS_{11}SS_{22}-SS_{12}^2} \qquad \text{(公式 13-22)}$$

$$b_2=\frac{SS_{2Y}SS_{11}-SS_{1Y}SS_{12}}{SS_{11}SS_{22}-SS_{12}^2} \qquad \text{(公式 13-23)}$$

$$R^2=\frac{SS_{1Y}b_1+SS_{2Y}b_2}{SS_{YY}} \qquad \text{(公式 13-24)}$$

$$b_1=\frac{(187349.14)(3862.18)-(8607.886)(19816.03)}{(508150.08)(3862.18)-(19816.03)^2}$$

$$=0.3523$$

$$b_2=\frac{(8607.886)(508150.08)-(187349.14)(19816.03)}{(508150.08)(3862.18)-(19816.03)^2}$$

$$=0.4214$$

$$R^2=\frac{(187349.14)(0.3523)+(8607.886)(0.4214)}{75786.36}$$

$$=0.9188$$

$$\nu=35-2=33$$

4. 计算组内变异的偏回归系数及决定系数　根据(公式 13-22、13-23、13-24)。

$$b_1=\frac{(51741.18)(3692.27)-(6583.523)(14625.86)}{(124529.95)(3692.27)-(14625.86)^2}$$

$$=0.3854$$

$$b_2=\frac{(6583.523)(124529.95)-(51741.18)(14625.86)}{(124529.95)(3692.27)-(14625.86)^2}$$

$$=0.2566$$

$$R^2=\frac{(51741.18)(0.3854)+(6583.523)(0.2566)}{27488.73}$$

$$=0.7869$$

5. 求剩余平方和$\sum(Y-\hat{Y})^2$ 及自由度ν　列多元协方差分析表,如表 13-13 右侧部分。其中总平方和及组内平方和分别按(公式 13-5)计算。

$$\sum(Y-\hat{Y})^2=(1-R^2)SS_{YY}。 \quad (公式 13-25)$$

总　$\sum(Y-\hat{Y})^2=(1-0.9188)(75786.36)=6153.85$

$\nu=35-2=33$

组内$\sum(\bar{Y}-\hat{Y})^2=(1-0.7869)(27488.73)=5857.85$

$\nu=33-2=31$

自由度为左侧相应部分的自由度减 2;剩余平方和中总的减组内的即得修正均数间剩余平方和,自由度亦为相应两自由度之差。

表 13-13　协方差分析

变异来源	ν	SS_{XY}	R^2	剩　余		
				ν	$\sum(Y-\hat{Y})^2$	MS
总	35	75786.36	0.9188	33	6 153.85	
组间	2	48 297.63				
组内	33	27 488.73	0.7869	31	5 857.85	188.96
修正均数间				2	296.00	148.00

6. 求修正均数间及组内的剩余均方 MS　算法同前,即剩余平方和除以自由度之商。

7. 求 F 值,作出统计推断　查 F 界值表得 P 值,按所取检验水准作出推断结论。今修正均数间残差均方小于组内残差均方,则 F 值必定小于 1,故 $P>0.05$,说明将食物及初始体重化为相等后,三组间所增体重的修正均数无显著性差别。

8. 求各修正均数$\bar{Y}'_i$　按(公式 13-26)计算,必要时作两两比较。

$$\bar{Y}'_i=\bar{Y}_i-b_1(\bar{X}_1-\bar{X})-b_2(\bar{X}_2-\bar{X}) \quad (公式 13-26)$$

三组的修正均数分别为:

$\hat{Y}'_1=38.17-0.3854(272.23-346.42)-0.2566(84.35-87.38)=66.47$

$\hat{Y}'_2=45.70-0.3854(272.23-346.42)-0.2566(88.46-87.38)=73.09$

$\hat{Y}'_1=118.74-0.3854(492.40-346.42)-0.2566(89.33-87.38)=61.98$

第六节　关于协方差分析的应用

一、对资料的条件判断

1. *判断资料属何类设计，是否符合正态分布、方差齐性*　协方差分析是针对计量资料的分析方法，因此，首先要判断资料是非属于计量的，同时判断资料是否符合计量资料分析的基本条件-正态分布、方差齐性。判断方法用正态性检验和方差齐性检验。

2. *是否有混杂因素，即协变量存在，且协变量是否为可准确测定的*　如无协变量存在，则应用相应设计方案的一般方差分析。如果存在协变量，则进一步判断可否作协方差分析。

3. *分析变量 Y 和协变量 X 是否有线性关系*　首先应该用专业知识判断 X 与 Y 是否可能存在线性关系，必要时用统计方法对此关系作出推断。统计方法有图示法，相关系数检验法和回归系数检验法。

图示法是按组作 X 与 Y 的散点图，并作出回归线，可直观了解两变量间有无线性关系。虽然判断有一定主观性，有时难下定论，但多数情况下不失为较简便明了的有效方法。

直线相关、回归分析中已介绍：同一资料相关系数 r 与回归系数 b 的检验是等价的。如总体相关系数不等于 0，则总体回归系数亦不等于 0。故可按前述的查表法或 t 检验法推断 r 是否来自 $\rho=0$ 的总体，得到 β 是否为 0 的结论。所以用相关系数检验法代替回归系数检验法。

回归系数检验法是直接检验假设 $\beta=0$，很容易理解，但计算较复杂。

4. *判断各组回归线是否平行*　可用目测法或最小二乘法对每一组分别拟合回归直线，并作图。据图初步判断各回归线是否平行或大致平行。如果用简单判断法难以作结论，则可用假设检查来比较各斜率有无差别。

通过对分析资料的判断，如符合协方差分析的应用条件，则根据资料的设计方案，进行相应方法的协方差分析。如果不符合协方差分析的应用条件，则采取相应方法的处理。

二、不满足条件时的处理

1. *不符合正态分布、方差齐性*　进行一定方式的变量变换。

2. *X 与 Y 不满足线性关系*　通常情况下可对 X 或 Y 或者两变量作适当的变量变换，使之符合线性关系。有的情况下，不符合线性关系仍可作协方差分析。例如比较组的 X 值相差不大，两曲线平行，过$\bar{X}_1$、$\bar{X}_2$ 作曲线的切线时，两切线基本平行，这时作协方差分析，就是作两切线间距离的比较，可直接进行，不必作变量变换。如两组 X 相差大，虽然两曲线平行，但切线不平行（经目测或检验判断），这时作协方差分析应考虑作变量的线性变换。

3. *比较组间的回归线不平行*　此时，可分别计算各组的回归方程，得到：

$$\hat{Y}'_1=\bar{Y}_1+b_1(X-\bar{X}_1)$$

$$\hat{Y}'_2=\bar{Y}_2+b_2(X-\bar{X}_2)$$

两方程之差：

$$\hat{d}=\hat{Y}'_1-\hat{Y}'_2=\bar{Y}_1-\bar{Y}_2+b_1(X-\bar{X}_1)-b_2(X-\bar{X}_2)$$

此处 X 可根据专业知识选定，一般可选择需比较的某几个值，一经确定 X，代入上式，可求得 d 的值，即在 X 处两修正均数之差，然后用 t 检验，检验 d 与 0 的相差有无意义，其标准误的计算按下式：

$$S_d^2=\frac{SS_p}{(n-k-2)}[\frac{1}{n_1}+\frac{1}{n_2}+\frac{(X-\overline{X}_1)^2}{(SS_{XX})_1}+\frac{(X-\overline{X}_2)^2}{(SS_{XX})_2}] \quad \text{(公式 13-27)}$$

$$t=\frac{d}{\sqrt{s_d^2}} \quad \text{(公式 13-28)}$$

自由度 $\nu=n-k-2$，查 t 界值表判断结果。

对于一些复杂情形，以上方法就不便处理了。应针对具体情况，判断处理因素与协变量 X 间是否存在交互作用，采用多因素综合方法。

本章学习要点

1. 协方差分析的基本思想。
2. 协方差分析的应用条件与分析步骤。
3. 随机区组设计总变异的分解。
4. 多个处理因素资料的协方差分析与多个协变量控制的协方差分析的含义。

（王春生　王福彦）

第14章 生存分析

chapter 14

临床实例 14-1

某医师采用手术疗法治疗 12 例宫颈癌患者，随访时间(月)记录如下：

1,2,3,4,5,7,8$^+$,11$^+$,15,18,33$^+$,36,38$^+$。

注：不带"＋"号者表示已死亡，即完全数据，带"＋"号者表示截尾数据。

问题：

1. 这种随访类型资料和以前所涉及的资料有何不同？

2. 试作生存分析(估计各时点生存率及其标准误、各时点总体生存率的95%可信区间、中位生存时间，并绘制生存曲线)。

对于急性病的疗效考核，一般可以用治愈率、病死率等指标来评价，但对于肿瘤、结核及其他慢性疾病，其预后不是短期内所能明确判断的，这时可以对病人进行长期随访，统计一定期限后的生存和死亡情况以判断疗效，这就是生存分析。

生存分析是用于以处理生存时间(survival time)为反应变量、含有删失数据一类资料的统计方法。所谓生存时间，狭义地讲是从某个标准时点起至死亡止，即患者的存活时间。例如，患有某病的病人从发病到死亡或从确诊到死亡所经历的时间。广义地说，"死亡"可定义为某研究目的"结果"的发生，如宫内节育器的失落，疾病的痊愈，女孩月经初潮的到来等(生存分析中往往统指各"死亡"为失效)。此类资料的生存时间变量多不服从正态分布，且常含有删失值，故不适于用传统的数据分析方法如 t 检验或线性回归进行分析。根据不同的研究目的和资料类型，可采用不同的分析方法，如寿命表、Kaplan-Meier 法、Cox 回归模型等分析方法进行分析。

第一节 生存分析的基本概念

疾病预后研究往往需要对研究对象做较长时间的随访观察。一部分研究对象可以观察到结局，所提供的信息是完全的，称为完全数据；但也常常有一部分病人，因死于其他疾病、中途失访，或到研究结束时仍未出现结局，不能提供完全信息，称截尾数据。此时，若仍采用前述方法计算评定预后的指标，截尾数据将不能有效地被利用。因此，对于预后研究资料，既要充分利用截尾数据的信息，又要把与结局紧密关联的时间考虑在内。这种将事件发生的结果与随访时间两个因素结合在一起进行分析的一种统计方法，称为生存分析。

(一)疾病预后评价指标

疾病结局具有复杂性及多样性，可以表现为痊愈、死亡、缓解、复发、恶化、功能丧失等等。根据疾病结局的不同，评定疾病预后的指标也有所不同，概括起来主要有以下几种：

1. 病死率(case-fatality rate)　是指在某病患者中死于该病者所占的比例。主要用于病程短且易引起死亡的疾病，常见的有急性传染病、急性中毒、生存期很短的癌症、心脑血管疾病的急性期等。

$$病死率=\frac{某时期某病的死亡人数}{同时期患某病的患者人数}\times 100\% \quad (公式 14\text{-}1)$$

2. 治愈率(cure rate)　指经治疗后某病患者中治愈者所占的百分比。多用于病程短不易引起死亡的疾病，如多数传染性疾病。

$$治愈率=\frac{治愈的患者人数}{患该病接受治疗的患者总数}\times 100\% \quad (公式 14\text{-}2)$$

3. 缓解率(remission rate)　指病情缓解至已不再检出该病的患者数占观察患者总人数的百分比。

$$缓解率=\frac{病情缓解至已不再检出该病的患者数}{观察的患者总数}\times 100\% \quad (公式 14\text{-}3)$$

4. 复发率(recurrence rate)　疾病经过一定的缓解或痊愈后又重复发作的患者数占观察患者总数的百分比。

$$复发率=\frac{复发的患者例数}{接受观察的总患者例数}\times 100\% \quad (公式 14\text{-}4)$$

5. 功能丧失率(function losing rate)　指发生肢体或器官功能丧失者占观察患者总数的百分比。

$$功能丧失率=\frac{功能丧失患者数}{接受观察的患者总数}\times 100\% \quad (公式 14\text{-}5)$$

缓解率、复发率、功能丧失率常用于病程长、低死亡的疾病，多数的慢性非传染性疾病属于此类。其病情复杂，预后多样。

(二)基本概念

1. 失效事件　泛指干预措施失效的事件，也称为失败事件，如急性白血病患者化疗缓解后的复发。在研究设计时对失效事件做出明确规定。

2. 生存时间　即随访观察持续的实足时间，用符号“t”表示。根据疾病特征可以用天、周、月、年作为时间单位。如某肝癌患者 2009 年 6 月 7 日进入随访，2009 年 7 月 12 日死于肝癌，该患者的生存时间记作 $t=36$ 天；又如某肺癌患者手术日开始随访，3 年后死于急性心肌梗死，该患者的随访结果为截尾数据，生存时间记作 $t=3^{+}$ 年。

3. 生存率　指某个观察对象活过 t 时刻的概率。研究中规定的失效事件不同，计算的指标可以是生存率、缓解率、有效率等。如白血病化疗疗效的评价指标常用缓解率，失效事件是复发，此时生存率就是缓解率。生存率的符号为 $P(X>t)$，如 $P(X>6)$ 表示研究对象活过 6 天(或月、年)的概率。一般癌症用 5 年生存率表示预后。

$$n\text{年生存率}=\frac{\text{随访满}n\text{年尚存活的病例数}}{\text{随访满}n\text{年的病例数}}\times 100\%$$（公式 14-6）

(三)生存分析的内容

生存分析的内容包括生存过程的描述、比较和对影响生存因素的探讨。

1. *描述生存过程*　通过计算生存率、中位生存时间及绘制生存曲线描述生存过程。

当随访病例数较少时,生存率的计算常采用 Kaplan-Meier 法。当样本较大时,随访病例的生存时间常可按年、月或日进行分组,可按寿命表法计算生存率,其基本原理是首先求出患者在治疗后各时期的生存概率,然后根据概率的乘法原理,将各时期生存概率相乘,即得到患者进入观察后活过各时点的生存率。

中位生存时间,即生存时间的中位数,表示刚好有 50%的个体其存活期大于该时间。中位生存时间越长,表示疾病的预后越好。

如果以生存时间为横轴,生存率为纵轴绘制生存曲线,可获得有关疾病过程任何时刻的生存率,提供更充分的信息。生存曲线是一条下降的曲线,分析时应注意曲线的高度和下降的坡度。平缓的生存曲线表示生存率高且生存期较长,陡峭的生存曲线表示生存率低且生存期较短。

2. *比较生存过程*　即对不同分组样本的生存率进行比较。各样本的生存率可以从生存曲线图直观地比较,也可采用时序检验、分层分析或多因素分析来校正混杂因素。

当有两个或两个以上的生存分布时,我们常需比较它们是否来自同一生存分布,此时的检验假设 H_0 为样本所来自的总体生存分布相同。可选用的检验方法有:Logrank 法,广义 Wilcoxon法,和 Cox-Mantel 法等。当拒绝 H_0 时,认为几个生存分布不相同。

3. *预后因素分析*　通过不同组间生存率的比较,可以对影响预后的因素做出初步分析。由于疾病的结局与很多预后因素有关,各种预后因素间可能相互影响,因此,为全面正确地衡量预后因素的作用,可采用多因素分析。在预后因素研究中,Cox 回归分析方法最为常用。

(四)生存分析方法

1. *非参数法*　主要有二个,即乘积极限法(Kaplan-Meier)与寿命表法(life table),前者主要用于观察例数较少而未分组的生存资料,后者适用于观察例数较多而分组的资料,不同的分组寿命表法的计算结果亦会不同,当分组资料中每一个分组区间中最多只有 1 个观察值时,寿命表法的计算结果与乘积极限法完全相同。非参数法只能得到某几个时间点上的生存函数,再用直线联起来,画出的生存曲线是呈"梯"形的。

2. *参数法*　可求出一个方程表示生存函数 $S(t)$和时间 t 的关系,画出的生存曲线是光滑的下降曲线。

3. *半参数法*　介于参数法和非参数法之间,一般多属于多因素分析方法,用于探讨预后影响因素,其经典方法是上面提到的 Cox 回归分析。

第二节　寿命表法

寿命表法适用于随访的病例数较多,将资料按生存期进行分组,在分组的基础上计算生存率,也能用于不分组的资料,此时计算结果与积限法相同。

寿命表法的基本原理是采用编制队列寿命表的原理计算生存率。首先计算患者从随访日期至各时期的生存概率${}_nP_0$，即活过 x 时期的患者再存活 n 时期的概率；然后假定患者在不同时期内是否生存的事件是相互独立的，根据概率论中的乘法定律将各时期的生存概率${}_nP_x$ 相乘，获得自观察开始到不同时期的累计生存率。即

$${}_nP_0 = {}_1P_0 \times {}_1P_1 \times {}_1P_2 \times {}_1P_3 \times \cdots {}_1P_{n-1}$$

实际工作中，许多随访时间是 1 次/年或 1 次/月，随访结果只有某年或某月的观察人数、发生死亡事件人数和截尾人数，而没有每个观察对象确切的生存时间（完全数据和截尾数据），即只能获得按随访时间分组的资料。另外，当样本含量较大（如 $n \geqslant 50$）时，采用乘积极限法估计其生存率及其标准误较为繁琐，也可先将原始资料按照生存时间分组后再进行分析。实际上寿命表法的提出早于乘积极限法，可看作乘积极限法的一种近似。它也是一种非参数法，适用于分组生存资料。下面结合实例说明该方法的应用。

例 14-2 某医师对 110 例原发性肺癌患者确诊后进行随访，得资料见表 14-1 第 2 栏到第 4 栏，试估计各时点生存率及其标准误、各时点总体生存率的 95%可信区间、中位生存时间，并绘制生存曲线。

表 14-1 寿命表法估计生存率及其标准误计算表

序号 k (1)	确诊后月数 t_k (2)	期内截尾人数 C_i (3)	期内死亡人数 D_i (4)	期初观察人数 L_i (5)	校正人数 N_i (6)	死亡概率 q_i (7)	生存概率 p_i (8)	生存率 $S(t_i)$ (9)	标准误 $SE[S(t_i)]$ (10)
1	0～	1	25	110	109.5	0.228 3	0.771 7	0.771 7	0.040 1
2	1～	2	21	84	83.0	0.253 0	0.747 0	0.576 5	0.047 5
3	2～	1	30	61	60.5	0.495 9	0.504 1	0.290 6	0.044 1
4	3～	2	18	30	29.0	0.620 7	0.379 3	0.110 2	0.031 1
5	4～	0	2	10	10.0	0.200 0	0.800 0	0.088 2	0.028 5
6	5～	1	1	8	7.5	0.133 3	0.866 7	0.076 4	0.027 0
7	6～	0	2	6	6.0	0.333 3	0.666 7	0.051 0	0.023 3
8	7～	2	0	4	3.0	0.000 0	1.000 0	0.051 0	0.023 3
9	8～	0	1	2	2.0	0.500 0	0.500 0	0.025 5	0.021 5
10	9～10	1	0	1	0.5	0.000 0	1.000 0	0.025 5	0.021 5

1. 计算生存率及其标准误　本例生存时间以月为单位，现对表 14-1 中各栏的含义解释如下：

第 1 栏为序号：本例 $i=1,2,3,\cdots,10$。

第 2 栏为确诊后月数 t_i。“0～”表示从确诊日起不满 1 月，“1～”表示确诊后满 1 月但未满 2 月，其他依此类推。

第 3 栏为期内截尾人数 C_i，表示确诊后满 t 月但未满 $t+1$ 月期间截尾的人数。如 $C_3=1$，表示确诊后满 2 月但未满 3 月期间有 1 例截尾。

第 4 栏为期内死亡人数 D_i，表示确诊后满 t 月但未满 $t+1$ 月期间发生死亡事件的人数。如 $D_1=25$，表示确诊后未满 1 月有 25 例死于原发性肺癌；$D_4=18$ 表示确诊后满 3 月但未满 4

月有 18 例死于原发性肺癌。

第 5 栏为期初观察人数 L_i，指 t 月初尚存活的病例数。此栏目自上而下相减求得，计算公式为

$$L_i = L_{i-1} - D_i - C_i \tag{公式 14-7}$$

如本例 $L_3 = L_2 - C_2 - D_2 = 84 - 2 - 21 = 61$，余类推。

第 6 栏为校正人数 N_i，相当于实际观察人月数。凡在 t 月内截尾的病例都被当作平均观察了半月时间，因此校正人数 N_i 等于月初观察人数减去当月截尾人数的一半，其计算公式为

$$N_i = L_i - C_i/2 \tag{公式 14-8}$$

如"2～"月组，$N_3 = L_3 - C_3/2 = 61 - 1/2 = 60.5$

"3～"月组，$N_4 = L_4 - C_4/2 = 30 - 2/2 = 29$，余类推。

第 7 栏为死亡概率 q_i，表示确诊后活满 t 月的病人在今后一个月内死亡的概率，其计算公式为：

$$q_i = D_i / N_i \tag{公式 14-9}$$

如 $q_3 = D_3 / N_3 = 30/60.5 = 0.4959$，表示确诊后活满 2 月的病人，在第三个月内死亡的概率为 0.4959，余类推

第 8 栏为生存概率 p_i，表示确诊后活满 t 月的病人在今后一个月内存活的概率，其计算公式为

$$p_i = 1 - q_i \tag{公式 14-10}$$

如 $p_3 = 1 - q_3 = 1 - 0.4959 = 0.5041$，余类推。

第 9 栏为 $i(t+1)$ 个月的生存率，表示确诊后活满相应时点的概率，依据概率的乘法定律，采用式(公式 14-10)计算。

$$s(t_k) = p(T \geqslant t_k) = p_1 p_2 \cdots p_k \tag{公式 14-11}$$

如 1 月生存率为 $S(t_1) = 0.7717$

2 月生存率为 $S(t_2) = p_1 * p_2 = 0.7717 \times 0.7470 = 0.5765$

3 月生存率为 $S(t_3) = p_1 * p_2 * p_3 = 0.7717 \times 0.7470 \times 0.5041 = 0.2906$，余类推。

第 10 栏为生存率的标准误 $SE[S(t_i)]$，其计算公式为：

$$SE[S(t_i)] = S(t_i)\sqrt{\frac{q_1}{p_1 \cdot N_1} + \frac{q_2}{p_2 \cdot N_2} + \frac{q_3}{p_3 \cdot N_3} + \cdots + \frac{q_i}{p_i \cdot N_i}} \tag{公式 14-12}$$

如 1 月生存率的标准误为：

$$SE[S(t_1)] = S(t_1)\sqrt{\frac{q_1}{p_1 \cdot N_1}} = 0.7717\sqrt{\frac{0.2283}{0.7717 \times 109.5}} = 0.0401$$

2 月生存率的标准误为：

$$SE[S(t_2)] = 0.5765\sqrt{\frac{0.2283}{0.7717 \times 109.5} + \frac{0.2530}{0.7470 \times 83}} = 0.0475$$

3 月生存率的标准误为：

$$SE[S(t_3)] = 0.2906\sqrt{\frac{0.2283}{0.7717 \times 109.5} + \frac{0.2530}{0.7470 \times 83} + \frac{0.4959}{0.5041 \times 60.5}} = 0.0441$$

余类推。

2. 估计各时点总体生存率95%的可信区间　求出各样本生存率及其标准误后，亦可根据正态近似原理，采用式(公式 14-12)估计其总体生存率的可信区间：

$$S(t_k) \pm u_\alpha SE[S(t_k)] \quad \text{(公式 14-13)}$$

如 3 月生存率的 95%可信区间为：

下限　$S(t_3)-1.96SE[S(t_3)]=0.2906-1.96\times0.0441=0.2042$

上限　$S(t_3)+1.96SE[S(t_3)]=0.2906+1.96\times0.0441=0.3770$

即原发性肺癌确诊后患者 3 月的生存率的 95 可信区间为(0.2042,0.3770)，即(20.42%，37.70%)。

同样要注意，对生存曲线右端尾部的生存率不宜用该法估计其总体生存率的可信区间。

3. 计算中位生存时间　由表 14-1 可见，中位生存时间估计在 2～3 月之间，采用内插法计算如下：

$$(2-3):(2-t)=(0.5756-0.2906):(0.5765-0.5)$$

$$t=2-\frac{(2-3)(0.5765-0.5)}{0.5765-0.2906}=2.3$$

即原发性肺癌确诊后患者的中位生存时间为 2.3 个月。

4. 生存曲线　分组资料的生存曲线是以生存时间 t 为横轴，生存率 $S(t_i)$为纵轴，绘制而成的连续型曲线，用以说明生存时间与生存率之间关系。

由于寿命表法与积限法的累积生存率及其标准误的计算公式完全相同，所以，当分组资料中每一个分组区间中最多只有 1 个观察值时，寿命表法就是积限法。

第三节　乘积极限法

一、生存资料描述

乘积极限法(product-limit)是一种非参数法，简称为积限法或 PL 法，它是由统计学家 Kaplan 和 Meier 于 1958 年首先提出，因此又称为 Kaplan-Meier 法(KM 法)，是利用条件概率及概率的乘法原理计算生存率及其标准误的。

下面就临床实例 14-1 说明乘积极限法对生存资料描述：

1. 计算生存率及其标准误　本例生存时间以月为单位，并将 t 月当作一个时点看待。现对表 14-2 中各栏的含义解释如下：

表 14-2　乘积极限法估计生存率及其标准误计算表

序号 k (1)	生存时间 t_k (2)	死亡数 d_k (3)	期初病例数 n_k (4)	死亡概率 q_k (5)	生存概率 p_k (6)	生存率 $S(t_k)$ (7)	标准误 $SE[S(t_k)]$ (8)
1	1	1	12	1/12	1-1/12	0.916 7	0.079 8
2	2	1	11	1/11	1-1/11	0.833 3	0.107 6
3	4	1	10	1/10	1-1/10	0.750 0	0.125 0
4	5	1	9	1/9	1-1/9	0.666 7	0.136 1

续表

序号 k (1)	生存时间 t_k (2)	死亡数 d_k (3)	期初病例数 n_k (4)	死亡概率 q_k (5)	生存概率 p_k (6)	生存率 $S(t_k)$ (7)	标准误 $SE[S(t_k)]$ (8)
5	7	1	8	1/8	1-1/8	0.583 3	0.142 3
6	8^+	0	7	0/7	1-0/7	0.583 3	0.142 3
7	11	1	6	1/6	1-1/6	0.486 1	0.155 8
8	15	1	5	1/5	1-1/5	0.388 9	0.152 0
9	18	1	4	1/4	1-1/4	0.291 7	0.141 7
10	33^+	0	3	0/3	1-0/3	0.291 7	0.141 7
11	36	1	2	1/2	1-1/2	0.145 8	0.134 8
12	38^+	0	1	0/1	1-0/1	0.145 8	0.134 8

第 1 栏为序号：本例 $i=1,2,3,\cdots,12$。

第 2 栏是将生存时间 t 由小到大顺次排列，如某时间既有完全数据又有截尾数据，将截尾数据排在后面。

第 3 栏为 t 月的死亡人数 d_i，如生存时间 t 为 5 个月时有 1 例死亡，相应的 $d_4=1$。截尾患者即使是已死亡，也非死于处理措施（手术疗法），所以相应的 $d=0$，如生存时间 t 为 8 月时有 1 例截尾，相应的 $d_6=0$。

第 4 栏为期初病例数 n_i，即恰好在 t 时点以前尚存活的病例数，如 t 为 5 月时对应的 $n_4=9$，表示恰好在 5 月时点前有 9 人存活。

第 5 栏计算各时点死亡概率 q_k，即恰好在 t 时点以前尚存活的患者在 t 时点上（第 t 个月）死亡的概率，其计算公式为 $q_i=d_i/n_i$。如“q_4”表示恰好在 5 月野战前尚存活的 9 例患者在 5 月时点上（实指治疗后第 5 个月的第 1 天到第 30 天）的死亡概率为 $q_4=1/9$。

第 6 栏计算各时点生存概率 p_i，即恰好在 t 时点以前尚存活的患者在 t 时点上（第 t 个月）继续存活的概率，其计算公式为 $p_i=1-q_i=1-d_i/n_i$。如 t 为 5 月时对应的 $p_4=1-q_4=1-d_4/n_4=1-1/9$。

第 7 栏计算各时点生存率 $S(t_k)$，即患者活过 t 时点的概率，依据概率的乘法定律，按（公式 14-11）计算。

如生存时间 t 为 4 月的生存率为：

$$S(t_3)=p_1\times p_2\times p_3=(1-1/12)(1-1/11)(1-1/10)=0.7500$$

第 8 栏为各时点生存率的标准误，其计算公式为：

$$SE[S(t_i)]=S(t_i)\sqrt{\frac{1-S(t_i)}{n_i-d_i}} \qquad \text{（公式 14-14）}$$

如 $S(t_3)$ 的标准误 $SE[S(t_i)]$ 为：

$$SE[S(t_3)]=S(t_3)\sqrt{\frac{1-S(t_3)}{n_3-d_3}}=0.7500\sqrt{\frac{1-0.7500}{10-1}}=0.1250$$

2. 估计各时点总体生存率的可信区间　救出各时点样本生存率及其标准误后，可用正态近似原理估计某时点总体生存率的可信区间，见（公式 14-13）。

如本例 4 月总体生存率的 95%可信区间为：

下限　$S(t_3)-1.96SE[S(t_3)]=0.7500-1.96\times0.1250=0.5050$

上限　$S(t_3)+1.96SE[S(t_3)]=0.7500+1.96\times0.1250=0.9950$

即手术治疗后宫颈癌患者4月生存率的95%可信区间为(50.50%,99.50%)。

注意:对生存曲线右端尾部的生存率不宜用该法估计其总体生存率的可信区间,因为生存曲线右端尾部的期初观察人数较少,用该法估计总体生存率的可信区间误差较大,可能会出现一些不合理的现象。

3. 中位生存时间的计算　由表示13-2可见,中位生存时间估计在7～11月,采用内插法计算如下:

$$(7-11):(7-t)=(0.5833-0.4861):(0.5833-0.5)$$

$$t=7-\frac{(7-11)(0.5833-0.5)}{0.5833-0.4861}=10.4$$

即采用手术治疗后宫颈癌患者的中位生存时间为10.4个月。

4. 生存曲线　未分组资料的生存曲线也称Kaplan-Meier曲线。它是以生存时间t为横轴,生存率$S(t_i)$为纵轴,绘制而成的连续型的阶梯形曲线,用以说明生存时间与生存率之间关系。图中水平横线的长短代表一个t时点到下一个t时点的距离,当最后一个时点的观察对象全部死亡时,曲线与横轴相交。生存曲线图可直观地比较各组观察对象的生存过程,也可对任意时刻的生存率作出粗略估计。

二、生存率的比较

当有两个或两个以上的生存分布时,我们常需比较它们是否来自同一生存分布,此时的假设检验为:

H_0:样本所来自的总体生存分布相同;H_1:样本所来自的总体生存分布不相同。

可选用的检验方法有:Logrank法,广义Wilcoxon法,和Cox-Mantel法等。当拒绝H_0时,认为几个生存分布不相同。

生存率比较的检验方法在SPSS中,Life Tables过程和Life Tables过程模块中均有其相应内容,因此,仅以Logrank检验为例说明基本原理与过程。

Logrank检验又称对数秩检验(Logrank test),其基本思想是,假定无效假设成立(两总体生存曲线无差别),则根据两种处理不同生存时间的初期观察人数和理论死亡概率计算出的理论死亡数,与实际死亡数应相差不大,否则无效假设不成立,认为两条生存曲线差异有统计学意义。对数秩检验可用于两个或多个样本生存曲线的比较,其检验统计量的计算公式如下:

$$\chi^2=\sum\frac{(A-T)^2}{T}\qquad\text{(公式 14-15)}$$

$$\nu=(\text{组数}-1)$$

式中A为实际死亡频数(actual frequency),T为理论死亡数(theoretical frequency)。

当比较的几个样本生存分布,全部为完全数据时,本检验又称为Savage检验。下面结合实例说明Logrank检验的计算步骤。

例14-3　22例肺癌患者经随机化分配到放疗组和放化疗联合组,从缓解出院日开始随访,随访时间(月)如下,试比较放疗组和放化疗联合组患者的生存曲线有无差别。

甲:放疗组 1,2,3,5,6,9,11,13,16,26,37。

乙:放化疗联合组 10,11,14,18,22,26,32,38,40,42。

先用乘积极限法求出两组患者不同时点的生存率,绘制生存曲线如图(略)。

1. 建立检验假设和确定检验水准　H_0:放疗组与放化疗联合组患者的总体生存曲线位置相同;H_1:放疗组与放化疗联合组患者的总体生存曲线位置不同。

2. 计算统计量 χ^2 值

(1)将两组患者按生存时间统一从小到大排序,并标明组别、死亡数、生存时间相同的甲乙两组列在同一行,如生存时间为 26 个月的患者有 2 例,甲组和乙组各一例,故甲乙两组在同一行;某时间点既有完全数据又有截尾数据,截尾数据排在后面。如生存时间为 11 个月时,甲组和乙组各一例,但乙组为截尾数据,故排在后面。见表 14-3 第 1-4 栏。

(2)列出各时点期初病例数,见表 14-3 第 5-7 栏。

(3)分别计算甲、乙两组各时点的理论死亡数,见表 14-3 第 8-9 栏。此处理论死亡数的计算公式,实际上就是 χ^2 检验中理论频数 T 的计算公式。

表 14-3　对数秩检验

序号	组别	生存时间	死亡数	期初病例数			理论死亡数	
		t	d	$n_甲$	$n_乙$	合计	甲	乙
(1)	(2)	(3)	(4)	(5)	(6)	(7)	(8)=(4)×(5)/(7)	(8)=(4)×(5)/(7)
1	甲	1	1	11	11	22	0.5000	0.5000
2	甲	2	1	10	11	21	0.4762	0.5238
3	甲	3	1	9	11	20	0.4500	0.5500
4	甲	5	1	8	11	19	0.4211	0.5789
5	甲	6	1	7	11	18	0.3889	0.6111
6	甲	9^+	0	6	11	17	0.0000	0.0000
7	乙	10	1	5	11	16	0.3125	0.6875
8	甲	11	1	5	10	15	0.3333	0.6667
9	乙	11^+	0	4	10	14	0.0000	0.0000
10	甲	13	1	4	9	13	0.3077	0.6923
11	乙	14	1	3	9	12	0.2500	0.7500
12	甲	16	1	3	8	11	0.2727	0.7273
13	乙	18	1	2	8	10	0.2000	0.8000
14	乙	22	2	2	7	9	0.4444	1.556
15	甲、乙	26	2	2	5	7	0.5714	1.4286
16	乙	32	1	1	4	5	0.2000	0.8000
17	甲	37^+	0	1	3	4	0.0000	0.0000
18	乙	38	1	0	3	3	0.0000	1.0000
19	乙	40^+	0	0	2	2	0.0000	0.0000
20	乙	42^+	0	0	1	1	0.0000	0.0000
合计							5.1282	11.8718

(4)计算 χ^2 值，先求出甲、乙两组理论死亡数的合计值。本例为 5.1282，11.8718。

$$\chi^2=\frac{(9-5.1282)}{5.1282}+\frac{(8-11.8718)}{11.8718}=4.19$$

$\nu=$(组数$-1)=2-1=1$

3. 作出统计推断　据自由度查 χ^2 界值表，得 $P<0.05$，拒绝 H_0。结合具体数据，可以认为：乙组(放化疗联合组)生存时间高于甲组。

第四节　Cox　回　归

Cox Regression，是一种专门用于多个因素对生存时间影响的多变量统计分析方法。

Cox 回归是 20 世纪 60～70 年代发展起来的、应用于生存资料分析的比例风险模型(the proportional hazard model)。1972 年，英国统计学家 D. R. Cox 的研究工作使得比例风险模型的理论和实用性更大地推进了一步。因此许多统计学者就把它称为 Cox 比例风险或 Cox 回归。其是一种半参数模型，与参数模型相比，该模型不能给出各时点的风险率，但对生存时间分布无要求，可估计出各研究因素对风险率的影响，因而应用范围更广。

一、Cox 回归分析基本原理

Cox 回归是生存分析中最重要的方法之一，其优点是适用范围很广以及便于做多因素分析。用于研究各种因素(称为协变量，或伴随变量等)对于生存期长短的关系，进行多因素分析。Cox 回归假定病人的风险函数如(公式 14-16)所示：

$$h_i(t)=h_0(t)\times\exp(\beta_1x_{i1}+\beta_2x_{i2}+\cdots\beta_px_{ip})\qquad(公式 14-16)$$

式中 $x_1,x_2,\cdots,x_p$ 是协变量；

$\beta_1,\beta_2,\cdots\cdots,\beta_p$ 是回归系数，由样本估计而得。$\beta_I>0$ 表示该协变量是危险因素，其越大使生存时间越短；$\beta_I<0$ 表示该协变量是保护因素，越大使生存时间越长。

$h_0(t)$为基础风险函数，它是全部协变量 $X_1,X_2,\cdots,X_m$ 都为 0 或标准状态下的风险函数，一般是未知的。

$h_i(t)$表示当各协变量值 X 固定时的风险函数，它和 $h_0(t)$成比例，所以该模型又称为比例风险模型(proportional hazard model)。

将 $h_0(t)$移到等式左边，并取自然对数，可得到：

$$\ln[h_i(t)/h_0(t)]=\beta_1x_{i1}+\beta_2x_{i2}+\cdots\beta_px_{ip}\qquad(公式 14-17)$$

从公式(公式 14-17)可以看出，β_i 的流行病学意义是：预后因素 X_{ij} 每改变一个测量单位时所引起的相对风险度改变的自然对数，与 logistic 回归模型中回归系数的意义相似。

同其他多元线性模型一样，Cox 回归最终是求出回归方程，即求出参数 β 的估计值 b，可采用极大似然函数法，常用 Newton-Raphson 迭代法。至于参数估计值 b 有无统计学意义，还需要进行假设检验，常用方法有 Score 检验、Wild χ^2 检验等。

与其他多元线性模型不同之处是，生存分析资料有截尾值 t_i^+，其只知道病人在 t_i 时刻尚存活，不知其确切死亡时间，因此用指示变量来定义 t_i 是否为完全数据。其赋值规则为：当病人在 t_i 时间上为完全数据(死亡、复发等)，赋值 1，为截尾值赋值 0。

二、COX 回归的应用

和 logistic 回归相似，COX 回归模型不用于估计生存率，主要用于因素分析。

1. *因素分析*　分析哪些因素(协变量)对生存期的长短有显著作用；对各偏回归系数作显著性检验，如显著，则说明在排除其他因素的影响后，该因素与生存期的长短有显著关系。

2. *相对危险度估计*　求各因素在排除其他因素的影响后，对于死亡的相对危险度(或比数比)。如某因素 X_i 的偏回归系数为 b_i，则该因素 X_i 对于死亡的比数比为 $\exp(b_i)$，当 X_i 为二值变量时，如转移(1＝转移，0＝不转移)，$\exp(b_i)$为转移相对于不转移对于死亡的相对危险度(或比数比)。

当 X_i 为等级变量时，如淋巴结转移，分 0，1，2，3，4 五个等级。$\exp(b_i)$为每增加一个等级，死亡的相对危险度，如等级 3 相对于等级 0 其死亡的相对危险度为：$\exp(3b_i)$。当 X_i 为连续变量时，如年龄(岁)，$\exp(b_i)$为每增加一岁时，死亡的相对危险度，如 60 岁相对于 35 岁其死亡的相对危险度为 $\exp(25b_i)$

3. *比较各因素的相对重要性*　比较各标准化偏回归系数 b_i'绝对值的大小，绝对值大的对生存期长短的作用也大。

4. *考察因素之间的交互作用*　如考察 XL 和 XK 之间的交互作用是否显著，再增加一个指标：$XLK = XL * XK$，如其偏回归系数 bLK 显著，则 XL 和 XK 之间的交互作用显著。

三、实 例 分 析

例 14-4　为了探讨乳腺癌术后的主要预后因素，某研究者随访观察了 39 例乳腺癌切除患者，随访内容包括病人的复发时间、结局及预后因素。原始资料见表 14-4。复发时间、结局及预后因素的定义及量化方法见表 14-5。试对该资料进行 Cox 回归分析。

表 14-4　39 例乳腺癌切除患者的复发时间资料

编号	X_1	X_2	X_3	X_4	t	d	编号	X_1	X_2	X_3	X_4	t
1	53	0	1	0	50	1	21	62	0	0	0	121
2	56	1	1	1	35	0	22	46	0	1	0	79
3	54	1	1	0	48	0	23	38	1	0	0	46
4	43	0	0	1	52	1	24	39	1	1	1	24
5	48	1	0	0	56	0	25	40	0	0	0	245
6	40	0	1	1	34	1	26	26	1	0	1	37
7	45	1	0	1	49	1	27	38	1	0	0	58
8	62	0	1	1	31	0	28	29	1	1	1	12
9	39	0	0	0	128	0	29	41	0	0	1	61
10	42	1	0	0	68	0	30	40	1	0	0	58
11	42	0	0	1	54	0	31	40	0	1	0	57
12	51	1	1	0	15	1	32	46	0	1	1	32
13	40	0	0	1	26	0	33	51	0	1	1	41
14	47	1	1	0	34	0	34	60	1	0	1	49
15	38	1	0	1	34	0	35	21	0	0	0	146

续表

编号	X_1	X_2	X_3	X_4	t	d	编号	X_1	X_2	X_3	X_4	t
16	32	0	1	0	68	0	36	34	0	0	0	214
17	47	1	0	1	13	0	37	27	0	0	0	251
18	38	0	0	0	89	1	38	35	1	0	1	42
19	29	1	1	1	19	1	39	46	0	1	1	59
20	25	0	1	0	67	0						

表 14-5　患者复发时间、结局及预后因素的定义及量化方法

变量	含义	量化值	
X_1	年龄	实测值/岁	
X_2	组织学类型	低分化 1	高分化 0
X_3	淋巴结转移	有 1	无 0
X_4	浸润程度	突破浆膜层 1	未突破浆膜层 0
t	复发时间	实测值/月	
d	结局	复发 0	截尾 1

Cox 比例回归模型计算十分复杂，需要用统计软件进行，本例 SPSS 分析结果如下：

Model if Term Removed

Term Removed		Loss Chi-square	df	Sig.
Step 1	x2	10.524	1	.001
Step 2	x2	10.496	1	.001
	x4	10.175	1	.001
Step 3	x2	10.236	1	.001
	x3	5.676	1	.017
	x4	12.848	1	.000

Variables in the Equation

		B	SE	Wald	df	Sig.	Exp(B)	95.0% CI for Exp(B)	
								Lower	Upper
Step 3	x2	−1.606	.523	9.430	1	.002	.201	.072	.559
	x3	−1.078	.458	5.530	1	.019	.340	.139	.836
	x4	−1.911	.561	11.599	1	.001	.148	.049	.444

Omnibus Tests of Model Coefficients[a]

Step	−2 Log Likelihood	Overall(score)			Change From Previous Block		
		Chi-square	df	Sig.	Chi-square	df	Sig.
3	117.015	25.495	3	.000	26.240	3	.000

a.Beginning Block Number 1.Method=Forward Stepwise(Conditional LR)

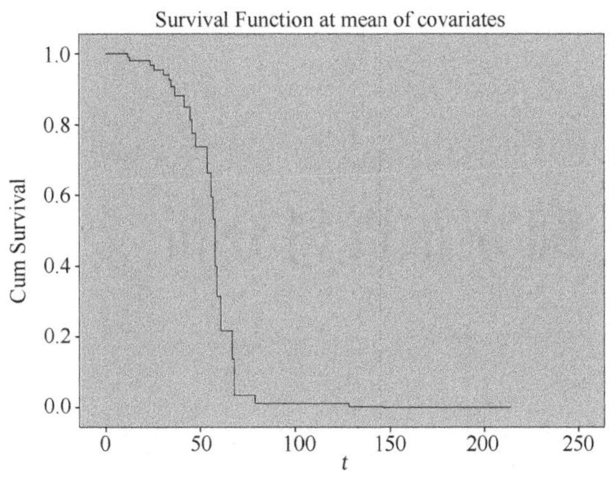

图 14-1　Cox 回归生存曲线

结果解释：

第一个表输出总例数、删失例数、失访例数（略）。

第二个表输出模型拟合迭代过程，可不管它。

第三个表输出（上表）对回归方程各参数 β 的估计值，标准误，Wald 卡方值，自由度，*OR* 值[Exp(B)]，Exp(B)的 95%可信区间。

由第三个表，随访观察的 X_1（年龄）、X_2（组织学类型）、X_3（淋巴结转移）和 X_4（浸润程度）4 个因素中，除 X_1 无统计学意义外，其他 3 个因素均有统计学意义。从各 b_j 值的符号来看，X_2、X_3 和 X_4 均是延长复发时间的不利因素（危险因素）。

图 14-1 是对回归模型的检验，另可输出自变量的相关矩阵，自变量的均数及其在不同模式下的取值。

本章学习要点

1. 生存分析的内容与方法。
2. 寿命表法的基本原理。
3. 何谓疾病预后及预后因素？预后因素与危险因素的关系。
4. 掌握寿命生存分析之命表法和乘积极限法。
5. Cox 回归分析基本原理与应用。

（程晓萍　王福彦）

第15章 圆分布资料分析

chapter 15

临床实例 15-1

某医院 1989 年正常分娩的 1197 名新生儿出生时辰资料如下（表 15-1）：

表 15-1 某医院 1989 年正常分娩儿昼夜时辰圆形分别计算

时辰	时间(时)	频数 f(个)
子	23～1	91
丑	1～3	91
寅	3～5	113
卯	5～7	106
辰	7～9	105
巳	9～11	132
午	11～13	113
未	13～15	109
申	15～17	90
酉	17～19	88
戌	19～21	76
亥	21～23	83
合计	—	1197

问题：

1. 这 1197 名新生儿平均出生时间？
2. 出生时间是否存在高峰期？
3. 新生儿出生时间的高峰范围？

第一节　圆形分布的应用

一、圆形分布的应用

圆形分布适用于角度、昼夜时间等资料的分析。医学中常见的用角度来表示的资料有：空间心电向量图的电轴、脑血流图的主峰角、上升角等。近年来，圆形分布法也用于确定疾病发生（或死亡）的高峰时间、妊娠妇女的分娩高峰时间、女学生月经初潮的高峰时间等。这类资料具有“周期性”，往往形成圆形分布。圆形分布资料的特点是：第一，角度、钟点等周而复始，没有真正的零点。例如，360°与 0°是重合的；24 时与 0 时也是重合的。第二，这类数据不能比较大小。例如，不能讲 90°方向大于 60°方向。圆形分布的资料不能用处理线性资料（例如，身高、体重、血压等）的方法来处理。假定有 3 个角度值：10°、30°、350°，若计算其算术均数则为(10°＋30°＋350°)/3＝130°，显然不合理。因为原始的 3 个角度都指向偏北方向，而算术均数 130°却指向东南方向。又如，两个胎儿娩出时间为 24 时和 1 时，用通常方法求平均数，其平均分娩时间为(24＋1)/2＝12.5 时，这是同样不合理的，因为两个午夜出生的胎儿，平均时间却在中午，此时算术均数已失去代表性意义。正确的做法是用圆形分布法求得前面 3 个角度资料的平均角为 10°（也指向偏北方）；后面两个胎儿娩出的平均值是 0 时 30 分（也在午夜附近）。显然，用圆形分布法描述角度资料的集中趋势是不容置疑的。

二、圆形分布的应用条件

(1)资料本身呈单峰分布。

(2)角度数据要准确到度；季节要准确到月、日；昼夜时间要准确到几点几分。

后两者虽未直接记为角度，但可以换算成角度。昼夜时间与角度的换算，1 小时相当于 15′，1 分钟相当于 0.25°或 15′；1 天则相当于 1°（为方便计算，一年按 360 天计）。

第二节　角的均数与标准差

一、角 的 均 数

一组圆形分布资料，如果有集中于某个时间内发生的倾向，这一倾向性可用角的均数表示。角的均数亦称为平均角，它是总体角均数 μ_α 的估计值。

为了求得 N 个角 $a_1, a_2, \cdots\cdots a_n$ 的平均角 α，可按下列步骤进行：

(1)首先进行三角函数变换，见表 15-2。

(2)把表中的合计分别代入公式 11-1、公式 11-2，求出 X、Y。

$$X=\frac{\sum\cos\alpha}{n} \tag{公式 15-1}$$

$$Y=\frac{\sum\sin\alpha}{n} \tag{公式 15-2}$$

再把 X、Y 代入式（公式 15-3），即可求得角均数 $\bar{\alpha}$。

$$\bar{\alpha}=\begin{cases}\operatorname{arctg}\left(\dfrac{Y}{X}\right) & \text{当 } X>0\\ 180^\circ+\operatorname{arctg}\left(\dfrac{Y}{X}\right) & \text{当 } X<0\\ 90^\circ & \text{当 } X=0,\text{且 } Y>0\\ 270^\circ & \text{当 } X=0,\text{且 } Y<0\\ \text{不定} & \text{当 } X=0,\text{且 } Y=0\end{cases}$$ （公式 15-3）

二、角的标准差

在计算平均角的基础上，用下式计算样本平均向量长度 r（注意：这里的 r 值不是相关系数），r 没有单位，r 的取值范围在 1～0。

$$r=\sqrt{X^2+Y^2}$$ （公式 15-4）

将 r 值代入公式 11-5 或公式 11-6，即可求出角的标准差，符号 S。S 表示离均差的测度。公式 11-5、公式 11-6 反映 r 与 s 有相对应的关系。

$$s=\sqrt{-2\ln r}\ \text{弧度}$$

$$s=\frac{180}{\pi}\sqrt{-2\ln r}\ \text{度}\quad\text{或}\quad s=57.29578\sqrt{-2\ln r}\ \text{度}$$ （公式 15-5）

$$s=\frac{180}{\pi}\sqrt{-4.60517\lg r}\ \text{度}\quad\text{或}\quad s=122.9548\sqrt{-\lg r}\ \text{度}$$ （公式 15-6）

第三节　角均数的假设检验

一、基本思想

角均数的假设检验要解决的问题是，在被抽样的总体里是否有一平均方向。

根据公式 11-3 求得的角均数 $\bar{\alpha}$ 是总体角均数的估计值，总体里是否存在平均方向，尚需通过假设检验才能做出判断，而不能仅根据样本角均数就下结论。若总体不存在平均方向，称圆形分布是均匀的；相反，若总体存在平均方向的话，则称圆形分布是不均匀的。因此，把这种假设检验又称为均匀性检验。只有在推断圆形分布是不均匀的前提下，角均数 $\bar{\alpha}$ 才是有意义的。角均数 $\bar{\alpha}$ 的假设检验是通过对样本 r 的假设检验来进行的。具体检验方法与步骤详见例 15-1。

二、两个或多个样本角均数间的比较

两个或多个样本角均数间的比较常采用 Watson-Williams 检验法。

应用时须注意以下两点：

(1)用来比较的必须是经均匀性检验有意义的样本角均数。

(2)本法较适用于 $K=2$（即有两个样本），合并的 r 值达 0.70 以上；以及 $K>2$，合并的 r 值达 0.45 以上的资料。

两个样本角均数间比较的具体检验方法按公式 11-7 计算统计量 F 值。

$$F=K\frac{(N-2)(R_1+R_2-R)}{N-R_1-R_2},\nu_1=1,\nu_2=N-2 \qquad (公式 15\text{-}7)$$

式中 N 为两样本含量 n_1 及 n_2 之和；R_1 与 R_2 由两样本分别按 $R=nr$ 算得；R 为两样本合并后求出的 R 值，K 为计算 F 值的校正因子，由 r 值查附表即得，当 $r=R/N$ 在 0.70 以上时，公式 11-7 较适用。

$$F=K\frac{(N-2)(\sum \mathrm{R}_j-\mathrm{R})}{(k-1)(N-\sum \mathrm{R}_j)},\nu_1=k-1,\nu_2=N-k \qquad (公式 15\text{-}8)$$

式中 K 为样本个数，N 为各样本含量之和；R_{j2} 由各样本分别按 $R=nr$ 算得；R 为 K 个样本合并后求出的 R 值，K 为计算 F 值的校正因子，由 r 值查附表即得，当 $r=R/N$ 在 0.45 以上时，公式 11-8 较适用。

三、实 例 分 析

观察人体生理现象的周期性变化情况，可作为分析人体生理和病理过程、诊治对预防疾病的重要参考和依据。过去多采用月旬构成比或月旬相对比来分析。这种分析方法不能够确切地提供某种生理现象分布的集中时点。本例用圆形公布统计方法，探讨胎儿娩出的时间与阴阳昼夜节律的关系，试图为中医时间生理学研究提供科学的统计方法。

例 15-2 本组资料为某年某医院正常分娩的胎儿时辰。采用圆形分布统计方法，即先确定每个时辰的组中值并转换成角度，分别求出其正弦和余弦值，再按上述公式求出平均角度 $\bar{\alpha}$ 及标准差 S。共统计 1197 名新生儿，其资料见表 15-2。

表 15-2　某医院 1989 年正常分娩儿昼夜时辰圆形分别计算

时辰	时间（时）	平均时间（时）	转换角度（度）	频数 f（个）	sinα	cosα	$f$sinα	$f$cosα
子	23～1	0	0	91	0.000	1.000	0.000	91.000
丑	1～3	2	30	91	0.500	0.866	45.500	78.806
寅	3～5	4	60	113	0.866	0.500	97.858	56.500
卯	5～7	6	90	106	1.000	0.000	106.000	0.000
辰	7～9	8	120	105	0.866	−0.500	90.930	−52.500
巳	9～11	10	150	132	0.500	−0.866	66.000	−114.312
午	11～13	12	180	113	0.000	−1.000	0.000	−113.000
未	13～15	14	210	109	−0.500	−0.866	−54.500	−94.394
申	15～17	16	240	90	−0.866	−0.500	−77.940	−45.000
酉	17～19	18	270	88	−1.000	0.000	−88.000	0.000
戌	19～21	20	300	76	−0.866	0.500	−65.816	38.000
亥	21～23	22	330	83	−0.500	0.866	−41.500	71.878
合计	—	—	—	1197	—	—	78.532	−83.022

计算公式：

$$X=\frac{\sum\cos\alpha}{n}\quad Y=\frac{\sum\sin\alpha}{n}\quad r=\sqrt{X^2+Y^2}$$

$$\bar{\alpha}=\begin{cases}\text{arctg}\left(\dfrac{Y}{X}\right) & \text{当 } X>0 \\ 180^\circ+\text{arctg}\left(\dfrac{Y}{X}\right) & \text{当 } X<0 \\ 90^\circ & \text{当 } X=0,\text{且 } Y>0 \\ 270^\circ & \text{当 } X=0,\text{且 } Y<0 \\ \text{不定} & \text{当 } X=0,\text{且 } Y=0\end{cases}$$

$s=\sqrt{-2\ln r}$ 弧度

$s=\dfrac{180}{\pi}\sqrt{-2\ln r}$ 度　或　$s=57.29578\sqrt{-2\ln r}$ 度

$s=\dfrac{180}{\pi}\sqrt{-4.60517\lg r}$ 度　或　$s=122.9548\sqrt{-\lg r}$ 度

由附表可知：

$\sum f\cos\alpha=-83.022$　$\sum f\sin\alpha=78.532$；

所以 $X=\dfrac{-83.022}{1197}=-0.069358395$　$Y=\dfrac{78.532}{1197}=0.065607351$

$r=\sqrt{(-0.069358395)^2+(0.065607351)^2}=0.095472046$

$\bar{\alpha}=180^\circ+\text{arctg}\dfrac{0.065607351}{-0.069358395}=136.5919868^\circ$

将其转换成时辰(即平均高峰时辰)即：

$136.5919868^\circ\times 24/360=9.106132453$ 时≈9 时零 7 分。即出生高峰在巳时。查“圆形分布界值表”，知 $r>r_{0.05}$，$P<0.05$。因此，可判断出生时辰存在高峰时点。

$s=122.9548\sqrt{-\lg 0.095472046}=124.1857949^\circ\times 24/360$

$=8.279052991$ 时≈8 时 17 分

用 $\bar{\alpha}\pm s$ 推测出生时辰高峰期为；0 时 50 分～17 时 24 分。

中医学关于人体阳气昼夜运行的规律是有根据的。从资料中看出，子时阳气复苏已渐有滋生之机，寅时则阳气生，卯、辰时则生机活泼，到巳时则阳气旺盛，巳时出生的新生儿最多。

例 15-3　某地某年 1034 名女学生月经初潮时间的月份分布资料。采用圆形分布统计方法，即先确定每个月的组中值并转换成角度，并分别求出其正弦和余弦值，再按上述公式求出平均角度 $\bar{\alpha}$ 及标准差 S。其资料见表 15-3。

表 15-3　某市女生月经初潮季节性分布的圆形分别计算

月份	月中位累计数	月中位累计日角度 α	sinα	cosα	月经初潮人数 f	fsinα	fcosα
1	15.5	15.29	0.2637	0.9646	68	17.9316	65.5928
2	45.0	44.38	0.6994	0.7147	79	55.2526	56.4613
3	74.5	73.48	0.9587	0.2844	72	69.0264	20.4768
4	105.0	103.58	0.9721	−0.2345	48	46.6608	−11.2560
5	135.5	133.64	0.7236	−0.6902	57	41.2452	−39.3414

续表

月份	月中位累计数	月中位累计日角度 α	$\sin\alpha$	$\cos\alpha$	月经初潮人数 f	$f\sin\alpha$	$f\cos\alpha$
6	166.0	163.72	0.2802	−0.9599	86	24.0972	−82.5514
7	196.5	193.81	−0.2387	−0.9711	124	−29.5899	−120.4164
8	227.5	224.38	−0.6994	−0.7147	127	−88.8238	−90.7669
9	258.5	254.47	−0.9635	−0.2678	108	−104.0580	−28.9224
10	288.5	284.55	−0.9679	0.2512	86	−83.2394	21.6032
11	319.0	314.63	−0.7117	0.7025	91	−64.7647	63.9275
12	349.5	344.71	−0.2637	0.9646	88	−23.2056	84.8848
合计	—	—	—	—	1034	−139.4675	−60.3081

计算公式：

$$X=\frac{\sum\cos\alpha}{n}\quad Y=\frac{\sum\sin\alpha}{n}\quad r=\sqrt{X^2+Y^2}$$

$$\bar{\alpha}=\begin{cases}\operatorname{arctg}\left(\dfrac{Y}{X}\right) & \text{当 } X>0\\ 180^\circ+\operatorname{arctg}\left(\dfrac{Y}{X}\right) & \text{当 } X<0\\ 90^\circ & \text{当 } X=0,\text{且 } Y>0\\ 270^\circ & \text{当 } X=0,\text{且 } Y<0\\ \text{不定} & \text{当 } X=0,\text{且 } Y=0\end{cases}$$

$$s=\sqrt{-2\ln r}\ \text{弧度}$$

$$s=\frac{180}{\pi}\sqrt{-2\ln r}\ \text{度}\quad\text{或}\quad s=57.29578\sqrt{-2\ln r}\ \text{度}$$

$$s=\frac{180}{\pi}\sqrt{-4.60517\lg r}\ \text{度}\quad\text{或}\quad s=122.9548\sqrt{-\lg r}\ \text{度}$$

由附表可知：

$$\sum f\cos\alpha=-60.3081\quad \sum f\sin\alpha=-139.4675;$$

所以 $X=\dfrac{-60.3081}{1034}=-0.058325\quad Y=\dfrac{-139.4675}{1034}=-0.134890$

$$r=\sqrt{(-0.058325)^2+(-0.134890)^2}=0.146960$$

$$\cos\bar{\alpha}=-0.396877\quad \sin\bar{\alpha}=-0.917869$$

$$\bar{\alpha}=180^\circ+66.62^\circ=246.62^\circ$$

将其转换成天数(即平均来潮高峰日)：

246.62×365/360=250.05 天。相当于 9 月 10 日。查“圆形分布界值表”，知 $r>r_{0.01}$，$P<0.01$，因此，可判断该地女学生月经初潮存在高峰季节。

$$s=122.9548\sqrt{-\lg 0.146960}=112.21^\circ=113.77\ \text{天}$$

用 $\bar{\alpha}\pm s$ 推测出生时辰高峰期为：246.62°±112.21°=136.28～363.82 天，相当于 5 月 6 日至 12 月 30 日。

本章学习要点

1. 圆形分布资料的特点与应用条件。
2. 角均数和角标准差的计算。
3. 角均数的假设检验。
4. 两个或多个角均数的比较。

（赵宏林）

第16章 现场研究资料分析

chapter 16

临床实例 16-1

某地进行了一次食管癌发病因素的研究，研究方法是选择确诊的食管癌患者和非患病者调查以往的危险因素。调查的因素重点是生活方式、饮食习惯等。其中吸烟、饮酒与食管癌关系的结果见表 16-1。

表 16-1　按病例与对照组是否吸烟、饮酒分层汇总

饮酒史	不吸烟			吸烟		
	病例	对照	合计	病例	对照	合计
饮酒	62(a_1)	207(b_1)	269(m_{11})	102(a_2)	190(b_2)	292(m_{12})
不饮酒	16(c_1)	241(d_1)	257(m_{01})	20(c_2)	138(d_2)	158(m_{02})
合计	78(n_{11})	448(n_{01})	526(t_1)	122(n_{12})	328(n_{02})	450(t_2)

问题：

1. 该研究为何种类型研究？
2. 现场研究后如何选择恰当的统计方法，对资料作出分析？
3. 除一般性描述和推断外，还应做哪些内容的分析？

前面讨论的是针对资料类型介绍相应的统计分析方法，在现场研究中，可能一次研究观察诸多的因素或指标，这些指标的类型、特点各有区别，因此，如何依据具体资料，做出恰当的综合性分析，是科研人员常常遇到的问题。另外，不同研究方法，亦有一些专门的分析内容。本章针对常用的现场研究方法，对其资料分析进行简要介绍。

第一节　病例对照研究资料分析

一、病例-对照研究概念

(一)概述

病例-对照研究属于观察性研究，它是分析流行病学最重要、最基本的研究类型之一。病

例-对照研究是以确诊患有某特定疾病的人群作为病例组，以不患有该病例且具有可比性的人群作为对照组，调查两组人群过去暴露于各种可能危险因素的情形，经统计学检验来判断疾病是否与暴露的危险因素有关联及其关联的程度，其研究过程是从研究总体中，在设计所规定的病例和对照人群中分别选取一定数量的研究对象，分析比较病例组、对照组人群的暴露史。在评估了偏倚对研究结果的影响之后，借助病因推断技术来推断出某个暴露因素对疾病的作用，而达到探索和检验疾病病因假说的目的。从研究时是否对研究对象进行匹配可将病例-对照研究分为两类。

1. 成组设计　在设计所规定的病例和对照人群中，分别选取一定数量的研究对象，分析比较病例组、对照组人群的暴露史。其特点是简单易行，可获得较多的信息，但结果易受一些混杂因素的干扰，影响结论的可靠性。

2. 匹配设计　在设计所规定的病例和对照人群中，为了消除已知的混杂因素对结果的干扰和影响，按病例的混杂因素水平选择 1 或 m 例匹配的对照，共同组成一个匹配组。其特点是节约样本含量而提高统计效率，但要避免匹配过度。

病例-对照研究有以下特点：病例-对照研究是一种回顾性调查研究；病例-对照研究是一种从“果”寻“因”的研究过程；病例-对照研究设有对照组。在病例对照研究中研究者和被研究者都已知疾病情况，因此，在研究过程中很容易受人为主观因素的影响而导致偏倚。偏倚主要有选择偏倚、信息偏倚和混杂偏倚三大种类。病例与对照的选择是病例-对照研究的一个重要环节。病例与对照的基本来源有两个方面：一方面来源是医院的现患病例，医院住院、门诊的病案及出院记录；另一方面是社区，社区的监测资料或抽查的人群资料。

（二）样本含量估算

1. 成组设计的样本含量估算　若已知对照组的暴露比例 π_1，优势比 OR，对照组例数与病例组例数之比 C。可按下列方法计算样本含量：

$$N=\frac{(1+\frac{1}{C})\pi_C(1-\pi_C)(Z_\alpha+Z_\beta)^2}{(\pi_2-\pi_1)^2} \quad \text{（公式 16-1）}$$

$$\pi_C=\frac{\pi_1+\pi_2}{2} \quad \text{（公式 16-2）}$$

$$\pi_2=\frac{\pi_1 OR}{1+\pi_1(OR-1)} \quad \text{（公式 16-3）}$$

Z_α 为第Ⅰ类错误概率为 α 时的标准正态临界；Z_β 为第二类错误概率为 β 时的标准正态临界。

2. 匹配设计的样本含量估算　可分为 1∶1配对设计和 1∶m 匹配设计两种。

以 1∶1配对设计：此时病例与对照暴露情况不一致的对子数才是有意义的，若已知对照组的暴露比例为 π_1，优势比 OR，可使用下列估算 1∶1配对设计的样本含量。

$$m=\frac{\left[Z_\alpha/2+Z_\beta\sqrt{\pi_C(1-\pi_C)}\right]^2}{(\pi_C-0.5)^2} \quad \text{（公式 16-4）}$$

$$\pi_C=\frac{OR}{1+OR} \quad \text{（公式 16-5）}$$

记 m 为结果不一致的对子数。则需要的总对子数 M 为：

$$M=\frac{m}{\pi_1(1-\pi_2)+\pi_2(1-\pi_1)} \qquad \text{(公式 16-6)}$$

二、基本步骤

病例对照研究资料分析，本质是比较患某病者与未患该病的对照者暴露于某可能危险因素的百分比差异，说明这些因素是否与该病存在联系。即比较一群“病例”与一群“对照”某暴露史的比例。

(1)在病例-对照研究中，如果病例组与对照组的暴露史只取有暴露和无暴露两水平，将资料归纳整理为四格表的形式。

(2)比较两组有暴露史的比例，看有无显著性差异，如有差异，可证明暴露因素与疾病存在联系，常用 χ^2 检验或校正 χ^2 检验。

(3)联系强度分析：描述暴露与疾病的联系强度的指标是相对危险度或比值比。

相对危险度(RR)：指暴露组发病或死亡率为非暴露组的倍数。其意义是 RR 值等于 1，表示暴露与疾病无关联，大于 1 说明暴露增加疾病的危险度，小于 1 说明暴露减少疾病的危险度。

$$RR=\frac{a/(a+b)}{c/(c+d)}=\frac{I_e}{I_0} \qquad \text{(公式 16-7)}$$

式中 I_e 表示暴露组的发病率；I_0 表示非暴露组发病率；a、b、c、d 分别表示病例组、对照组有、无暴露史的例数。

病例对照研究中一般无暴露组与非暴露组的观察人数，故不能计算发病率，亦不能直接计算相对危险度 RR，只能计算比值比(OR)估计相对危险度。OR 可以定义为病例组和对照组的两个暴露比值之比，即暴露优势比，用来估计发病优势比(RR)：

$$OR=\frac{a/(a+c)/c/(a+c)}{b/(b+d)/d/(b+d)}=\frac{ad}{bc} \qquad \text{(公式 16-8)}$$

OR 的意义同 RR，其值等于 1 时，表示暴露与疾病无关联，其大于 1 说明暴露增加疾病的危险度，小于 1 说明暴露减少疾病的危险度。

OR 值是用一次病例对照研究资料(样本人群)计算得来的一个点估计值，由于存在抽样误差，应按一定的概率(称可信度)来估计总体人群 OR 所在范围，即 OR 的可信区间(confidence interval，CI)。常用 Miettinen 法和 Woolf 法计算 OR 95% CI。两种方法计算结果基本一致，Miettinen 法计算简单，较为常用，公式如下：

$$OR\ 95\%\ CI=OR^{(1\pm 1.96/\sqrt{\chi^2})} \qquad \text{(公式 16-9)}$$

三、非匹配资料分析

(一)单暴露水平资料

例 16-2　Doll 和 Hill 在 1950 年报道了他们应用病例对照研究方法研究吸烟与肺癌的关系，他们选择了 709 例肺癌病人，709 例非肺癌病例做对照，由 4 名调查人员调查以往吸烟情况，结果见表 16-2。

$$\chi^2=\frac{(ad-bc)^2 n}{(a+b)(c+d)(a+c)(b+d)}=19.13 \quad P<0.001$$

$$OR=\frac{ad}{bc}=\frac{688\times 59}{650\times 21}=2.97$$

表明吸烟者患肺癌的危险性是不吸烟者的 2.97 倍，提示吸烟是肺癌的危险因素。

$$OR\ 95\%\ CI=2.79^{(1\pm 1.96/\sqrt{19.13})}\approx 1.834, 4.837$$

OR 95% CI 不包括 1 在内，且大于 1，提示该项研究 $OR=2.97$ 不是抽样误差造成的，可以认为吸烟是肺癌的危险因素。

表 16-2 吸烟与肺癌关系

	病例	对照	合计
吸烟	688	650	1338
不吸烟	21	59	80
合计	709	709	1418

(二)分级资料(多暴露水平)

当暴露水平按 K 个等级分类时，可以按照四格表的方法估计每个剂量水平的暴露与参照组的优势比，进行区间估计和假设检验。如果优势比可能随剂量水平增加(或减少)，可以进一步检验是否存在剂量-反应关系，即检验优势比与剂量水平是否线性相关。

例 16-3 Doll 和 Hill 研究吸烟与肺癌的关系，将暴露因素分级得如下资料(表 16-3)。

表 16-3 吸烟与肺癌关系

分组	每日吸纸烟数			
	0—	1—	5—	15—
病例	21(c)	40($a1$)	269($a2$)	379($a3$)
	(40)	(53.5)	(286)	(329.5)
对照	59(d)	67($b1$)	303($b2$)	280($b3$)
	(40)	(53.5)	(286)	(329.5)
合计	80	107	572	659

$\chi^2=\sum(A-T)^2/T=(21-40)^2/40+\cdots\cdots+(280-329.5)^2/329.5=41.75$

自由度$=(4-1)(2-1)=3$，$\chi^2_{(3)0.001}=16.266$，故 $P<0.001$，故可以认为肺癌的发生与每日吸烟量之间存在剂量-反应线性关系。故可以认为，随着每日吸烟量的增加，患肺癌的危险性也随之升高。

比值比：每日吸 1 支以上与不吸烟间　$OR_1=ad/bc=40\times 59/21\times 67=1.677$

每日吸 5 支以上与不吸烟间　$OR_2=59\times 269/21\times 303=2.494$

每日吸 15 支以上与不吸烟间　$OR_3=379\times 59/21\times 280=3.8$

四、配比资料分析

下面以 1∶1配比为例说明资料的分析。在暴露因素为二分类时，一对病例与对照的暴露状况可以归纳为：病例与对照都暴露，病例暴露两对照物暴露，病例无暴露而对照暴露和暴露与对照都无暴露四种。将 n 个对子按四种暴露状况的资料整理格式见表 16-4，首先理解何为配比及可能结果。联系强度估计见公式 16-4。

表 16-4 配比资料格式

对照	病例		对子数
	有	无	
有	a	b	$a+b$
无	c	d	$c+d$
合计	$a+c$	$b+d$	N

$$OR=c/b \qquad \text{（公式 16-10）}$$

必须注意 b 和 c 的含义：c 是病例暴露而对照不暴露的对子数，b 是对照暴露而病例不暴露的对子数，计算时一定颠倒。

例 16-4 1973 年底至 1974 年初湖北省某地区农村发生较多瘫痪病例，患者多为儿童与青壮年，认为是原因不明的脑动脉管炎，这种病例的地区分布与钩体病流行地区分布相符，武汉医学院流行病学教研室提出了钩体感染与脑动脉炎有关的假设，并采取配比病例对照来验证该假设，一个病例配一个对照，病例是原因不明的脑动脉炎患者，对照是与脑血管疾病无关的病人，配比条件为相同性别、住址、年龄。然后用补体结合实验了解以往钩体感染情况。结果见表 16-5。

表 16-5 脑动脉炎配比研究钩体补体结合反应结果

对照	脑动脉炎		对子数
	阳性	阴性	
阳性	4	1	5
阴性	39	19	58
合计	43	20	63

$$\chi^2=\frac{(|b-c|-1)^2}{(b+c)}=\frac{(|1-39|-1)^2}{(1+39)}=34.23 \quad OR=c/b=39$$

对于大样本（b+c>40），在零假设成立的条件下，这个统计量近似地服从自由度为 1 的卡方分布，根据统计量的大小不难判断是否拒绝 H_0。

五、分层分析

病例-对照研究容易受到各种混杂因素的影响。混杂往往造成疾病与暴露虚假的关联或掩盖疾病与暴露的真实关系。因此分层分析或多因素分析显得更为重要，当病例-对照研究资料按可能的混杂因素分层时，如果暴露只有二项分类，整个资料就分解为多个四个表，采用分层分析控制混杂因素。分层分析（stratification analysis）就是把病例组和对照组按可疑的混杂因素分为不同层次，再分别在每一层内分析暴露与疾病的关联强度，从而在一定程度上控制混杂因素对研究结果的影响。分层分析的内容如下。

(一)计算各层的 *OR*

利用公式 16-2 计算。当各层的 *OR* 值接近时,说明资料是同质的(各层的 *OR* 是否同质,可用 Woolf 的齐性检验法检验,具体计算方法参照有关书籍)。

(二)计算总的 *OR* 值

用 Mantel-Haensze 法。

$$OR_{\mathrm{MH}}=\frac{\sum(a_i d_i/t_i)}{\sum(b_i c_i/t_i)} \quad \text{(公式 16-11)}$$

(三)计算总的 χ^2 值

用 Mantel-Haenszel 提出的公式。

$$\chi^2_{\mathrm{MH}}=[\sum a_i-\sum E(a_i)]^2/\sum V(a_i) \quad \text{(公式 16-12)}$$

式中 $\sum E(a_i)$ 为 $\sum a_i$ 的理论值:$\sum E(a_i)=\sum m_{1i}n_{1i}/t_i$ (公式 16-13)

式中 $\sum V(a_i)$ 为 $\sum a_i$ 的方差:$\sum V(a_i)=\sum_{i=1}^{I}\frac{m_{1i}m_{0i}n_{1i}n_{0i}}{t_i^2(t_i-1)}$ (公式 16-14)

(四)估计总 *OR* 值 95%的可信区间

可用公式 16-9 计算。

例 16-5 对例 16-1 进行分层分析。

首先将表 16-1 数据合并,对饮酒与食管癌的关系做分析,具体数据如表 16-6。

表 16-6 饮酒与食管癌的关系研究资料整理表

饮酒史	病例	对照	合计
有	164	397	561
无	36	379	415
合计	200	776	976

$$\chi^2=\frac{(164\times379-397\times36)^2\times976}{561\times415\times1200\times776}=61.88;P<0.001。$$

$$OR=\frac{164\times379}{397\times36}=4.35$$

$$OR\ 95\%\ \mathrm{CI}=4.35^{(1\pm1.96/\sqrt{61.88})}=3.02,6.27$$

对资料进行分析,发现饮酒与食管癌有关联,但这一关系是否为真正的因果关系?可能由于混杂因素的影响掩盖了暴露与疾病之间真正的联系。因为以往研究吸烟与食管癌也有联系,而吸烟又与饮酒关系密切,所以可考虑吸烟可能是饮酒与食管癌关系研究中的一个混杂因素。分层分析提供了控制混杂因素的最基本的分析方法。

再次,将吸烟作为混杂因素,进行分层分析。资料见表 16-1。

各层的 *OR*:$OR_1=\frac{62\times241}{207\times16}=4.51;OR_2=\frac{102\times138}{190\times20}=3.70$

总的 *OR* 值:$OR_{\mathrm{MH}}=\frac{\sum(a_i d_i/t_i)}{\sum(b_i c_i/t_i)}=4.05$ (根据表 16-1 的数据)

总的 χ^2 值：$\chi^2_{MH}=[\sum a_i-\sum E(a_i)]^2/\sum V(a_i)=54.70$

OR 值 95%的可信区间：OR 95% CI=2.80～5.87

由上述分析可见，按照吸烟分层后的 χ^2_{MH} 和 OR_{MH} 比未分层的 χ^2(61.88)和 OR(4.35)低，但仍显示饮酒与食管癌之间的联系有统计学意义，因此结果提示，饮酒与食管癌之间有显著的关联性，吸烟是饮酒与食管癌之间的混杂因素，似能加强饮酒的作用。

第二节　队列研究资料分析

队列研究资料分析，本质是比较暴露组与非暴露组之间的某病发病率，说明暴露因素是否与研究疾病存在联系(表 16-7)。

表 16-7　队列研究资料整理表

组别	发病数	未发病数	合计	发病率
暴露组	a	b	$a+b=n_1$	a/n_1
非暴露组	c	d	$c+d=n_0$	c/n_0
合计	$a+c=m_1$	$b+d=m_0$	$a+b+c+d=N$	—

一、发病率的计算

(一)累积发病率

当观察人口比较稳定时，不论观察时间长短，以开始观察时的人口数作为分母，整个观察期内发病人数为分子，得到该观察期的发病率称累积发病率(cumulative incidence，CI)。可用同样的方法计算死亡率。

(二)发病密度

若观察人口不稳定，观察对象进入队列的时间不同，以及各种原因造成失访，人群产生了较大变动时，用开始时的人口数计算发病率是不合理的，此时可以用人时(person-time，PT)为单位计算率，这种发病率称为发病密度(incidence density，ID)。

$$发病密度=\frac{观察期间发病例数}{观察人时数}\times k \qquad (公式 16\text{-}15)$$

人时是把观察人数和时间综合起来作为观察单位。时间单位可以用年、月、日等，最常用年，即以人年(person-year)为单位计算发病率或死亡率。1 个观察人年是指一个研究对象观察满 1 年；10 个人年是指 1 个研究对象观察满 10 年，或 10 个研究对象观察满 1 年等。

暴露人年的计算有如下情况。

(1)样本较小，且对每个观察对象的随访年数不同，可以个人为单位直接计算人年，即先算出每个人随访人年数，再计算总人年数。

(2)动态人群，样本大，可用平均人数乘以观察年数得到总人年数，平均人数用相邻两时段人口的平均数或年中人数。以表 16-8 为例说明合计人年数的计算。

表 16-8　男性各年龄组各年末存活人数

年龄组（岁）	1972 12月 31日	1973 12月 31日	1974 12月 31日	1975 12月 31日	1976 12月 31日	1977 12月 31日	1978 1月 31日	1979 1月 31日	1980 12月 31日	1981 12月 31日	合计暴露人年数
<45	607	547	471	392	324	246	210	179	148	110	2 875.5
45～54	598	596	604	599	603	625	598	562	538	510	5 279
55～64	369	406	433	472	493	496	519	524	513	526	4 303.5
≥65	62	75	95	111	132	158	180	210	251	286	1 386
合计	1 636	1 624	1 603	1 574	1 552	1 525	1 507	1 475	1 450	1 432	13 844

引自：李婉先.流行病学，1984

以小于 45 岁组为例计算合计人年数：

(607＋547)/2＋(547＋471)/2＋(471＋392)/2＋(392＋324)/2＋(324＋246)/2＋(246＋210)/2＋(210＋179)/2＋(179＋148)/2＋(148＋110)/2＝2875.5 人年

若 9 年内共有 3 名 45 岁以下人死亡，男性 45 岁以下组的死亡率为：

$$死亡率=\frac{3}{2875.5}\times 10万/10万=104.3/10万人年$$

(3)寿命表法计算人年：大样本用寿命表法计算人年较为简便。详细内容请参阅有关的流行病学书籍。

二、显著性检验

用上述方法得到的率为样本率，需比较暴露组与对照组率的差异有无统计学意义。当样本含量足够大，而样本率又不太接近 0 或 1 时，可按正态分布的原理进行 u 检验。如果得到的率太小，也可用二项分布或泊松分布的原理进行检验，具体方法请参阅前面计数资料统计有关内容。

三、联系强度分析

(一)相对危险度(relative risk，RR)

也称危险比(risk ratio)或率比(rate ratio)，是暴露组发病率(或死亡率)与非暴露组(或对照组)的发病率(或死亡率)的比值。RR 的计算在病例对照研究中已叙述，见公式 16-7。

RR 值可信区间的计算，方法同病例对照研究。

RR 可信区间的计算除了估计变异范围的大小外，还有助于检验 RR 的意义，如果可信区间范围跨越 1，则暴露因素与疾病无关联，其意义与统计学假设检验差异无显著性的结果相同。

(二)归因危险度(attributive risk，AR)

又称特异危险度或率差(rate difference，RD)，为暴露组的率与非暴露组的率之差。归因危险度表示由于暴露增加或减少的率的大小。

特异危险度：$AR=I_e-I_0$　　（公式 16-16）

因 $RR=I_e/I_0$，$I_e=RR\times I_0$

所以，$AR=I_0(RR-1)$　　（公式 16-17）

RR 说明暴露对于个体增加疾病发生危险的倍数，具有病因学的意义。*AR* 则是对人群来说，由于暴露增加的超额危险的比例，具有疾病预防和公共卫生上的意义。

（三）特异危险度百分比（AR%）

说明在暴露者中由于暴露于某因素导致的发病或死亡占暴露者发病或死亡的百分比。

$$AR\% = (I_e - I_0)I_e \times 100\% \quad \text{（公式 16-18）}$$

$$\text{或 } AR\% = (RR - 1)/RR \times 100\% \quad \text{（公式 16-19）}$$

（四）人群归因危险度（population attributive risk，PAR）

表示在一定时期某个稳定人群新发生的病例中可以归因于某种暴露引起者所占的比例。可说明暴露对一个具体人群的危害程度以及消除这个因素可能使发病率或死亡率减少的程度。

$$PAR = I_t - I_0 \quad \text{（公式 16-20）}$$

式中 I_t 为全人群的发病率或死亡率，I_0 为非暴露组的发病率或死亡率。

（五）标准化死亡比

标准化死亡比（standardized mortality ratio，SMR）是实际死亡人数与预期死亡人数之比。当以某人群资料作为对照，研究对象数量较少且发病率较低时，无论观察期长短都不宜计算率，而应该以全人口死亡率作为标准，计算出该观察人群的理论死亡人数，即预期死亡人数，再统计观察人群中实际死亡人数，计算出标准化死亡比，以衡量发病或死亡的强度。

第三节　实验性研究资料分析

实验性研究资料分析，本质是比较处理组与对照组之间实验效应上的差别，说明处理因素是否与研究疾病存在联系。

一、描述性分析

（一）计数指标

临床试验常用的计数指标有治愈率、有效率、病死率、复发率、致残率、5 年或 10 年生存率等。

（二）计量指标

进行临床疗效评价的计量指标很多，如血压、血红蛋白等生理、生化指标等。计算均数，标准差等。

二、显著性检验

根据资料的性质和分析目的，选用相应的统计方法。临床试验结果评价就是对不同组间观察效应的分析。对于计数指标，两组比较用 u 检验和 χ^2 检验，多组间比较用行×列表的 χ^2 检验。对于计量指标，计算各组的平均值与标准差后，两组资料用 t 检验或 u 检验，多组资料用方差分析或秩和检验。

此外还可做某因素与观察效应的相关性分析，影响治疗结果的多因素分析等。

本章学习要点

1. 分析暴露因素与疾病联系强度指标及其意义。
2. 何谓分层分析。
3. 累积发病率与发病密度计算上的区别。

（王福彦　张　鹏）

第17章 诊断试验评价

chapter 17

临床实例 17-1

某医院心血管内科欲评价血清肌酸磷酸激酶(CPK)诊断心梗的准确性,以便在临床实际将其作为心梗的诊断依据之一,计划在该科就诊中、且疑似心梗者中进行。

问题:

1. 如何对 CPK 诊断心梗的准确性作出评价?
2. 现场研究后选择什么恰当统计方法和指标,对其作出分析?
3. 如果 CPK 诊断心梗有一定准确性,怎样对其诊断标准做出确定?

临床上对于疾病的确实诊断,除了依据患者的症状、体征以外,还要借助各种检查、检验手段,这些检查、检验手段统称为诊断试验(diagnostic test)。一种诊断试验可用于多种疾病的诊断,一种疾病的诊断往往需要借助多种诊断试验。如何对某一诊断试验对每一种疾病诊断的特征、准确度做出系统的理解认识,在临床上科学合理地应用,灵活地把握,提高诊断试验的效益与效率,就是对诊断试验研究与评价的内容。

第一节 诊断试验的评价方法

一、理论依据

就大多数诊断指标而言,在正常人中符合正态分布,在病人中也符合正态分布,但病人和正常人之间有部分重叠,如图 17-1 所示,*AB* 之间既有病人又有正常人,*A* 为病人的最低值,*B* 为正常人的最高值。如果我们把诊断标准定在 *A* 上,则有一部分正常人被判为病人,如果把诊断标准定在 *B* 上则有一部分病人被判作正常人。如果诊断标准定在 *C* 上则既有病人被判作正常人,又有正常人被判作病人。这就是临床上的误诊和漏诊问题。

例如,以舒张压为诊断指标在病人与正常人群中检查。如果将诊断标准定为 90mmHg,则有部分本是正常人,但按此标准被判为高血压病人。亦有部分本是高血压患者,但按诊断标准被判为正常。即有些人舒张压虽未超过 90mmHg,但是高血压患者。降低诊断标准,使正常人被判为高血压的比例增加;提高诊断标准,使病人被判为正常人的比例增加。这种分布上

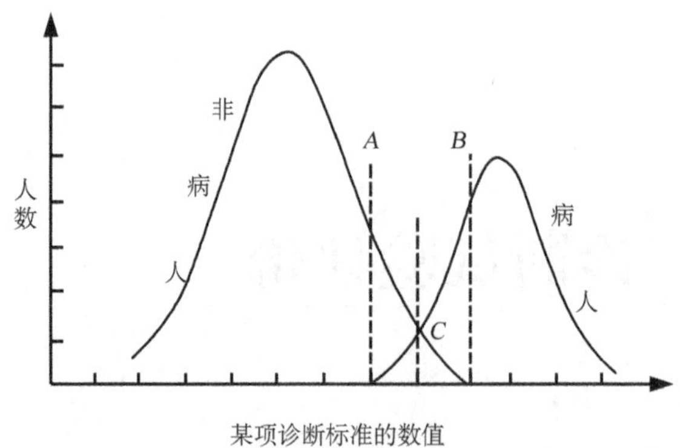

图 17-1　病人与病人诊断指标的分布示意图

的重叠是由于机体的个体差异所造成的。由于重叠使得临床疾病的诊断较为复杂。也由于分布的重叠，使得对诊断试验的研究和诊断标准的把握成为临床工作之必需。

正常人与病人间分布上的重叠是研究诊断试验的理论依据。对诊断试验研究的目的在于正确地认识重叠，制定合理的诊断标准，正确区分正常与异常，做出准确疾病诊断。

对一种诊断试验的研究与评价包括三方面内容，确定正常值范围；对诊断试验进行评价；确定诊断标准。

二、评价步骤

某一诊断试验在临床应用，或某一指标的正常值范围用于疾病诊断时，要对其做出评价，以了解其对疾病诊断的基本特征，来指导实际应用。

诊断试验评价最基本的方法是待评价的诊断试验所得结果与诊断该病的金标准(gold standard)进行同步测试和结果比较。因此评价方法分为三个步骤。

1. 确定金标准　对诊断试验进行评价理论上是该诊断试验测得的结果与实际有病或无病一致程度进行比较。但在工作中，实际谁有病、谁无病并不清楚，因此需要确定一个可以反映有病或无病实际情况的诊断方法，这就是金标准。所谓金标准是指当前医学界公认的，诊断某病最可靠、最权威的诊断方法。例如，肿瘤的诊断以组织学诊断结果为“金标准”；外科疾病以手术证实结果为“金标准”。

2. 选择研究对象　诊断试验评价的研究对象应包括病人和非病人，即按金标准诊断划分有病者和无病者。筛查试验的评价应从整个社会人群中选择研究对象。因为筛查试验的应用对象就是社会整个人群，其中包括某病患者与非患者。诊断试验则应选择患研究疾病的可疑人群或高危人群作研究对象，因为诊断试验应用对象就是可疑患者，即到医院就诊者。

3. 同步测试　对确定的每个受试对象，用金标准和被评价的诊断试验同时进行测试。可以理解，将受试对象用金标准诊断分为病人与非病人，而用待评价的诊断试验测试，在真正病人中有将其判断为病人(阳性)，有将其判为非病人(阴性)，即将其分为两部分。在真正非病人中待评价的诊断试验也将其判为两部分，病人(阳性)与非病人，将这四部分列入表 17-1 中。

表 17-1　按诊断试验结果将受试者分组

诊断试验判断结果	"金标准"诊断结果		合计
	病人	非病人	
阳性	a	b	$a+b$
阴性	c	d	$c+d$
合计	$a+c$	$b+d$	N

三、评价指标

诊断试验评价指标有两个方面，真实性和可靠性。

真实性(validity)指测量值与实际值的符合程度。这里的测量值就是待评价的诊断试验所得结果。实际值就是每个受试者实际上患某病或未患某病。这是一个理论上的概念，事实上是不知道的，所以是以"金标准"诊断结果作为实际值。评价真实性的具体指标有灵敏度、特异度等。

可靠性(reliability)指在相同条件下重复试验获得相同结果的稳定程度。具体指标有一致率等。根据表 17-1，具体评价指标如下：

(1)灵敏度$=\frac{a}{a+c}\times 100\%$　(公式 17-1)

灵敏度(sensitivity)也称敏感性，是指实际有病而诊断试验也正确地判为有病的百分率。即由金标准诊断为有病的病例组内，诊断试验检出阳性病例的比例，亦称该试验的真阳性率。灵敏度越高则漏诊率就越低，在分布图形中表现为病人的分布重叠入正常人分布的面积小。表示发现疾病能力强。

(2)特异度$=\frac{d}{b+d}\times 100\%$　(公式 17-2)

特异度(specificity)也称特异性，指实际无病而诊断试验正确地判为无病的百分率。即由金标准将诊断为无病的对照组内，诊断试验检出阴性者所占比例。亦称真阴性率。特异度越高则误诊率越低，在分布图形中表现为正常人的分布重叠到病人分布的部分少，表示把非病人判为病人的概率小，故也反映排除疾病的能力。

(3)误诊率(假阳性率)$=\frac{b}{b+d}\times 100\%$　(公式 17-3)

误诊率指实际无病，但被诊断试验判为有病的百分率，即在非病人组，被诊断试验判为病人的比例。也称假阳性率，一类误差。误诊率和特异度的关系是：特异度＝1-误诊率。

(4)漏诊率(假阴性率)$=\frac{c}{a+c}\times 100\%$　(公式 17-4)

漏诊率 指实际有病，但被诊断试验判为无病的百分率。也称假阴性率。在统计学检验中属二类误差。其和灵敏度的关系是：灵敏度＝1-漏诊率。

(5)粗一致率$=\frac{a+d}{a+b+c+d}\times 100\%$　(公式 17-5)

粗一致率(crude agreement)也称符合率，是病人中诊断正确与非病人中诊断正确总例数占受检者的比例,其反映试验的准确性,越接近 1,表示诊断试验和实际越符合。

(6)调整一致率 $=\frac{1}{4}\left[\frac{a}{a+b}+\frac{a}{a+c}+\frac{d}{c+d}+\frac{d}{b+d}\right]\times 100\%$ （公式 17-6）

调整一致率(adjusted agreement)表示意义同粗一致率,只是为了减少误差在计算上做了校正。

(7)阳性一致率 $=\frac{a}{a+b+c}\times 100\%$ （公式 17-7）

(8)阴性一致率 $=\frac{d}{b+c+d}\times 100\%$ （公式 17-8）

阳性一致率与阴性一致率分别表示两种诊断方法阳性者、阴性者的一致程度。

(9)约登指数(正确诊断指数)=(灵敏度+特异度)－1 （公式 17-9）

约登指数(youden′s index,r)是综合考虑诊断试验真实性的一个指标,分布在 0～1 间,其越接近 1,表示诊断结果和实际情况越符合。

(10)患病率 $=\frac{a+c}{a+b+c+d}\times 100\%$ （公式 17-10）

患病率 表示受试人群中患有研究诊断疾病的频率。如果是人群抽样研究则表示人群患病情况,如果是医院可疑患病就诊者作受试对象,则表示这类人群患所研究疾病的频率。

例 17-2 某医院心血管内科在最近一段时间共接诊了 360 名心梗疑似者,经金标准诊断 230 名为心梗患者,130 例不患心梗,为了评价血清肌酸磷酸激酶(CPK)诊断心梗的准确性,对每个就诊者同时作了 CPK 测试,结果是病人中 215 例 CPK 阳性,而非病人中 16 例 CPK 阳性,将结果列入表 17-2。

表 17-2 CPK 诊断心梗的真实情况

CPK 诊断定	心梗	非心梗	合计
阳性	215	16	231
阴性	15	114	129
合计	230	130	360

(1)灵敏度 $=\frac{215}{230}\times 100\%=93.48\%$

(2)特异度 $=\frac{114}{130}\times 100\%=87.69\%$

(3)误诊率 $=\frac{16}{130}\times 100\%=12.31\%$

(4)漏诊率 $=\frac{15}{230}\times 100\%=6.52\%$

(5)粗一致率 $=\frac{215+114}{360}\times 100\%=91.39\%$

(6)调整一致率 $=\frac{1}{4}(\frac{215}{231}+\frac{215}{230}+\frac{114}{129}+\frac{114}{130})\times 100\%=90.65\%$

(7)阳性一致率$=\frac{215}{215+16+15}\times100\%=87.40\%$

(8)阴性一致率$=\frac{114}{16+15+114}\times100\%=78.62\%$

(9)约登指数=(93.48%+87.69%)−1=0.8117

(10)患病率$=\frac{230}{360}\times100\%=63.89\%$

需要说明的是，此处的患病率是指到该医院心内科因疑似心梗而就诊人群患心梗的频率。与通常所说的某人群的患病率表示不同的含义。

四、灵敏度与特异度的关系

对诊断试验真实的评价，最主要的指标是灵敏度与特异度，这两个指标是矛盾的统一关系。从图 4-1 可以看出，如果将正常人与病人的分界线(诊断标准)右移(提高)，则特异度提高，但灵敏度下降；如果将分界线左移，则提高了灵敏度，但特异度降低。下面引用文献说明灵敏度与特异度关系(表 17-3)。

表 17-3　不同血糖水平诊断糖尿病的灵敏度、特异度

血糖水平标准(mg/dl)	灵敏度	特异度
90	98.6	7.3
100	97.1	25.3
110	92.9	48.4
120	88.6	68.2
130	81.4	82.4
140	74.3	91.2
150	64.3	96.1
160	55.7	98.6
170	52.9	99.6
180	50.0	99.8
190	44.3	99.8

引自：Lilienfeld A M. 1980

五、诊断试验的效益

评价某诊断试验的准确性及根据不同临床目的选择诊断方法时，主要参考的是灵敏度和特异度，但是当将某一诊断试验具体应用到临床实践后，临床医生所关心的就不再是诊断试验的灵敏度和特异度，而是其预测值，即诊断试验的效益问题。

(一)预测值的概念

预测值也叫预告值，是在将诊断试验应用到具体疾病诊断后，得到阳性或阴性结果时，对患者做出诊断中所参考的指标。其计算及含意如下：

$$阳性预测值=\frac{a}{a+b}\times 100\% \quad (公式 17\text{-}11)$$

$$阴性预测值=\frac{d}{c+d}\times 100\% \quad (公式 17\text{-}12)$$

阳性预测值(positive predictive value):由诊断试验检出的全部阳性例数中,真正患该病者所占比例。即从阳性结果中能预测真正患病的百分率。也可理解为当某一受检者诊断试验结果为阳性时,患病的概率。

阴性预测值(negative predictive value):由诊断试验检出的全部阴性例数中,真正没有患病者所占比例。即从阴性结果中可排除疾病的百分率。临床应用是在受检者得到阴性结果时排除患病的概率。如例 17-1:

阳性预测值=215/231×100%=93.07%

阴性预测值=114/124×100%=88.37%

阳性预测值 93.07%表示用肌酸磷酸激酶诊断心梗,结果阳性者中有 93.07%确实患心梗,或者说某受检者得到阳性结果时,有 93.07%的可能患心梗。阴性预测值 88.37%则表示结果为阴性者不患心梗的比例,既得到阴性结果时,排除患心梗的概率。

(二)预测值与灵敏度、特异度、患病率的关系

1. 预测值与患病率的关系　当灵敏度、特异度一定时,阳性预测值随着患病率的升高而升高,兹以 Sketch 所作冠状动脉狭窄的诊断研究为例,加以说明。

Sketch 取了 195 个受试者。动脉造影以动脉狭窄≥75%作为异常,而运动试验以心电图判断。结果见表 17-4。

表 17-4　在患病率高的人群中运动后心电图与冠状动脉造影的比较

心电运动试验	冠状动脉造影狭窄≥75%		合计
	+	−	
+	55(a)	7(b)	62
−	49(c)	84(d)	133
合计	104	91	195

引自:耿贯一.1998

灵敏度$=a/(a+c)=55/104=53\%$

特异度$=d/(b+d)=84/91=92\%$

患病率$=(a+c)/(a+b+c+d)=104/195=53\%$

阳性预测值$=a/(a+b)=55/62=89\%$

阴性预测值$=d/(c+d)=84/133=63\%$

上述例子的患病率为 53%,在患病率低的人群中,试验的诊断价值如下(表 17-5):

表 17-5　在患病率低的人群中运动后心电图与冠状动脉造影的比较

心电运动试验	冠状动脉造影狭窄≥75%		合计
	+	−	
阳性	55	42	97
阴性	49	478	527
合计	104	520	624

引自:耿贯一.1998

患病率=104/624=17%

阳性预测值=55/97=57%

阴性预测值=478/527=91%

当患病率降至 17%时,同一试验阳性预测值下降至 57%,阴性预测值上升至 91%。如果一个病人运动试验为阳性,很难预测他有显著的冠状动脉狭窄存在,而如为阴性则很可能排除他为冠状动脉狭窄患者。与表 17-4 的情况恰相反。

2. *预测值与灵敏度、特异度的关系*　当患病率一定时,预测值与灵敏度,特异度亦存在相互关系。以事例说明。

前面所例举的关于肌酸磷酸激酶(CPK)诊断心梗的数据是以 80IU 为标准,即大于 80IU 为阳性。若将标准改为 160IU 时,得如表 17-6 结果。

表 17-6　CPK 诊断心梗结果(以 160IU 为标准)

CPK 诊断	心梗	非心梗	合计
阳性	154	4	158
阴性	76	126	202
合计	230	130	360

灵敏度=154/230×100%=66.96%

特异度=126/130×100%=96.92%

阳性预测值=154/158×100%=97.47%

阴性预测值=126/202×100%=62.38%

前面已经求得当以 80IU 为标准时:

灵敏度=93.48%

特异度=87.69%

阳性预测值=93.07%

阴性预测值=88.37%

在此例中,同一批受试者,患病率相同(均为 63.89%),但在不同灵敏度与特异度情况下,预测值不同。提高诊断标准(由 80IU 提到 160IU),灵敏度降低,特异度升高,阳性预测值升高,而阴性预测值降低;相反在灵敏度高时,阴性预测值高。表明当使用灵敏度较高的诊断试验,而测试结果为阴性时,医生就有较大的把握认为就诊者不患所诊断的疾病。当采用特异度高的诊断试验,而得到阳性结果时,医生就有较大的把握认为就诊者患所诊断的疾病。

由上述讨论可知,预测值并非诊断试验本身的特点,而是由受试人群的患病率和诊断试验的真实性所确定。

3. 预测值的计算　预测值与患病率,灵敏度和特异度之间的关系,可用公式表示,即在已知诊断试验的灵敏度与特异度和受检者所属人群的患病率时可求得预测值。

$$\text{阳性预测值}=\frac{\text{患病率}\times\text{灵敏度}}{\text{患病率}\times\text{灵敏度}+(1-\text{患病率})(1-\text{特异度})} \quad \text{(公式 17-13)}$$

$$\text{阴性预测值}=\frac{(1-\text{患病率})\times\text{特异度}}{(1-\text{患病率})\times\text{特异度}+\text{患病率}\times(1-\text{灵敏度})} \quad \text{(公式 17-14)}$$

第二节　诊断标准的确定

通常用正常值范围作为划分正常与异常的标准,其存在一定问题。因为并非每一种疾病在人群中的患病率均为 2.5%;各种诊断指标在正常与异常间分布的重叠状况也不相同。因此在对诊断试验评价过程中,要进行该诊断试验标准的确定。

一、根据实际情况确定

根据实际情况确定诊断标准是以正常人群和病例的测量值的分布资料为基础,以前述的对灵敏度和特异度的不同要求,权衡漏诊、误诊的比例和利弊,经专家讨论后制定的。如此制定的标准一般比较符合临床实际。

在临床诊断试验的不同应用情况下,对其灵敏度和特异度的要求不同。因此确定诊断标准要参考临床应用目的,可见于下列三种情况。

1. 要求灵敏度高的情况　即要求避免漏诊,保证所有病人尽可能被发现。见于如下几种情况:

(1)筛选无症状病人,如某病的体格检查,健康检查等。

(2)疾病的早期诊断。

(3)病死率高,因漏诊会造成严重后果的疾病,如心梗。

(4)基层卫生机构。

(5)有几个诊断假设,为排除某病的诊断。

2. 要求特异度高的情况　即要求降低误诊率。

(1)因假阳性结果而采取不当防治措施而导致病人精神上、肉体上严重损害者。例如,癌症病人在接受化疗前一般要求做组织学病理诊断。

(2)对疾病的确诊:如在专科医院接诊转诊病人,有临床表现高度疑似者,该时并不是要发现可疑患者,而是要做出确实诊断。

(3)治疗效果不理想,治疗费较高的疾病。

(4)科研中挑选典型病例。

3. 要求灵敏度和特异度二者相对较高　在常规情况下或对一般疾病,尽可能使二者相对均较高。该时应把诊断标准定在正常人群和病例人群分布的交点处。

二、应用受试者工作特征曲线

受试者工作特征曲线(ROC)是用灵敏度为纵坐标,假阳性率(1－特异度)为横坐标所作的曲线,可用来确定最佳临界值。将不同诊断标准时求得的灵敏度与假阳性率在坐标标中描点,然后连接各点形成曲线,在该曲线最靠近左上角的那一点或曲线的拐点处为最佳临界点,即最佳诊断标准。该法用于常规情况,既灵敏度、特异度同样重要的情况。

表 17-7 是以餐后 2 小时血糖浓度(mg/dl,mg/dl×0.0555＝mmol/L)作为糖尿病的诊断试验的灵敏度和特异度的变化情况,据此绘制 ROC 曲线见图 17-2,将该曲线最接近左上角的一点(A 点)或曲线左上方的拐点处定为最佳截断值,即最佳判断标准。因为此点灵敏度和特异度均较高,假阳性和假阴性之和最小。故 ROC 曲线常被用来确定诊断试验的最佳截断值。

表 17-7　不同血糖浓度诊断糖尿病的灵敏度和特异度

血糖浓度(mg/dl)	灵敏度(%)	特异度(%)
90	98.6	7.3
100	97.1	25.3
110	92.9	48.4
120	88.6	68.2
130	81.4	82.4
140	74.3	91.2
150	64.3	96.1
160	55.7	98.6
170	52.9	99.6
180	50.0	99.8
190	44.3	99.8

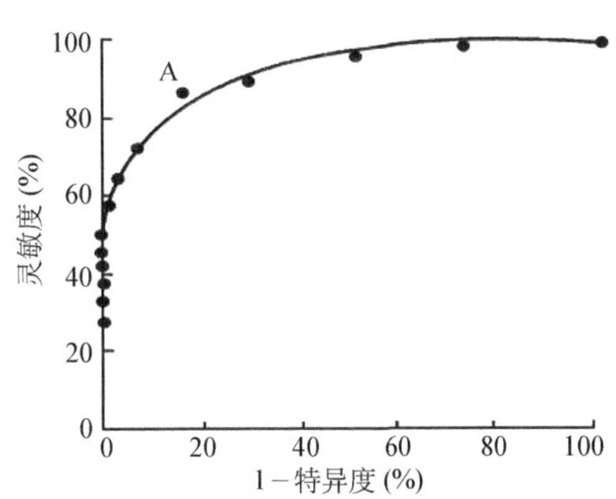

图 17-2　按不同血糖浓度诊断糖尿病的 ROC 曲线

三、计 算 确 定

通过计算可求得在对灵敏度、特异度不同要求情况下的诊断标准，具体计算见下例。

例：肝大指数作为肝病病人的判断依据时，由于正常人与病人间分布的重叠，不论把标准定在何处均有误诊与漏诊。已知正常人肝大指数 $\bar{x}=6.08$，$S=0.45$；肝病病人 $\bar{x}=8.38$，$S=0.81$。通过计算求最佳诊断标准(灵敏度、特异度相对均高时的诊断标准)。

根据计算 U 值的公式，有下列关系(C 为所求的肝大指数)。

$(C-6.08)/0.45=(8.38-C)/0.81, C=6.90$

此值为一类误差与二类误差相等，即灵敏度、特异度相等时的诊断界值。

$(6.90-6.08)/0.45=1.82, (8.38-6.90)/0.81=1.82$

当 $u=1.82$，$P/2=0.034$ 即误诊率、漏诊率都是 3.4%。

第三节　Kappa 分析

Kappa 分析是评价不同地点或不同操作者对同一试验结果一致性的指标，该值考虑了机遇因素对一致性的影响并加以校正，从而提高了判断的有效性。Kappa 值的取值范围为－1～1，若为负数，证明观察一致率比机遇造成的一致率还小。Kappa 值＝－1，表明两医生的判断完全不一致；Kappa 值＝0，表示观察一致率完全由机遇所致；Kappa 值＞0，表示观察的一致程度大于因机遇一致的程度；Kappa＝1，表明两医生的判断完全一致。但是，目前对判断 Kappa 值的一致性强度尚有争议，多数学者认为 Kappa 值在 0.4～0.75 为中高度一致，Kappa 值≥0.75 为极好的一致性，Kappa 值≤0.40 时表明一致性差。

1. Kappa 的计算　Kappa 值的计算基本公式见公式 17-15，四格表资料可用公式 17-16。

$$Kappa=\frac{P_A-P_E}{1-P_E} \qquad \text{(公式 17-15)}$$

$$Kappa=\frac{N(a+d)-(r_1c_1+r_2c_2)}{N^2-(r_1c_1+r_2c_2)} \qquad \text{(公式 17-16)}$$

公式 17-15 中 P_A 为实际观察到的一致率，P_A＝(实际观察到的一致数)/总观察人数；P_E 为期望一致率，即两次检查结果由于偶然机会所造成的一致率，简称期望率，其计算见下例。

公式 17-16 中 a、d 为表中两个一致数，N 为总样本例数，r_1、r_2 为第一、二行合计数，c_1、c_2 为第一、二列合计数。

例 17-3　某医院两名医生对同一批甲期肺癌病理切片进行诊断，结果见表 17-8：

表 17-8　两名医诊断结果

甲医生	乙医生		合计
	+	－	
+	59	1	60
－	3	37	40
合计	62	38	100

两医生检查一致例数 59 和 37，故 $P_A=(59+37)/100=96\%$

两次检查结果由于偶然机会所造成的一致数为 60 * 62/100 和 40 * 38/100，故：

$$P_E=(37.2+15.2+18.82)/100=52.4\%$$

$$Kappa=\frac{96-52.4}{1-52.4}=0.916$$

若用公式 17-16 计算，则：

$$Kappa=\frac{100(59+37)-(60\times62+40\times38)}{100^2-(60\times62+40\times38)}=0.916$$

2. Kappa 的假设检验　同其他假设检验思想，Kappa 值是一样本指标，需推断总体的 Kappa 值是否有统计学意义。Kappa 的假设检验可用 u 检验。

$$u=\frac{k}{\delta_k} \qquad \text{(公式 17-17)}$$

式中 δ_k 为，Kappa 值的标准误，计算公式如下：

$$\delta_k=\sqrt{\frac{p_c}{N(1-p_c)}} \qquad \text{(公式 17-18)}$$

其中 $p_c=\frac{(a+b)(a+c)+(c+d)(b+d)}{N^2}$

上例经计算 $\delta_k=0.1049$，K（Kappa）已计算为 0.916 所以：

$$u=\frac{0.916}{0.1049}=8.73$$

$u>1.96$，所以拒绝假设，认为两医生诊断结果存在一致性，并根据 $K>0.75$，可认为两医生诊断结果一致性极好。

第四节　提高诊断试验效率之方法

提高诊断试验的效率有两个途径：①提高诊断试验的灵敏度与特异度；②合理使用诊断试验。提高诊断试验的灵敏度与特异度主要靠新的诊断方法的发明与应用，诊断技术的改进，专业人员诊断水平的提高等。这对于临床医生来讲是无能为力的。因此重点是合理使用诊断试验，选择合适的诊断指标等。本节根据临床医生特点，就合理使用诊断试验，提高诊断试验效率谈几条方法。

一、依据就诊者选择诊断试验

尽管一种疾病可采用多种诊断试验。但是每一种诊断试验对不同疾病诊断的准确度是不同的，因此临床医生在对具体患者做诊断检查时要注意。

(1)根据症状体征所表现出可能的疾病，选择诊断该病最准确的方法，即在了解病史及作体格检查后再考虑使用何种检查手段。决不能对就诊者一律作某些检查后考虑患什么病，也不能对所有患者将医院有的各种诊断手段通通查一遍。

(2)同样情况下选择简便易行、费用低、出结果快的诊断试验，不要一味求先进。

(3)对疾病的诊断过程要有一个明确思路，首先选什么诊断试验，在其结果阳性时再用什么诊断试验，阴性时用什么诊断试验。鉴别诊断时，欲排除的病用什么诊断试验，待确诊的病用什么诊断试验。

二、根据临床目的选择诊断试验

前面已谈到根据诊断试验的应用目的确定诊断标准或选择诊断方法，即有些情况需要灵敏度高，有些情况需要特异度高。另一方面应根据临床目的来选择诊断试验。临床目的可分为三个方面。

1. *发现疾病* 其目的是在无明显临床表现的人群中发现疾病或疾病早期。见于两种情况：一种是疾病筛查(screening)；另一种是对某些到医院就诊者，临床医生按常规进行系统体检和实验室检查，以发现与主诉无关的疾病，称作病例搜索(case-finding)。这种情况下，希望受检者只要有病，就能够被检出，因而要求这种试验具有较高的灵敏度。

发现疾病的诊断试验由于灵敏度高，假阳性率就高，所以得到阳性结果时需要应用其他诊断手段进一步确诊。这类试验，应简便易行，费用低，对受试者无影响。例如肺结核的筛查使用胸透而不用 CT。

2. *排除疾病* 排除疾病是一种鉴别诊断。当一个就诊者有几种疾病可能时，如果运用某种诊断方法有效排除其中几种疾病，就可确立诊断。排除疾病的诊断试验目的在于有效排除一种或几种可疑的疾病，所以该类试验是费用较高，相对复杂，准确性较好的试验。例如用便潜血试验发现胃肠道疾病，阳性时，再采用 X 线或内窥镜检查排除某些部位的出血，确立诊断。

3. *证实疾病* 当受检者有特异的、典型的临床表现或由于某些诊断试验结果阳性而高度怀疑患某种疾病时，需要借助某种诊断来证实疾病。证实疾病的诊断试验是在采用发现疾病与排除疾病的诊断试验后对高度怀疑患某病者做出确实诊断，因此应尽可能使假阳性降低，即选择特异度高的诊断试验。例如，肿瘤的确诊常需组织学诊断。

三、选择患病率高的人群

从前面所述的预测值与患病率之间的关系说明，患病率越高，阳性预测值越高，因而选择患病率高的人群应用诊断试验，可有效地提高诊断试验的质量与效率。尽管临床医生难以做到这点，但在实践中注意下列人群的患病率相对较高：①转诊患者；②高危人群；③有临床症状人群。

四、联合试验

任何一种诊断试验均不可能尽善尽美，有些灵敏度高，有些特异度高。例如对于肺癌的诊断，胸部 X 线灵敏度较高，但特异度低，支气管镜特异度高，但灵敏度低。因此临床上常常同时采用几种诊断试验以提高其灵敏度或特异度。这称作联合试验，其分两种。

1. *并联(平行)试验* 用并联试验进行诊断时，几个诊断试验中有一个阳性即判断为阳性，可提高诊断试验的灵敏度。当试验要求尽量减少漏诊率，则可采取并联试验。用 A、B 两种方法并联试验时，灵敏度及特异度计算如下：

并联灵敏度＝A 灵敏度＋[(1－A 灵敏度)×B 灵敏度]

并联特异度＝A 特异度×B 特异度

2. *串联(系列)试验* 用串联指标进行试验时，必须几个指标均为阳性才能诊断为阳性。

如糖尿病筛查时可以先用尿糖试验，阳性时再进行血糖耐量试验。二者均为阳性才诊断为糖尿病．此种联合试验提高特异度，减少误诊率，但却增加了漏诊率．当误诊能造成严重后果时，应该用串联试验。如有 A、B 两种试验，则：

串联灵敏度＝A 灵敏度×B 灵敏度

串联特异度＝A 特异度＋[(1－A 特异度)×B 特异度]

本章学习要点

1. 诊断试验的评价方法、步骤。
2. 诊断试验的评价指标。
3. 灵敏度与特异度的关系。
4. 诊断标准的确定。
5. 提高诊断试验效率之方法。

（董海娜）

第18章 Meta 分析

chapter 18

临床实例 18-1

为了研究复合降脂胶囊对降血脂的疗效，收集了 6 项关于复合降脂胶囊与降脂片进行的临床对照试验，结果见表 18-1。

表 18-1 复合降脂胶囊降血脂疗效 6 项临床试验的 Meta 分析

研究编号	试验组			对照组		
	n_{1i}	$\bar{x}_{1i}$	s_{1i}	n_{2i}	$\bar{x}_{2i}$	s_{2i}
1	13	5.0	4.70	13	6.50	3.80
2	30	4.9	1.70	50	6.10	2.30
3	35	22.5	3.40	25	24.90	10.70
4	20	12.5	1.47	20	12.30	1.66
5	8	6.5	0.76	8	7.38	1.41
6	42	7.6	2.53	30	8.90	3.26

问题：

1. 6 项研究结果是否一致？
2. 复合降脂胶囊的降血脂疗效是否优于降脂片？

第一节 Meta 分析概述

一、Meta 分析的起源

随着医学信息的迅速增长和临床医生的时间、精力及有限的文献检索合成技能之间的矛盾日益加剧，使得系统综合分析在生物医学界被广泛应用。该方法是运用定量的方法，将同一研究目的的所有研究综合分析，对同类研究的假设做出一个判断。按收集原研究信息的单位可分为 pooled 分析和 Meta 分析（Meta analysis）。其中，pooled 分析是以原研究对象的个体信息为分析单位，需要收集多个研究个体水平的资料；而 Meta 分析是以单个原研究的整体信息作为分析单位，较容易收集到相关信息，花费时间和资金较少，因此具有较强的可行性。

Meta 分析的前身源于 Fisher 1920 年“合并 P 值”的思想。在 1955 年由 Beecher 首次提出初步的概念。1976 年英国教育心理学家 Glass G 进一步按照其思想发展为“合并统计量”，命名为术语“Meta analysis”。Meta 意指“后验”和“根”分析，并运用这种方法对某个主题的所有研究结果进行合并。由于具有综合提炼的内涵，故国内有翻译为“荟萃分析”或“汇总分析”。20 世纪 80 年代之后，临床随机对照试验被逐步引入 Meta 分析，因为此研究最大限度地消除了各研究间的差异，因此获得了大量结果可靠的证据。近年来，Meta 分析也应用于非实验研究的综合分析中，包括对病例对照研究和队列研究的综合分析。总之，Meta 分析在整个医学领域中受到广泛的关注和应用，包括重大健康问题的研究、临床诊断和治疗方法的选择与评价、临床治疗效果评价、卫生经济学研究、卫生服务评价和卫生决策等等。

二、Meta 分析的定义

(一)Meta 分析的定义

Meta 分析是进行系统综述的一种研究手段和方法。广义上的 Meta 分析是全面收集关于某一主题所有的独立研究结果并进行逐个评价和分析，再用定量合成的方法对资料进行统计分析，最后对该主题的假设做出综合结论的过程。狭义上的 Meta 分析只是一种单纯的对资料进行定量合成的统计学方法。对于同一主题的研究，在不同地区、不同时间肯定有不同的研究者在进行研究并发表其研究结果。如果单独分析这些研究结果，其中任一研究都不可能得到一个明确或具有共性的结论，因为各项研究的样本含量相对偏少或研究范围过于局限。但如果将这些结果整合后用科学的方法进行分析所得到的结论则比任何一项单独研究结果更具有说服力。因此，Meta 分析是系统评价的一种非常有用的研究手段和方法，其统计基础是借助于多中心研究的方法，对相互独立的研究结果进行合并分析，获得测量值，以提供量化的结果，回答某特定问题的统计分析方法，但系统评价不一定都要做 Meta 分析，而且 Meta 分析有时可以独立运用。

(二)Meta 分析的意义

Meta 分析的思想与循证医学是完全一致的，它符合人们对客观规律的认识过程，是一个巨大的进步。常用于临床试验、诊断试验和流行病学研究等多方面的系统评价。

(1)Meta 分析可以对同一课题的多项研究结果的一致性进行测评，并解决其中有矛盾的结果。

(2)Meta 分析是对同一课题的多项相互独立的研究结果进行系统性评价和总结，因此可以提供全面的文献复习。

(3)从方法学的角度分析，Meta 分析对现阶段某课题的研究设计可提供一定的帮助。

(4)Meta 分析能够分析原文献中某些尚未阐明的部分问题。

(5)当受制于某些条件，如时间或研究对象的限制时，Meta 分析不失为一种选择。Meta 分析主要用于临床随机对照研究(RCT)结果的综合分析，但这种研究的样本一般比较小，不易发现干预组与对照组之间存在的本质差异。而 Meta 分析合并资料后，增大了样本含量，从而提高了检验效能和效应值估计的精确度，可以防止样本过小带来的偏差。因此，与传统的描述性的综述相比，设计合理、严密的 Meta 分析能对证据进行更客观的评价，对效应指标进行更准确、客观的评估,并能解释不同研究结果之间的异质性。

(三)Meta 分析的应用

Meta 分析是一种基于文献资料的定量化综合评价多个独立同类研究结果的统计学方法。例如,1964 年 MacMahon 和 Hutchison 定量综合了 10 个关于母亲宫内 X 线照射与儿童癌症关系的研究。在 10 项研究中,5 个研究结果显示相对危险度增高,2 个具有统计学意义。进行 Meta 分析后发现,相对危险度很少小于 1,异质性检验无差异。用方差逆数做权重计算出相对危险度权重平均数为 1.42,且有统计学意义。所以认为母亲在怀孕时,接受 X 线照射子宫与儿童发生癌症有关。目前 Meta 分析已广泛应用于医学领域中关于诊断、治疗、预后和病因等方面的多种问题的研究,具体包括以下几方面。

(1)重大健康问题的研究。

(2)临床诊断和治疗方法的选择与评价。

(3)临床治疗效果评价。

(4)病因研究中因果联系的强度和特异性的分析。

(5)疾病预防干预措施的评价。

(6)疾病防治的成本效益分析、卫生经济学研究。

(7)卫生服务评价。

(8)卫生决策、卫生管理评价。Meta 分析是循证医学研究的核心方法。目前,国际上 Cochrane 协作网、我国循证医学中心所进行的主要工作,就是将某一主题的临床研究报告集中起来进行 Meta 分析,并将结果定期发布,为临床决策提供依据。同时,Meta 分析也可成为医学科研项目管理、评价的手段之一。

三、Meta 分析的特征

Meta 分析近年来已广泛应用于医学研究的各个领域,它是更高一级的统计分析方法,常被称为“分析的分析”。它的结论是多个研究结果的平均水平的定量估计,结论比较明确,而且更加精确。具有以下特征。

1. *具有处理大量文献的能力,且不受研究数目的限制* Meta 分析的资料来源全面,具有清晰的搜索资料的策略与措施,是在批判、评价的基础上收集文献,有统一的评估方法,对资料进行质量综合,不同于以往综述中的定性估计。它的推论常常建立在证据基础之上,因此可以为临床进一步研究和决策提供全面的文献复习,是一种对已有的资料进行最佳利用的方法。

2. *节省研究费用和研究时间,提高统计检验效能* 在进行假设检验时,能否得到“有统计学意义”的结果与样本含量存在一定的关系。单个研究结果可能会因为样本量偏小,而使结果出现“无统计学意义”的结论,或者虽然取得了“有统计学意义”的结论,但把握度不够大,而阳性结果又可能比较重要。此时,进行 Meta 分析,可以在合并多个研究时,扩大样本含量,提高了检验效能,即把握度。因此在某临床现象发生率较低的情况下,Meta 分析为发现某些结果之间的差别增加了统计学上的把握度,增加了对干预作用大小估计的正确性,有助于防止小样本导致的偏倚。

3. *评价并解决独立研究结果之间的不一致性* 对同一主题的多个独立研究由于其研究水平、研究对象、样本含量、研究条件等方面的不同,研究结果可能在一定程度和方向上出现较大差异,甚至于有些结果可能彼此矛盾。Meta 分析的最大优点是可以测定和解决文献之间的矛盾,研究不同文献异质性的来源和重要性,分析不同对比组干预作用的变化,从而提高有意义的新干预被发现的把握度,显示出联合或相关作用的重要性;通过比较不同的干预措施,提供最佳方案。

4. *寻找新的假说和研究思路,为进一步研究指明方向*　Meta 分析可以回答单个研究尚未提及或不能回答的问题,发现既往研究存在的缺陷,从而提出一些尚未研究的新问题或新思路。

需要注意的是,Meta 分析只是一种统计处理方法,是系统评价中的一部分,它不可能将本身有问题的研究结果综合成一个科学的结论。

第二节　Meta 分析的基本步骤

虽然进行 Meta 分析的研究者并不进行原始的研究,但它也是一个研究过程,是一种分析性研究,与所有的研究一样,也应具选题、设计、收集文献、提取文献数据信息、资料的统计分析、结果的解释与报告等基本过程。

一、选　题

同其他研究一样,进行 Meta 分析首先应明确而简洁地提出需要解决的问题或假设。当然,这必须建立在对大量文献资料熟悉和掌握的基础上,可能涉及医学领域中的任何一个具体问题或细节,尤其是目前尚未解决的重大问题或有争议的焦点问题或迫切需要解决的问题,这些问题应该重点关注,并加强研究。若同时有几个相关问题,则应该确定一个主要需要解决的问题。

二、拟定研究计划

Meta 分析实质上是对某一主题的所有原独立研究进行的分析性研究。因此在确定选题后,应针对该主题制订完整详细的研究计划书,以确保 Meta 分析的代表性和可靠性,避免盲目性。研究计划书包括研究目的、研究内容、意义与现状、原研究资料的收集策略、信息的提取方法,以及资料的分析策略、结果解释、报告撰写等相关内容。

1. *研究目的*　在掌握科研方法的基础上,结合临床经验,通过文献检索,熟悉研究背景,准确而简明扼要的阐述进行 Meta 分析的目的。

2. *研究内容、意义与现状*　将特定问题转化为研究可以回答的问题。例如对某一干预措施的分析,其内容应包含设计方案、干预措施、研究对象、结局等四要素。这些要素对指导检索、筛选和评价各个研究,以及分析、解释结果的应用价值均具有十分重要的意义,必须明确。同时可以使读者对研究问题的提出和方法的运用有一个准确而大致的了解。

3. *资料收集策略*　为保证纳入分析的原研究构成的样本具有代表性,同时控制偏倚对分析结果真实性的影响,应明确文献的纳入标准与排除标准。制定标准时应考虑:研究设计的类型、研究对象的特征、文献语种、文献的发表年代、样本含量、随访期限、选择文献的处理方式、结局测量的指标、信息的完整性等,以及剔除同一研究人群所发表的多个文献。当然,纳入标准与排除标准制定得过严或过宽都存在弊端。标准制定过严,使进入 Meta 分析的各研究间同质性很好,但可能符合要求的文献太少,失去做 Meta 分析可以增加统计检验效能的目的;

如果标准制定的过宽,又可能降低 Meta 分析结果的可靠性和有效性。另外,还应确定获取资料的数据库与检索方法,以及考虑如何获取未发表文献的途径等相关内容。

4. 信息的提取方法　明确信息提取时的收集项目表和提取的方式,以保证信息提取的有效性和可信性。例如如何对不全的信息进行估计,是否采用盲法收集,如何评估原文献的质量,如何控制相关偏倚等。

5. 资料分析策略　根据不同的资料考虑采用何种统计模型进行分析,是否需要进行异质性分析和敏感性分析,如何评价偏倚等。

6. 结果解释、报告撰写　对研究主题的假设做出综合的推论、解释,并撰写相关报告。

三、收集文献

(一)确定检索策略

检索质量的高低将直接影响 Meta 分析的有效性。从立题入手确定检索词,制定检索策略和检索范围,正确、全面地收集合格文献。常用的医学网站或数据库有:www.cnki.nt、www.med618.com.cn、Medline、中国医院数字图书馆、中国学术期刊全文数据库、中国生物医学文献数据库等。检索策略包括:

(1)首先进行粗检索,大致确定与此次研究相关文献的检索范围,然后根据粗检索的结果对不足的地方进行精细修改。

(2)进行严格检索。在文献检索的过程中,通过必要的限定,如本次研究的对象、文献语种、文献的出版年限、出版类型等,做到心中有数。

(3)注意查全率。必要时通过相关近义词等途径进一步进行检索,务必保证检索的文献包括了目前所有的相关研究,注意收集未正式发表的"灰色文献"(grey literature),这种文献可能包含阴性的研究结果,有会议专题论文、专著内的章节、未发表的学位论文、制药工业的报告等等。有时可以与该研究领域的主要研究者取得联系,以获得该研究者对这个问题的研究结果。这些文献对结果的综合起着至关重要的作用,可以减少发表偏倚。

(4)检索方法采用计算机检索与手工检索相结合。

(5)注意通过其他渠道收集相关的文献。

(二)文献筛选与质量评价

针对所有可能合格的原始文献,根据研究计划书中提出的文献纳入标准和排除标准进行仔细的筛选及质量评价。通过初筛、阅读全文、与作者联系三步骤选择出能够回答研究目的的文献。对存在疑问的文献,等联系原文章作者获取相关信息或分析评价后再做取舍。如删除不符合条件的文献,应说明删除的理由和对最后结论的判定有无影响。一般由两人以上的成员进行独立选择,存在不同意见时通过共同协商或由第三者仲裁解决。

由于 Meta 分析很少能收集到原始数据,往往是通过原文献结果进行再次分析;而且原文献所选用的研究方法不同,研究对象各异,影响因素复杂,因此在收集文献资料之前应该制定一个统一的质量评估标准。一般由两个以上审阅者独立评估纳入研究的文献的真实性和可能存在的偏倚。评估内容包括:①方法学质量:对研究中的设计、实施和分析过程中控制或减小偏倚的程度进行评估。如 RCT 方法的质量评价包括研究对象是否随机分组;是否详细说明入选标准;组间基底资料是否可比;研究过程中是否使用了盲法;对失访、退出及不良反应病例是否进行了详细记录;是否报告了失访原因;患者的依从性如何;统计方法是否正确等等。②精确度:分析研究的随机误差程度,一般用可信限的宽度来表示。③外部真实性:评价研究结果外推的程度,这与研究对象的特征、干预措施的实施方法和结果的选择标准有关。目前尚无研究质量评估方法的金标准。

四、提取文献数据信息

按事先制定的项目表提取原文献的相应数据信息,包括质量资料、基线资料、干预措施、结局、可能影响结果的诱因等信息,因此在信息的提取时,应包括原文的结果数据、图表等。同时,为更好地反映结果,还应收集相关信息,如发表年份、作者单位等,用于敏感性分析。然后用相应统计软件建立数据库。数值变量资料需注明单位,用 $\bar{X}$ 和 S 表示;分类变量资料使用相同的率表示。为减少信息提取过程中的偏倚,Chalmers 等于 1981 年提出用盲法提取信息。即信息提取者与研究设计者分别完成制定纳入标准和信息提取的过程。

五、资料的统计分析

数据的统计是 Meta 分析最重要的步骤。但 Meta 分析的分析单位是已经经过统计处理的研究结果,所以其分析方法与一般的统计分析方法不同。分析过程主要包括:

1. *制定统计分析方案,选择统计分析方法和适当的效应指标*　进行 Meta 分析时首先要注意选择恰当的效应量和分析方法,不同的资料选择不同的效应量。对于数值变量资料的效应量可以是两个均数之差、相关系数、回归系数等;分类变量资料的效应量可以是两个率之差、两个率的比值比(OR)的对数、两个率的相对危险度(RR)的对数、SMR 等。

2. *纳入研究的同质性检验*　对纳入的研究是否能够合并,应该通过异质性检验进行判断,常用 Q 检验。由于各独立研究的设计、研究条件和研究对象等不同均可能产生异质性。通过同质性检验,选择恰当的分析模型。

3. *模型选择及统计分析*　如果纳入 Meta 分析的各研究结果是同质的,采用固定效应模型计算合并后的综合效应及其总体区间的估计;当各研究结果之间存在异质性时,应分析其来源及其对效应合并值产生的影响。若影响比较小,可按相同变量进行分层合并分析(亚组分析)或采用随机效应模型进行合并分析综合效应及其总体区间;若各研究间异质性较大且来源不明,考虑到这些研究结果的可合并性,应放弃进行 Meta 分析。

4. *效应合并值的估计与统计推断*　该步骤是 Meta 分析的主要统计过程,可以借助于某些软件完成,例如 Stata、RevMan,但必须清晰地描述应用了哪些方法。

5. *绘制图表*　表示各个研究及效应合并值的点估计、区间估计,简单地展示最后纳入文献研究结果的特征。一般的 Meta 分析统计软件均绘制森林图。

6. *敏感性分析*　为了使结果真实可信,Meta 分析还应进行敏感性分析(sensitivity analysis),这是在排除影响结果的重要因素后,将重新进行 Meta 分析的结果与未排除前的结果进行比较,分析综合效应值是否真实可靠,从而判断该重要因素对合并效应值的影响程度。如果敏感性分析的前后结果没有本质改变,比较稳定,则说明 Meta 分析结果较为可靠;但如果得到不同的结果,则提示可能存在与干预措施效果有关的、潜在的重要因素,在解释结果和下结论时必须慎重。这些因素包括:①选择不同的分析模型时,效应量合并值的差异;②剔除质量较差的文献前后结论的差异;③比较大样本研究的效应量合并值与总效应量合并值是否一致;④改变纳入和剔除标准前后结论的差异;⑤比较随机与非随机研究结果的差异;⑥比较发表文献与未发表文献的差异;⑦文献分层前后结论的差异,等等。

六、结果的解释与报告

由于 Meta 分析本质上属于观察性研究,在解释结果时尤其要谨慎,主要考虑各研究的齐性及其对结果的影响、结果是否脱离专业知识背景,以及可能存在的各种偏倚等内容。美国公共卫生服务机构规范了 Meta 分析结果的报告形式,统一要求必须具有四方面内容:①研究课题的背景和对象;②Meta 分析的方法,包括入选资料的标准、统计分析模型和方法、质量控制方法;③分析结果,主要包括纳入分析的原研究的一般性描述、偏倚的检测和分析结果,综合效应值的估计、同质性分析结果等;④讨论,通过分析讨论暴露或处理因素对结局的影响程度、偏倚和异质性产生的原因。

第三节　Meta 统计分析

Meta 分析的基本思想是对收集的多个研究结果进行加权平均,以得到一个综合结果。一般具有两个主要内容,首先是对各研究的效应量进行齐性检验(heterogeneity test),亦称同质性检验;然后对各研究的效应合并值进行估计和统计推断。

一、齐 性 检 验

(一)齐性检验定义

按照统计学原理,只有同质的资料才能进行多个研究的统计量的合并。如果研究间差异很大,则不能合并在一起。因此,Meta 分析前必须首先进行齐性检验,以了解各研究结果合并的合理性,这是 Meta 分析过程中必须进行的重要环节,也是确定采用固定效应模型或随机效应模型进行合成的前提。目前齐性检验运用较为广泛的统计方法为 Q 检验。检验统计量 Q 值或 χ^2 值服从自由度为研究个数 $k-1$ 的 χ^2 分布。

(二)模型的选择

Meta-分析概括起来可分为三种模型,包括固定效应模型(fixed effects model,FEM)、随机效应模型(random effects model,REM)和阐述效应模型(illustrative effects model,IEM)。重点介绍前两种。一般,固定效应模型的检验效能高于随机效应模型,所以当研究间的效应量是齐性的情况下,即齐性检验结果为 $P>\alpha$ 时,说明各个研究间的总趋势是一致的,具有同质性,综合在一起后更接近真实情况,不至于误导,此时采用固定效应模型合并各研究结果,Peto 修改的 Mantel-Haenszel 法常用于固定效应模型。综合的结果比单独的研究结果更加准确。

但当齐性检验结果为 $P\leqslant\alpha$,各研究间的效应量不齐,即有些研究存在一些随机因素影响效应量时,用固定效应模型对效应量进行加权平均是没有意义的,则先不要盲目选择随机效应模型进行分析。应先分析导致异质性的原因,明确临床异质性和统计学异质性,包括设计类型,研究条件,研究所定义的暴露、结局及其测量方法、观察对象的选择标准、干预措施等;然后剔除不合格的资料后,再考虑选择随机效应模型进行 Meta 分析。当然,必须根据不同情况采用不同的处理方法,包括忽略异质性(固定效应模型)、检验异质性(有异质性不合并)、合并(随机效应模型)、解释(用亚组分析、Meta 回归控制影响因素使其达到同质的效果）等四种手段。

二、综合效应值的估计

Meta 分析是运用加权综合的统计学方法，将各研究的权重计算综合效应的。一般，权重与各研究的方差成反比。若原研究报告了标准误(SE)，则研究中的方差为标准误的平方；若原研究没有报告标准误，则可以通过可信区间或各研究的样本含量估计方差。符合固定效应模型的 Meta 分析，各研究的权重仅与研究内部方差有关；而符合随机效应模型的 Meta 分析，各研究的权重则与研究间和研究内部方差均有关。目前常用的 Meta 分析中有倒方差法和 Mantel-Haenszel 加权平均法。

Meta 分析常用的效应量有两样本均差、两样本率差、样本回归系数、样本相关系数、两个率比值比(OR)、两样本的相对危险度(RR)、生存时间资料的风险比 HR 等。由于篇幅所限，本章仅介绍用固定效应模型对两样本均差、两样本率差和两个率比值比的合并进行举例说明。

（一）两个均数差值的合并

对于数值变量资料，如身高、血压、生化指标或量表测量得分等资料的综合分析需要计算合并的均值与方差。若各研究对同一效应所采用的测量指标不同时，则先将各研究所得均数转换为差值标准分后再进行合并。

对例 18-1 中 6 项复合降脂胶囊降血脂疗效的临床试验进行 Meta 分析，结果见表 18-2。

1. 计算每个研究的合并标准差 s_i、效应量（标准均数差 d_i）和权重系数 w_i

$$s_i=\sqrt{\frac{(n_{1i}-1)s_{1i}^2+(n_{2i}-1)s_{2i}^2}{n_{1i}+n_{2i}-2}}$$

$$d_i=\frac{\bar{x}_{1i}-\bar{x}_{2i}}{s_i}$$

$$w_i=n_{1i}+n_{2i}$$

表 18-2　复合降脂胶囊降血脂疗效 6 项临床试验的 Meta 分析

研究编号	试验组			对照组			s_i	d_i	w_i	w_id_i	$w_id_i^2$
	n_{1i}	$\bar{x}_{1i}$	s_{1i}	n_{2i}	$\bar{x}_{2i}$	s_{2i}					
1	13	5.0	4.70	13	6.50	3.80	4.27	−0.35	26	−9.10	3.20
2	30	4.9	1.70	50	6.10	2.30	2.10	−0.57	80	−45.60	26.00
3	35	22.5	3.40	25	24.90	10.70	7.36	−0.33	60	−19.80	6.53
4	20	12.5	1.47	20	12.30	1.66	1.57	0.13	40	5.20	0.68
5	8	6.5	0.76	8	7.38	1.41	1.13	−0.78	16	−12.48	9.73
6	42	7.6	2.53	30	8.90	3.26	2.86	−0.45	72	−32.40	14.58
合计									294	−114.18	60.72

2. 齐性检验

H_0：各研究的总体效应相等；

H_1：各研究的总体效应不等或不全相等。

$\alpha=0.05$

(1)计算效应量的加权数 $\bar{d}$(合并效应)和随机误差的方差 s_e^2:

$$\bar{d}=\frac{\sum w_i d_i}{\sum w_i}=\frac{-114.18}{294}=-0.39$$

$$s_e^2=\frac{4k}{\sum w_i}(1+\frac{\bar{d}^2}{8})=\frac{4\times 6}{294}[1+\frac{(-0.39)^2}{8}]=0.0832$$

(2)计算 χ^2 值:

$$\chi^2=\frac{ks_d^2}{s_e^2}=\frac{6\times 0.0544}{0.0832}=3.92$$

本例,$df=k-1=6-1=5$,$\chi^2<\chi^2_{0.05,5}=11.47$,$P>0.05$,所以在 $\alpha=0.05$ 水准上,不拒绝 H_0,根据本资料,还不能认为各研究的总体效应不等或不全相等,故应采用固定效应模型估计效应量合并值的可信区间。

3. 计算合并效应量,并估计总体95%可信区间(CI)

(1)计算效应量的合并效应 $\bar{d}$ 和 d_i 的方差估计值 s_d^2(总效应方差):

$$\bar{d}=\frac{\sum w_i d_i}{\sum w_i}=\frac{-114.18}{294}=-0.39$$

$$s_d^2=\frac{\sum w_i(d_i-\bar{d})^2}{\sum w_i}=\frac{\sum w_i d_i^2}{\sum w_i}-\bar{d}^2$$

$$=\frac{60.72}{294}-(-0.39)^2=0.0544$$

(2)估计总体合并效应量的95%可信区间(CI):

固定效应模型合并时的95%CI:

$$\bar{d}\pm 1.96s_{\bar{d}}=\bar{d}\pm 1.96s_e/\sqrt{k}$$

随机效应模型合并时的95%CI:

$$\bar{d}\pm 1.96s_\delta=\bar{d}\pm 1.96\sqrt{s_d^2-s_e^2}$$

本例,经齐性检验,$P>0.05$,应采用固定效应模型估计效应量合并值的可信区间,总体合并效应量的95%可信区间为:

$$\bar{d}\pm 1.96s_e/\sqrt{k}=-0.39\pm 1.96\times\frac{\sqrt{0.0832}}{\sqrt{6}}=-0.62\sim -0.16$$

本例,合并效应量为0.39,总体合并效应量的95%可信区间为−0.62~−0.16,不包含0,因此,可以认为复合降脂胶囊降血脂的疗效优于降脂片,前者比后者疗效约高0.39倍标准差。

(二)两个率差值的合并

在流行病学研究中常常需要将各研究的率或相对危险度进行合并分析。

例 18-2 收集了5项关于雷尼替丁对消化性溃疡的治疗疗效的临床试验研究,对照组药物采用西咪替丁。各项研究结果及Meta分析结果见表18-3。

表 18-3 雷尼替丁治疗消化性溃疡疗效的 Meta 分析

研究编号	试验组			对照组			p_i	d_i	w_i	$w_i d_i$	u_i	u_i^2
	n_{1i}	m_{1i}	p_{1i}	n_{2i}	m_{2i}	p_{2i}						
1	7	7	1.0000	14	13	0.9286	0.9524	0.0714	4.6667	0.3332	0.72	0.52
2	36	30	0.8333	25	20	0.8000	0.8197	0.0333	14.7541	0.4913	0.33	0.11
3	62	54	0.8710	64	44	0.6875	0.7778	0.1835	31.4921	5.7788	2.48	6.15
4	32	25	0.7813	26	18	0.6923	0.7414	0.0890	14.3448	1.2767	0.77	0.59
5	53	43	0.8113	46	30	0.6522	0.7374	0.1591	24.6263	3.9180	1.79	3.20
合计									89.8840	11.7980	6.09	10.57

解：

1. 计算每个研究的合并率 p_i、效应量 d_i、权重系数 w_i 和标准正态离差 u_i 值

$$p_i=\frac{m_{1i}+m_{2i}}{n_{1i}+n_{2i}}$$

$$d_i=p_{1i}-p_{2i}$$

$$w_i=\frac{n_{1i}n_{2i}}{n_{1i}+n_{2i}}$$

将 d_i 转换为标准正态离差 u_i：

$$u_i=\frac{p_{1i}-p_{2i}}{\sqrt{p_i(1-p_i)\left(\frac{1}{n_{1i}}+\frac{1}{n_{2i}}\right)}}$$

2. 齐性检验

H_0：各研究的总体效应相等；

H_1：各研究的总体效应不等或不全相等。

$\alpha=0.05$

$$\chi^2=\sum u_i^2-\frac{(\sum u_i)^2}{k}=10.57-\frac{6.09^2}{5}=3.15$$

本例，$df=k-1=5-1=4$，$\chi^2<\chi^2_{0.05,4}=9.49$，$P>0.05$，所以在 $\alpha=0.05$ 水准上，不拒绝 H_0，根据本资料，还不能认为各研究的总体效应不等或不全相等，故应采用固定效应模型估计效应量的加权合并。

3. 计算合并效应量 $\bar{d}$ 及其总体 95%可信区间估计(CI)

(1)合并效应量 $\bar{d}$：

$$\bar{d}=\frac{\sum w_i d_i}{\sum w_i}=\frac{11.7980}{89.8840}=0.1313=13.13\%$$

$$S_{\bar{d}}^2=\frac{\sum w_i p_i(1-p_i)}{(\sum w_i)^2}$$

$$=\frac{1}{89.8840^2}(4.6667\times0.9524\times0.0476+14.7541\times0.8197\times0.1803+\cdots)$$

$$=\frac{15.3537}{89.8840}=0.0019$$

(2)总体合并效应量95%的可信区间(CI)

若采用固定效应模型合并，则95%CI为：

$$\bar{d} \pm 1.96 s_{\bar{d}}$$

若采用随机效应模型合并，权重系数 w_i 改为：

$$w_i^* = [\frac{1}{n_{1i}} p_{1i}(1-p_{1i}) + \frac{1}{n_{2i}} p_{2i}(1-p_{2i})]$$

95%CI：

$$\bar{d} \pm \frac{1.96}{\sqrt{\sum w_i^*}}$$

本例，经齐性检验，$P>0.05$，故应采用固定效应模型进行合并，合并效应量的95%CI：

$$\begin{aligned} \bar{d} \pm 1.96 s_{\bar{d}} &= 0.1313 \pm 1.96 \times \sqrt{0.0019} \\ &= 0.0459 \sim 0.2167 \\ &= 4.59\% \sim 21.67\% \end{aligned}$$

本例，可信区间不包括0，可以认为雷尼替丁治疗消化性溃疡的疗效高于西咪替丁，前者比后者的溃疡愈合率至少提高了4.59%，最多可提高21.67%，平均约提高13.13%。

(三)两个率比值比的合并

在病因学的病例对照研究中，最常采用比值比OR来估计暴露因素与疾病的联系强度，对相同目的的多个研究结果也可以进行Meta分析，以综合定量地评价暴露因素与疾病联系强度大小。通常，Meta分析的统计方法要求效应量近似服从正态分布，但常用的样本统计量OR、RR却呈偏态分布，因此，对这两个指标应取对数值进行数据转换，以达到正态性的要求。

例18-3 将表18-4中的3个关于乙肝表面抗原阳性与肝癌关系的病例对照研究进行Meta分析。

表18-4 3个HbsAg阳性与肝癌关系的病例对照研究Meta分析

研究编号	HbsAg(+)		HbsAg(-)		OR_i	y_i	w_i	w_iy_i	$w_iy_i^2$
	病例	对照	病例	对照					
1	4	17	12	39	8.41	2.13	5.25	11.18	23.82
2	25	12	21	80	7.94	2.07	5.45	11.28	23.35
3	55	10	14	21	8.25	2.11	4.22	8.90	18.79
合计							14.92	31.36	65.96

解：

1. 计算各研究的 OR_i、效应量 y_i 和权重系数 w_i

$$OR_i = \frac{a_i d_i}{b_i c_i}$$

$$y_i = \ln OR_i$$

$$w_i = (\frac{1}{a_i} + \frac{1}{b_i} + \frac{1}{c_i} + \frac{1}{d_i})^{-1}$$

2. 齐性检验

H_0:各研究的总体效应相等;

H_1:各研究的总体效应相等或不全相等。

$\alpha=0.05$

$$Q=\sum w_i y_i^2-\frac{(\sum w_i y_i)^2}{\sum w_i}=65.96-\frac{31.36^2}{14.92}=0.045$$

本例,$df=k-1=3-1=2$,$Q<\chi^2_{0.05,2}=5.99$,$P>0.05$,所以在 $\alpha=0.05$ 水准上,不拒绝 H_0,应采用固定效应模型对各研究的 OR 值进行合并及 95%可信区间估计。

3. OR 值合并及其 95%可信区间估计(CI)

(1)OR 值合并:

$$\bar{y}=\frac{\sum w_i y_i}{\sum w_i}=\frac{31.36}{14.92}=2.10$$

$$s_{\bar{y}}^2=(\sum w_i)^{-1}=14.92^{-1}=0.067$$

合并 OR 值(ORc)为:

$$ORc=\exp(\bar{y})=\exp(2.10)=8.17$$

(2)ORc 的 95%可信区间估计:

若采用固定效应模型合并,95%CI:

$$\exp(\bar{y}\pm 1.96 s_{\bar{y}})$$

若采用随机效应模型合并,权重系数 w_i 改为:

$$w_i^*=(w_i^{-1}+h)^{-1},h=\frac{Q-n+1}{\sum w_i-\sum w_i^2/\sum w_i}$$

其他同上。

本例,经齐性检验,$P>0.05$,应采用固定效应模型合并,ORc 的 95%可信区间为:

$$\exp(\bar{y}\pm 1.96 s_{\bar{y}})=\exp(2.10\pm 1.96\sqrt{0.067})=4.92\sim 13.56$$

本例,可信区间不包含 1.0,说明乙肝表面抗原阳性与肝癌的发生有关表面抗原阳性者发生肝癌的危险性是表面抗原阴性者的 8.17 倍,95%可信区间为 4.92 倍~13.56 倍。

第四节　Meta 分析的注意事项

一、Meta 分析的注意事项

Meta 分析与系统评价的关系非常密切。由于定量的系统评价结论更具有说服力和应用性,因此多数系统评价均应用 Meta 分析。目前,国外文献常常将系统评价与 Meta 分析交叉使用。Meta 分析的实施步骤类似于系统评价,但应注意以下问题。

1. 确定研究目的　Meta 分析的主题一般来自临床研究或流行病学研究中不确定的或有争议的焦点问题。对于一些经过大样本、多中心合作的临床试验已得到明确结论的,不必再进行 Meta 分析;而对一些尚不清楚或没有把握的研究结果,才通过 Meta 分析以获得可靠的结论。

2. 检索文献　Meta 分析应尽可能地利用所有相关的、可应用的研究结果,所以单纯通过计算机检索而获得所有文献是很困难的。因此，必要时还应补充手工检索，查找学术会议资料等未发表的文献，不应只依靠一个数据库。

3. 筛选与评价文献质量　并非所有的研究都适合做 Meta 分析。Meta 分析的条件是纳入的研究必须有足够的相似性，具有物以类聚的含义。只有当资料均符合条件时，才能进行 Meta 分析。而且，Meta 分析并不改变原始研究。如果被纳入的研究在设计或实施方面本身质量太差，则应当删除。因为有偏倚的研究或没有意义的研究，不可能通过 Meta 分析得到可靠的结论。

4. 明确观察指标与效应指标　针对同一研究假设，应选择相同的观察指标或效应指标。其中观察指标是指研究个体的评价指标，包括死亡、缓解等；效应指标是评价观察指标的统计量，有率、OR、RR 等。

5. 结果的解释与讨论　Meta 分析在解释结果时，不仅需要考虑各研究的齐性及其对结果的影响，还应分析可能存在的偏倚及其控制方法；在结合专业知识基础上，说明具有的实际意义和研究结果可以推广到的人群。同时，Meta 分析还应进行敏感性分析，即在改变某种影响结果的重要因素时，分析是否影响结论。若结论不随方法或样本的改变而发生变化，则该 Meta 分析对其不敏感，说明结论可信度高；若发生变化，则可以发现影响结果的主要因素和产生不同结论的原因，从而评价 Meta 分析的质量及有效性，从而解决不同结果之间的矛盾。

因此，应用 Meta 分析研究问题时，必须严格按照一定的程序和规范，以保证 Meta 分析结果的科学性和准确性，从而发挥其应有的作用。

二、评价 Meta 分析文章的标准

目前，Meta 分析文章的评价标准一般包括以下方面。

(1)是否简单清晰地提出需要研究的问题，而且此问题有无科学性和实用性？

(2)收集文献的方法是否正确，是否遗漏对研究结果有影响的重要文献？

(3)是否将被分析的研究均列出，并确定了应排除的文献，而且是否考虑到这些文献对结果的影响作用？

(4)是否说明提取信息的研究类型，以及不同研究类型对结果的判断有无影响？

(5)纳入研究的文献中研究对象的描述是否详细，是否具有代表性？

(6)纳入研究的干预措施与暴露因素的描述是否详细，各研究的主题是否一致？

(7)是否具有合并各研究的标准，以及有无统计学和专业意义？

(8)在选择文献和合并资料时，有无控制可能存在的偏倚？

(9)有无分析各研究结果的异质性，各研究之间的差异是否由抽样误差造成的？

(10)统计方法使用是否正确，是否对效应进行测定？如果合并的估计是以 OR 或 RR 表示，是否理解其意义？合并 OR 作为效应的总测定有无局限性，是否估计了可信区间并说明其意义？

(11)是否考虑了出版偏倚，以及在统计学上解释结果时是否留有余地？

(12)是否分析结果在临床实践及制订方针上有无实用价值？

(13)是否考虑到干预措施的经济影响？

第五节 Meta分析常见的偏倚及其检查

由于属于描述性二次分析，因此，Meta分析的研究方法本身存在一些局限性，如不可能纳入全部的相关研究，也不可能提取全部信息，对于合并统计的临床终点的定义也不明确，尤其还存在发表、文献库、纳入标准等方面的偏倚，故在医学实践和科研中应该正确认识其局限性，并进行合理的控制。

一、Meta分析常见的偏倚

偏倚是指在资料收集、分析、解释和发表等阶段时，任何可能导致结论偏离真实结果的情况。在Meta分析的各个步骤均可能产生偏倚，导致合并后的结果歪曲事实。

(一)抽样偏倚

抽样偏倚(sampling bias)是指检索文献时产生的偏倚。表现多种多样，主要包括：

1. *发表偏倚*(publication bias) 发表偏倚是指由于具有统计学意义的阳性研究结果较无统计学意义的阴性结果更容易被发表，从而使根据发表的文献所做的综合分析可能歪曲了真实的处理或暴露因素的效应而产生的抽样偏倚。发表偏倚是Meta分析中最常见的系统误差。为避免发表偏倚，除应用失效安全指数外，还可比较发表与未发表研究的区别。

2. *索引偏倚*(index bias) 索引偏倚是数据库中数据标引不准确而使相关文献未被检出而产生的偏倚。

3. *查找偏倚*(search bias) 查找偏倚是指检索用词不当或检索策略失误导致漏检或误检文献而产生的偏倚。

4. *参考文献偏倚*(reference bias)*或引文偏倚*(citation bias) 此类偏倚是在查找文献时，仅依赖综述或参考文献目录引起的偏倚。

5. *多重发表偏倚*(multiple publication bias)*和主题多重使用偏倚*(multiple used subjects bias) 此类偏倚是指一项研究结果以系列研究形式发表而导致的偏倚。

6. *英语语种偏倚*(English language bias) 检索文献时仅限定为英语文献而引起的偏倚是英语语种偏倚。

7. *数据提供偏倚*(bias in provision of data) 数据提供偏倚是未检出“散在文献”而产生的偏倚。

系统、全面、准确地收集所有与课题相关的文献是减少或控制抽样偏倚的重要手段。因此，检索文献时应制定缜密的检索策略和检索方案，尤其要注意保证较高的查全率，防止漏检。

(二)选择偏倚

选择偏倚是指根据文献的纳入标准和剔除标准选择文献时产生的偏倚。主要包括纳入标准偏倚(inclusion criteria bias)和选择者偏倚(selector bias)。根据纳入标准和剔除标准筛选文献时，往往会受到筛选者的专业背景限制，尤其是当文献纳入标准的可操作性和特异性不强时，很容易产生筛选者偏倚，从而使入选的文献可能趋向于某一种结果。例如入选文献趋向于阳性结果，则使Meta分析结果产生偏倚。这些偏倚可以使不同学者对同一主题的Meta分析得出不同甚至相互矛盾的结论。所以，为减少选择偏倚，应制定明确的、严格统一的文献纳入和剔除标准，主要是对研究对象、设计类型、处理因素、样本大小、随访年限、纳入年限和语种等方面做出明确统一的规定。同时，在评价文献质量时应持客观、实事求是的态度，采取盲法，避免选择性偏倚。

(三)研究内偏倚

研究内偏倚是指从纳入的文献中提取数据信息时产生的偏倚。包括：

1. 提取者偏倚(extractor bias) 提取者偏倚是指 Meta 分析者从纳入的研究中提取的数据信息不准确而产生的偏倚。

2. 研究质量评分偏倚(bias in scoring study quality) 研究质量评分偏倚是指对纳入研究的质量的评价不恰当或不够充分、不够全面而产生的偏倚。

3. 报告偏倚(reporting bias) 报告偏倚在纳入研究没有报告 Meta 分析所需要的数据信息时可产生，特别是一些研究可能有多个结局变量，但文献中只报告了有统计学意义的结局变量。为减少研究内偏倚，应由两人以上采用盲法独立地提取资料，并且设计用于提取数据信息的专门表格，以明确各数据及质量评价的统一标准。

总之，Meta 分析的偏倚主要产生在设计阶段和文献收集阶段。因此，在设计阶段应考虑可能产生偏倚的影响因素，从而制定合理的纳入标准和排除标准。在文献收集阶段，为控制发表偏倚，应收集所有同一主题的文献，包括发表的文献、未发表的文献和信息不全的文献。另外，也可以运用敏感性分析和分亚组分析方法控制外变量的干扰。

二、Meta 分析偏倚的检查

对 Meta 分析中存在的偏倚的识别和控制方法有漏斗图法、线性回归法、失安全数法和秩相关检验法等。

1. 漏斗图法 以原研究的效应量为横坐标，样本大小为纵坐标绘制散点图。若无发表偏倚，则散点图呈现底部宽，顶部尖的对称倒置漏斗形；若有发表偏倚存在，则漏斗图不对称或不完整。因此，可以通过分析漏斗图的对称性评价 Meta 分析是否存在偏倚。

2. 失安全数法 当 Meta 分析结果有统计学意义时，为排除发表偏倚的可能影响，可计算最少需要增加多少个未发表的研究，通常是没有统计学意义的阴性结果，才能使 Meta 分析的结论逆转。最少需要增加未发表的研究的个数就称为失安全数，通过计算失安全数即可估计发表偏倚的影响程度，也称为“抽屉文件”分析(file drawer analysis)。

例 18-4 某次 Meta 分析，共有 9 个研究被纳入分析，所得结果具有统计学意义，通过查标准正态分布表得到各个研究的 u_i 值之和为 12.71，试计算失安全数以估计发表偏倚的大小。

解：

$$N_{0.05}=\left(\frac{\sum u_i}{u_{0.05}}\right)^2-k=\left(\frac{12.71}{1.64}\right)^2-9=51.06$$

$$N_{0.01}=\left(\frac{\sum u_i}{u_{0.01}}\right)^2-k=\left(\frac{12.71}{2.33}\right)^2-9=20.76$$

在 $\alpha=0.05$ 水准上，需要 51 个阴性结果才能使本次 Meta 分析的结论逆转；在 $\alpha=0.01$ 水准上，需要 21 个阴性结果才能使 Meta 分析的结论逆转。

3. 秩相关分析法、回归分析法 秩相关分析法、回归分析法是目前对发表性偏倚的定量分析方法。虽然漏斗图是判断有无发表性偏倚的一种比较简便而直观的方法，但只能作为一种主观定性方法，不能进行定量分析。秩相关分析法是检验效应量估计值与其方差的相关关系，被认为是漏斗法的直接统计学模拟，对该检验功效的模拟研究结果显示，检验功效的变异性较大，影响检验功效的主要因素是纳入研究的数量效应大小及其方差。对小样本研究，该检验的功效较低。回归分析法是效应量与其对应标准误的线性加权回归分析，用线性回归模型来检验漏斗图的对称性。相对而言，回归分析的敏感性高一些。上述两种方法在纳入研究的数量大时检验功效高。

随着 Meta 分析在医疗卫生领域的应用，为医学实践和医学科研提供了新的理论和方法。Meta 分析通过定量地综合分析多个研究结果，对总体效应进行评价，得出更为科学、合理和可信的结论，因而成为循证医学获取、评价和应用最佳证据的重要手段，也已成为卫生决策、资源分配、优先项目选择的重要工具。但在个体危险度、诊断方法、病因的特异性联系、临床病程和预后测量中仍有待于进一步开发研究。而且，Meta 分析过程中，许多人为因素可能对结果会产生影响，如文献的选择、研究终点的确定、文献同质性的认可等。因此，应严格按照有关规定和过程进行 Meta 分析。

同时，应认识到 Meta 分析并不是“包治百病”的良药，它不能代替大型的单个临床随机对照试验。后者是按照一个设计和统一的质量控制标准严格执行完成的，而前者是不同研究质量的文献进行的合并。两者应该是相互补充、各取所长的关系。不应将 Meta 分析仅仅作为统计方法中的一种，应用时还可以结合其他方法，并随着科学的发展，将会不断地完善。

本章学习要点

1. Meta 分析的概念和基本特征。
2. Meta 分析的基本步骤。
3. Meta 分析的方法和注意事项。
4. Meta 分析常见的偏倚。

（龚戬芳）

附 录

附表 1 正态分布表

（正态曲线下由 $-\infty$ 到 u 面积比例）

u	0.00	0.01	0.02	0.03	0.04	0.05	0.06	0.07	0.08	0.09
−0.0	0.500 0	0.496 0	0.492 0	0.488 0	0.048 40	0.480 1	0.476 1	0.472 1	0.468 1	0.464 1
−0.1	0.460 2	0.456 2	0.452 2	0.448 3	0.444 3	0.440 4	0.436 4	0.432 5	0.428 6	0.424 7
−0.2	0.420 7	0.416 8	0.412 9	0.409 0	0.405 2	0.401 3	0.397 4	0.393 6	0.389 7	0.385 9
−0.3	0.382 1	0.378 3	0.374 5	0.370 7	0.366 9	0.363 2	0.359 4	0.355 7	0.352 0	0.348 3
−0.4	0.344 6	0.340 9	0.337 2	0.333 6	0.330 0	0.326 4	0.322 8	0.319 2	0.315 6	0.312 1
−0.5	0.308 5	0.301 5	0.305 1	0.298 1	0.294 6	0.291 2	0.287 7	0.284 3	0.281 0	0.277 6
−0.6	0.274 3	0.270 9	0.267 6	0.264 3	0.261 1	0.257 8	0.254 6	0.251 4	0.248 3	0.245 1
−0.7	0.242 0	0.238 9	0.235 8	0.232 7	0.229 7	0.226 6	0.223 6	0.220 6	0.217 7	0.214 8
−0.8	0.211 9	0.209 0	0.206 1	0.203 3	0.200 5	0.197 7	0.194 9	0.192 2	0.189 4	0.186 7
−0.9	0.184 1	0.181 4	0.178 8	0.176 2	0.173 6	0.171 1	0.168 5	0.166 0	0.163 5	0.161 1
−1.0	0.158 7	0.156 2	0.153 9	0.151 5	0.149 2	0.146 9	0.144 6	0.142 3	0.140 1	0.137 9
−1.1	0.135 7	0.133 5	0.131 4	0.129 2	0.127 1	0.125 1	0.123 0	0.121 0	0.119 0	0.117 0
−1.2	0.115 1	0.113 1	0.111 2	0.109 3	0.107 5	0.105 6	0.103 8	0.102 0	0.100 3	0.098 5
−1.3	0.096 8	0.095 1	0.093 4	0.091 8	0.090 1	0.088 5	0.086 9	0.085 3	0.083 8	0.082 3
−1.4	0.080 8	0.079 3	0.077 8	0.076 4	0.074 9	0.073 5	0.073 5	0.070 8	0.069 4	0.068 1
−1.5	0.066 8	0.066 5	0.064 3	0.063 0	0.061 8	0.060 6	0.059 4	0.058 2	0.057 1	0.055 9
−1.6	0.054 8	0.053 7	0.052 6	0.051 6	0.050 5	0.049 5	0.048 5	0.047 5	0.046 5	0.045 5
−1.7	0.044 6	0.043 6	0.042 7	0.041 8	0.040 9	0.040 1	0.039 2	0.038 4	0.037 5	0.036 7
−1.8	0.035 9	0.035 1	0.034 4	0.033 6	0.032 9	0.032 2	0.031 4	0.030 7	0.030 1	0.029 4
−1.9	0.028 7	0.028 1	0.027 4	0.026 8	0.026 2	0.025 6	0.025 0	0.024 4	0.023 9	0.023 3
−2.0	0.022 8	0.022 2	0.021 7	0.021 2	0.020 7	0.020 2	0.019 7	0.019 2	0.018 8	0.018 3
−2.1	0.017 9	0.017 4	0.017 0	0.016 6	0.016 2	0.015 8	0.015 4	0.015 0	0.014 6	0.014 3
−2.2	0.013 9	0.013 6	0.013 2	0.012 9	0.012 6	0.012 2	0.011 9	0.011 6	0.011 3	0.011 0
−2.3	0.010 7	0.010 4	0.010 2	0.009 90	0.009 64	0.009 39	0.009 14	0.008 89	0.008 66	0.008 42
−2.4	0.008 20	0.007 98	0.007 76	0.007 55	0.007 34	0.007 14	0.006 95	0.006 76	0.006 57	0.006 39
−2.5	0.006 21	0.006 04	0.005 87	0.005 70	0.005 54	0.005 39	0.005 23	0.005 09	0.004 94	0.004 80
−2.6	0.004 66	0.004 53	0.004 40	0.004 27	0.004 15	0.004 03	0.003 91	0.003 79	0.003 68	0.003 57
−2.7	0.003 47	0.003 36	0.003 26	0.003 17	0.003 07	0.002 98	0.002 89	0.002 80	0.002 72	0.002 64
−2.8	0.002 56	0.002 48	0.002 40	0.002 33	0.002 26	0.002 19	0.002 12	0.002 05	0.001 99	0.001 93
−2.9	0.001 87	0.001 81	0.001 75	0.001 70	0.001 64	0.001 59	0.001 54	0.001 49	0.001 44	0.001 40

附表 2　*t* 界值表

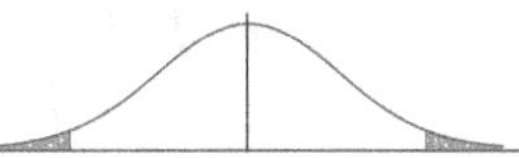

自由度	概率(*P*)（双侧界限）												
(ν)	0.9	0.8	0.7	0.6	0.5	0.4	0.3	0.2	0.1	0.05	0.02	0.01	0.001
1	0.158	0.325	0.510	0.727	1.000	1.376	1.963	3.078	6.314	12.706	31.821	63.657	636.619
2	0.142	0.289	0.445	0.617	0.816	1.061	1.386	1.886	2.920	4.303	6.96	9.925	31.598
3	0.137	0.277	0.424	0.584	0.765	0.978	1.250	1.638	2.353	3.182	4.541	5.841	12.924
4	0.134	0.271	0.414	0.569	0.741	0.941	1.190	1.533	2.132	2.776	3.747	4.604	8.610
5	0.132	0.267	0.408	0.559	0.727	0.920	1.156	1.476	2.015	2.571	3.365	4.032	6.869
6	0.131	0.265	0.404	0.553	0.718	0.906	1.134	1.440	1.943	2.447	3.143	3.707	5.959
7	0.130	0.263	0.402	0.549	0.711	0.896	1.119	1.415	1.895	2.365	2.998	3.499	5.408
8	0.130	0.262	0.399	0.546	0.706	0.889	1.108	1.397	1.860	2.306	2.896	3.355	5.041
9	0.129	0.261	0.398	0.543	0.703	0.883	1.100	1.383	1.833	2.262	2.821	3.250	4.781
10	0.129	0.260	0.397	0.542	0.700	0.879	1.093	1.372	1.812	2.228	2.764	3.169	4.587
11	0.129	0.260	0.396	0.540	0.697	0.876	1.088	1.363	1.796	2.201	2.718	3.106	4.437
12	0.128	0.259	0.395	0.539	0.695	0.873	1.083	1.356	1.782	2.179	2.681	3.055	4.318
13	0.128	0.259	0.394	0.538	0.694	0.870	1.079	1.350	1.771	2.160	2.650	3.012	4.221
14	0.128	0.258	0.393	0.537	0.692	0.868	1.076	1.345	1.761	2.145	2.624	2.977	4.140
15	0.128	0.258	0.393	0.536	0.691	0.866	1.074	1.341	1.753	2.131	2.602	2.947	4.073
16	0.128	0.258	0.392	0.535	0.690	0.865	1.071	1.337	1.746	2.120	2.583	2.921	4.015
17	0.128	0.257	0.392	0.534	0.689	0.863	1.069	1.333	1.740	2.110	2.567	2.898	3.965
18	0.127	0.257	0.392	0.534	0.688	0.862	1.067	1.330	1.734	2.101	2.552	2.878	3.922
19	0.127	0.257	0.391	0.533	0.688	0.861	1.066	1.328	1.729	2.093	2.539	2.861	3.883
20	0.127	0.257	0.391	0.533	0.687	0.860	1.064	1.325	1.725	2.086	2.528	2.845	3.850
21	0.127	0.257	0.391	0.532	0.686	0.859	1.063	1.323	1.721	2.080	2.518	2.831	3.819
22	0.127	0.256	0.390	0.532	0.686	0.858	1.061	1.321	1.717	2.074	2.508	2.819	3.792
23	0.127	0.256	0.390	0.532	0.685	0.858	1.060	1.319	1.714	2.069	2.500	2.807	3.767
24	0.127	0.256	0.390	0.531	0.685	0.857	1.059	1.318	1.711	2.064	2.492	2.797	3.745
25	0.127	0.256	0.390	0.531	0.684	0.856	1.058	1.316	1.708	2.060	2.485	2.787	3.725
26	0.127	0.256	0.390	0.531	0.684	0.856	1.058	1.315	1.706	2.056	2.479	2.779	3.707
27	0.127	0.256	0.389	0.531	0.684	0.855	1.057	1.314	1.703	2.052	2.473	2.771	3.690
28	0.127	0.256	0.389	0.530	0.683	0.855	1.056	1.313	1.701	2.048	2.467	2.763	3.674
29	0.127	0.256	0.389	0.530	0.683	0.854	1.055	1.311	1.699	2.045	2.462	2.756	3.659
30	0.127	0.256	0.389	0.530	0.683	0.854	1.055	1.310	1.697	2.042	2.457	2.750	3.646
40	0.126	0.255	0.388	0.529	0.681	0.851	1.050	1.303	1.684	2.021	2.423	2.704	3.551
60	0.126	0.254	0.387	0.527	0.679	0.848	1.046	1.296	1.671	2.000	2.390	2.660	3.460
120	0.126	0.254	0.386	0.526	0.677	0.845	1.041	1.389	1.658	1.980	2.358	2.617	3.373
∞	0.126	0.253	0.385	0.524	0.674	0.842	1.036	1.282	1.645	1.960	2.326	2.576	3.291
ν	0.45	0.40	0.35	0.30	0.25	0.20	0.15	0.10	0.05	0.025	0.01	0.005	0.0005
	概率(*P*)（单侧界限）												

附表 3　方差齐性检验用 F 值表(双侧检验)

(表内横行数字,上行 $P=0.05$,下行 $P=0.01$)

ν_2	ν_1									
	10	12	15	20	24	30	40	60	120	∞
1	968.6	976.7	984.9	993.1	997.2	1001.0	1006.0	1010.0	1014.0	1018.0
	24 224	24 426.0	24 630.0	24 836.0	24 940.0	25 044.0	25 148.0	25 253.0	25 359.0	2 546.5
2	39.40	39.41	39.43	39.45	39.46	39.46	39.47	39.48	39.49	39.50
	109.4	199.4	199.4	199.4	199.5	199.5	199.5	199.5	199.5	199.50
3	14.42	14.34	14.25	14.17	14.12	14.08	14.04	13.99	13.95	13.90
	43.69	43.39	43.08	42.78	42.62	42.47	42.31	42.15	41.99	41.83
4	8.84	8.75	8.66	8.56	8.51	8.46	8.41	8.36	8.31	8.26
	20.97	20.70	20.44	20.17	20.03	19.89	19.75	19.61	19.47	19.32
5	6.62	6.52	6.43	6.33	6.28	6.23	6.18	6.12	6.07	6.02
	13.62	13.38	13.15	12.90	12.78	12.66	12.53	12.40	12.27	12.14
6	5.46	5.37	5.27	5.17	5.12	5.07	5.01	4.96	4.90	4.85
	10.25	10.03	9.81	9.59	9.47	9.36	9.24	9.12	9.00	8.88
7	4.76	4.67	4.57	4.47	4.42	4.36	4.31	4.25	4.20	4.14
	8.38	8.18	7.97	7.75	7.65	7.53	7.42	7.31	7.19	7.08
8	4.30	4.20	4.10	4.00	3.95	3.89	3.84	3.78	3.73	3.67
	7.21	7.01	6.81	6.61	6.50	6.40	6.29	6.18	6.06	5.95
9	3.96	3.87	3.44	3.67	3.61	3.56	3.51	3.45	3.39	3.33
	6.42	6.23	6.03	5.83	5.73	5.62	5.52	5.41	5.30	5.19
10	3.72	3.62	3.52	3.42	3.37	3.31	3.26	3.20	3.14	3.08
	5.85	5.66	5.47	5.27	5.17	5.07	4.97	4.86	4.75	4.64
12	3.37	3.28	3.18	3.07	3.02	2.96	2.91	2.85	2.79	2.72
	5.09	4.91	4.72	4.53	4.43	4.33	4.23	4.12	4.01	3.90
15	3.06	2.96	2.86	2.76	2.70	2.64	2.59	2.52	2.46	2.40
	4.42	4.25	4.07	3.88	3.79	3.69	3.58	3.48	3.37	3.26
20	2.77	2.68	2.57	2.46	2.41	2.35	2.29	2.22	2.16	2.09
	3.85	3.68	3.50	3.32	3.22	3.12	3.02	2.92	2.81	2.69
24	2.64	2.54	2.44	2.33	2.27	2.21	2.15	2.05	2.01	1.94
	3.59	3.42	3.25	3.06	2.97	2.87	2.77	2.66	2.55	2.43
30	2.51	2.41	2.31	2.20	2.14	2.07	2.01	1.94	1.87	1.79
	3.34	3.18	3.01	2.82	2.73	2.63	2.52	2.42	2.30	2.18
40	2.39	2.29	2.18	2.07	2.01	1.94	1.88	1.80	1.72	1.64
	3.12	2.95	2.78	2.60	2.50	2.40	2.30	2.18	2.06	1.93
60	2.27	2.17	2.06	1.94	1.88	1.82	1.74	1.67	1.58	1.48
	2.90	2.74	2.57	2.39	2.29	2.19	2.08	1.96	1.83	1.69
120	2.16	2.05	1.94	1.82	1.76	1.69	1.61	1.53	1.43	1.31
	2.71	2.54	2.37	2.19	2.09	1.98	1.87	1.75	1.61	1.43
∞	2.05	1.94	1.83	1.71	1.64	1.57	1.48	1.39	1.27	1.00
	2.52	2.36	2.19	2.00	1.90	1.79	1.67	1.53	1.36	1.00

附表 4 F 界值表

方差分析用(单尾):上行概率 0.05,下行概率 0.01

分母的自由度 ν_2	分子的自由度,ν_1											
	1	2	3	4	5	6	7	8	9	10	11	12
1	161	200	216	225	230	234	237	239	241	242	243	224
	4052	4999	5403	5625	5764	5859	5928	5981	6022	6056	6082	6106
2	18.51	19.00	19.16	19.25	19.30	19.33	19.36	19.37	19.38	19.39	19.40	19.41
	98.49	99.00	99.17	99.25	99.30	99.33	99.34	99.36	99.38	99.40	99.41	99.42
3	10.13	9.55	9.28	9.12	9.01	8.94	8.88	8.84	8.81	8.78	8.76	8.74
	34.12	30.82	29.46	28.71	28.24	27.91	27.67	27.49	27.34	27.23	27.13	27.05
4	7.71	6.94	6.59	6.39	6.26	6.16	6.09	6.04	6.00	5.96	5.93	5.91
	21.20	18.00	16.69	15.98	15.52	15.21	14.98	14.80	14.66	14.54	14.45	14.37
5	6.61	5.79	5.41	5.19	5.05	4.95	4.88	4.82	4.78	4.74	4.70	4.68
	16.26	13.27	12.06	11.39	10.97	10.67	10.45	10.27	10.15	10.05	9.96	9.89
6	5.99	5.14	4.76	4.53	4.39	4.28	4.21	4.15	4.10	4.06	4.03	4.00
	13.74	10.92	9.78	9.15	8.75	8.47	8.26	8.10	7.98	7.87	7.79	7.72
7	5.59	4.74	4.35	4.12	3.97	3.87	3.79	3.73	3.68	3.63	3.60	3.57
	12.25	9.55	8.45	7.85	7.46	7.19	7.00	6.84	6.71	6.62	6.54	6.47
8	5.32	4.46	4.07	3.84	3.69	3.58	3.50	3.44	3.39	3.34	3.31	3.28
	11.26	8.65	7.59	7.01	6.63	6.37	6.19	6.03	5.91	5.82	5.74	5.67
9	5.12	4.26	3.86	3.63	3.48	3.37	3.29	3.23	3.18	3.13	3.10	3.07
	10.56	8.02	6.99	6.42	6.06	5.80	5.62	5.47	5.35	5.26	5.18	5.11
10	4.96	4.10	3.71	3.48	3.33	3.22	3.14	3.07	3.02	2.97	2.94	2.91
	10.04	7.56	6.55	5.99	5.64	5.39	5.21	5.06	4.95	4.85	4.78	4.71
11	4.84	3.98	3.59	3.36	3.20	3.09	3.01	2.95	2.90	2.86	2.82	2.76
	9.65	7.20	6.22	5.67	5.32	5.07	4.88	4.74	4.63	4.54	4.46	4.40
12	4.75	3.88	3.49	3.26	3.11	3.00	2.92	2.85	2.80	2.76	2.76	2.69
	9.33	6.93	5.95	5.41	5.06	4.82	4.65	4.50	4.39	4.30	4.22	4.16
13	4.67	3.80	3.41	3.18	3.02	2.92	2.84	2.77	2.72	2.67	2.63	2.60
	9.07	6.70	5.74	5.20	4.86	4.62	4.44	4.30	4.19	4.10	4.02	3.96
14	4.60	3.74	3.34	3.11	2.96	2.85	2.77	2.70	2.65	2.60	2.56	2.53
	8.86	6.51	5.56	5.03	4.69	4.46	4.28	4.14	4.03	3.94	3.86	3.80
15	4.54	3.68	3.29	3.06	2.90	2.79	2.70	2.64	2.59	2.55	2.51	2.48
	8.68	6.36	5.42	4.89	4.56	4.32	4.14	4.00	3.89	3.80	3.73	3.67
16	4.49	3.63	3.24	3.01	2.85	2.74	2.66	2.59	2.54	2.49	2.45	2.42
	8.53	6.23	5.29	4.77	4.44	4.20	4.03	3.89	3.78	3.69	3.61	3.55
17	4.45	3.59	3.20	2.96	2.81	2.70	2.62	2.55	2.50	2.45	2.41	2.38
	8.40	6.11	5.18	4.67	4.34	4.10	3.93	3.79	3.68	3.59	3.52	3.45
18	4.41	3.55	3.16	2.93	2.77	2.66	2.58	2.51	2.46	2.41	2.37	2.34
	8.28	6.01	5.09	4.58	4.25	4.01	3.85	3.71	3.60	3.51	3.44	3.37
19	4.38	3.52	3.13	2.90	2.74	2.63	2.55	2.48	2.43	2.38	2.34	2.31
	8.18	5.93	5.01	4.50	4.17	3.94	3.77	3.63	3.52	3.43	3.36	3.30
20	4.35	3.49	3.10	2.87	2.71	2.60	2.52	2.45	2.40	2.35	2.31	2.28
	8.10	5.85	4.94	4.43	4.10	3.87	3.71	3.56	3.45	3.37	3.30	3.23
21	4.32	3.47	3.07	2.84	2.68	2.57	2.49	2.42	2.37	2.32	2.28	2.25
	8.02	5.78	4.87	4.37	4.04	3.81	3.65	3.51	3.40	3.31	3.24	3.17
22	4.30	3.44	3.05	2.82	2.66	2.55	2.47	2.40	2.35	2.30	2.26	2.23
	7.94	5.72	4.82	4.31	3.99	3.76	3.59	3.45	3.35	3.26	3.18	3.12
23	4.28	3.42	3.03	2.80	2.64	2.53	2.45	2.38	2.32	2.28	2.24	3.20
	7.88	5.66	4.76	4.26	3.94	3.71	3.54	3.41	3.30	3.21	3.14	3.07
24	4.26	3.40	3.01	2.78	2.62	2.51	2.43	2.36	2.30	2.26	2.22	2.18
	7.82	5.61	4.72	4.22	3.90	3.67	3.50	3.36	3.25	3.17	3.09	3.03
25	4.24	3.38	2.99	2.76	2.60	2.49	2.41	2.34	2.28	2.24	2.20	2.16
	7.77	5.57	4.68	4.18	3.86	3.63	3.46	3.32	3.21	3.13	3.05	2.99

续表

分母的自由度 ν_2	分子的自由度，ν_1											
	14	16	20	24	30	40	50	75	100	200	500	∞
1	245	246	248	249	250	251	252	253	253	254	254	254
	6142	6169	6208	6234	6258	6286	6302	6323	6334	6352	6361	6366
2	19.42	19.43	19.44	19.45	19.46	19.47	19.47	19.48	19.49	19.49	19.50	19.50
	99.43	99.44	99.45	99.46	99.47	99.48	99.49	99.49	99.49	99.50	99.50	99.50
3	8.71	8.69	8.66	8.64	8.62	8.60	8.58	8.57	8.56	8.54	8.54	8.53
	26.92	26.83	26.69	26.60	26.50	26.41	26.35	26.27	26.23	26.18	26.14	26.12
4	5.87	5.84	5.80	5.77	5.74	5.71	5.70	5.68	5.66	5.65	5.64	5.63
	14.24	14.15	14.02	13.93	13.83	13.74	13.69	13.61	13.57	13.52	13.48	13.46
5	4.64	4.60	4.56	4.53	4.50	4.46	4.44	4.42	4.40	4.38	4.37	4.36
	9.77	9.68	9.55	9.47	9.38	9.29	9.24	9.17	9.13	9.07	9.04	9.02
6	3.96	3.92	3.87	3.84	3.81	3.77	3.75	3.72	3.71	3.69	3.68	3.67
	7.60	7.52	7.39	7.31	7.23	7.14	7.09	7.02	6.99	6.94	6.90	6.88
7	3.52	3.49	3.44	3.41	3.38	3.34	3.32	3.29	3.28	3.25	3.24	3.23
	6.35	6.27	6.15	6.07	5.98	5.90	5.85	5.78	5.75	5.70	5.67	5.65
8	3.23	3.20	3.15	3.12	3.08	3.05	3.03	3.00	2.98	2.96	2.94	2.93
	5.56	5.48	5.36	5.28	5.20	5.11	5.06	5.00	4.96	4.91	4.88	4.86
9	3.02	2.98	2.93	2.90	2.86	2.82	2.80	2.77	2.76	2.73	2.72	2.71
	5.00	4.92	4.80	4.73	4.64	4.56	4.51	4.45	4.41	4.36	4.33	4.31
10	2.86	2.82	2.77	2.74	2.70	2.67	2.64	2.61	2.59	2.56	2.55	2.54
	4.60	4.52	4.41	4.33	4.25	4.17	4.12	4.05	4.01	3.96	3.93	3.91
11	2.74	2.70	2.65	2.61	2.57	2.53	2.50	2.47	2.45	2.42	2.41	2.40
	4.29	4.21	4.10	4.02	3.94	3.86	3.80	3.74	3.70	3.66	3.62	3.60
12	2.64	2.60	2.54	2.50	2.46	2.42	2.40	2.36	2.35	2.32	2.31	2.30
	4.05	3.98	3.86	3.78	3.70	3.61	3.56	3.49	3.46	3.41	3.38	3.36
13	2.55	2.51	2.46	2.42	2.38	2.34	2.32	2.28	2.26	2.24	2.22	2.21
	3.85	3.78	3.67	3.59	3.51	3.42	3.37	3.30	3.27	3.21	3.18	3.16
14	2.48	2.44	2.39	2.35	2.31	2.27	2.24	2.21	2.19	2.16	2.14	2.13
	3.70	3.62	3.51	3.43	3.34	3.26	3.21	3.14	3.11	3.06	3.02	3.00
15	2.43	2.39	2.33	2.29	2.25	2.21	2.18	2.15	2.12	2.10	2.08	2.07
	3.56	3.48	3.36	3.29	3.20	3.12	3.07	3.00	2.97	2.92	2.89	2.87
16	2.37	2.33	2.28	2.24	2.20	2.16	2.13	2.09	2.07	2.04	2.02	2.01
	3.45	3.37	3.25	3.18	3.10	3.01	2.96	2.89	2.86	2.80	2.77	2.75
17	2.33	2.29	2.23	2.19	2.15	2.11	2.08	2.04	2.02	1.99	1.97	1.96
	3.35	3.27	3.16	3.08	3.00	2.92	2.86	2.79	2.76	2.70	2.67	2.65
18	2.29	2.25	2.19	2.15	2.11	2.07	2.04	2.00	1.98	1.95	1.93	1.92
	3.27	3.19	3.07	3.00	2.91	2.83	2.78	2.71	2.68	2.62	2.59	2.57
19	2.26	2.21	2.15	2.11	2.07	2.02	2.00	1.96	1.94	1.91	1.90	1.88
	3.19	3.12	3.00	2.92	2.84	2.76	2.70	2.63	2.60	2.54	2.51	2.49
20	2.23	2.18	2.12	2.08	2.04	1.99	1.96	1.92	1.90	1.87	1.85	1.84
	3.13	3.05	2.94	2.86	2.77	2.69	2.63	2.56	2.53	2.47	2.44	2.42
21	2.20	2.15	2.09	2.05	2.00	1.96	1.93	1.89	1.87	1.84	1.82	1.81
	3.07	2.99	2.88	2.80	2.72	2.63	2.58	2.51	2.47	2.42	2.38	2.36
22	2.18	2.13	2.07	2.03	1.98	1.93	1.91	1.87	1.84	1.81	1.80	1.78
	3.02	2.94	2.83	2.75	2.67	2.58	2.53	2.46	2.42	2.37	2.33	2.31
23	2.14	2.10	2.04	2.00	1.96	1.91	1.88	1.84	1.82	1.79	1.77	1.76
	2.97	2.89	2.78	2.70	2.62	2.53	2.48	2.41	2.37	2.32	2.28	2.26
24	2.13	2.09	2.02	1.98	1.94	1.89	1.68	1.82	1.80	1.76	1.74	1.73
	2.93	2.85	2.74	2.66	2.58	2.49	2.44	2.36	2.33	2.27	2.23	2.21
25	2.11	2.06	2.00	1.96	1.92	1.87	1.84	1.80	1.77	1.74	1.72	1.71
	2.89	2.81	2.70	2.62	2.54	2.45	2.40	2.32	2.29	2.23	2.19	2.17

续表

分母的自由度 ν_2	分子的自由度，ν_1											
	1	2	3	4	5	6	7	8	9	10	11	12
26	4.22	3.37	2.98	2.74	2.59	2.47	2.39	2.32	2.27	2.22	2.18	2.15
	7.72	5.53	4.64	4.14	3.82	3.59	3.42	3.29	3.17	3.09	3.02	2.96
27	4.21	3.35	2.96	2.73	2.57	2.46	2.37	2.30	2.25	2.20	2.16	2.13
	7.68	5.49	4.60	4.11	3.79	3.56	3.39	3.26	3.14	3.06	2.98	2.93
28	4.20	3.34	2.95	2.71	2.56	2.44	2.36	2.29	2.24	2.19	2.15	2.12
	7.64	5.45	4.57	4.07	3.76	3.53	3.36	3.23	3.11	3.03	2.95	2.90
29	4.18	3.33	2.93	2.70	2.54	2.43	2.35	2.28	2.22	2.18	2.14	2.10
	7.60	5.42	4.54	4.04	3.73	3.50	3.33	3.20	3.08	3.00	2.92	2.87
30	4.17	3.32	2.92	2.69	2.53	2.42	2.34	2.27	2.21	2.16	2.12	2.09
	7.56	5.39	4.51	4.02	3.70	3.47	3.30	3.17	3.06	2.98	2.90	2.84
32	4.15	3.30	2.90	2.67	2.51	2.40	2.32	2.25	2.19	2.14	2.10	2.07
	7.50	5.34	4.46	3.97	3.66	3.42	3.25	3.12	3.01	2.94	2.86	2.80
34	4.13	3.28	2.88	2.65	2.49	2.38	2.30	2.23	2.17	2.12	2.08	2.05
	7.44	5.29	4.42	3.93	3.61	3.38	3.21	3.08	2.97	2.89	2.82	2.76
36	4.11	3.26	2.86	2.63	2.48	2.36	2.28	2.21	2.15	2.10	2.06	2.03
	7.39	5.25	4.38	3.89	3.58	3.35	3.18	3.04	2.94	2.86	2.78	2.72
38	4.10	3.25	2.85	2.62	2.46	2.35	2.26	2.19	2.14	2.09	2.05	2.02
	7.35	5.21	4.34	3.86	3.54	3.32	3.15	3.02	2.91	2.82	2.75	2.69
40	4.08	3.23	2.84	2.61	2.45	2.34	2.25	2.18	2.12	2.07	2.04	2.00
	7.31	5.18	4.31	3.83	3.51	3.29	3.12	2.99	2.88	2.80	2.73	2.66
42	4.07	3.22	2.83	2.59	2.44	2.32	2.24	2.17	2.11	2.06	2.02	1.99
	7.27	5.15	4.29	3.80	3.49	3.26	3.10	2.96	2.86	2.77	2.70	2.64
44	4.06	3.21	2.82	2.58	2.43	2.31	2.23	2.16	2.10	2.05	2.01	1.98
	7.24	5.12	4.26	3.78	3.46	3.24	3.07	2.94	2.84	2.75	2.68	2.62
46	4.05	3.20	2.81	2.57	2.42	2.30	2.22	2.14	2.09	2.04	2.00	1.97
	7.21	5.10	4.24	3.76	3.44	3.22	3.05	2.92	2.82	2.73	2.66	2.60
48	4.04	3.19	2.80	2.56	2.41	2.30	2.21	2.14	2.08	2.03	1.99	1.96
	7.19	5.08	4.22	3.74	3.42	3.20	3.04	2.90	2.80	2.71	2.64	2.58
50	4.03	3.18	2.79	2.56	2.40	2.29	2.20	2.13	2.07	2.02	1.98	1.95
	7.17	5.06	4.20	3.72	3.41	3.18	3.02	2.88	2.78	2.70	2.62	2.56
60	4.00	3.15	2.76	2.52	2.37	2.25	2.17	2.10	2.04	1.99	1.95	1.92
	7.08	4.98	4.13	3.65	3.34	3.12	2.95	2.82	2.72	2.63	2.56	2.50
70	3.98	3.13	2.74	2.50	2.35	2.23	2.14	2.07	2.01	1.97	1.93	1.89
	7.01	4.92	4.08	3.60	3.29	3.07	2.91	2.77	2.67	2.59	2.51	2.45
80	3.96	3.11	2.72	2.48	2.33	2.21	2.12	2.05	1.99	1.95	1.91	1.88
	6.96	4.88	4.04	3.56	3.25	3.04	2.87	2.74	2.64	2.55	2.48	2.41
100	3.94	3.09	2.70	2.46	2.30	2.19	2.10	2.03	1.97	1.92	1.88	1.85
	6.90	4.82	3.98	3.51	3.20	2.99	2.82	2.69	2.59	2.51	2.43	2.36
125	3.92	3.07	2.68	2.44	2.29	2.17	2.08	2.01	1.95	1.90	1.86	1.83
	6.84	4.78	3.94	3.47	3.17	2.95	2.79	2.65	2.56	2.47	2.40	2.33
150	3.91	3.06	2.67	2.43	2.27	2.16	2.07	2.00	1.94	1.89	1.85	1.82
	6.81	4.75	3.91	3.44	3.14	2.92	2.76	2.62	2.53	2.44	2.37	2.30
200	3.89	3.04	2.65	2.41	2.26	2.14	2.05	1.98	1.92	1.87	1.83	1.80
	6.76	4.71	3.88	3.41	3.11	2.90	2.73	2.60	2.50	2.41	2.34	2.28
400	3.86	3.02	2.62	2.39	2.23	2.12	2.03	1.96	1.90	1.85	1.81	1.78
	6.70	4.66	3.83	3.36	3.06	2.85	2.69	2.55	2.46	2.37	2.29	2.23
1000	3.85	3.00	2.61	2.38	2.22	2.10	2.02	1.95	1.89	1.84	1.80	1.76
	6.66	4.62	3.80	3.34	3.04	2.82	2.66	2.53	2.43	2.34	2.26	2.20
∞	3.84	2.99	2.60	2.37	2.21	2.09	2.01	1.94	1.88	1.83	1.79	1.75
	6.64	4.60	3.78	3.32	3.02	2.80	2.64	2.51	2.41	2.32	2.24	2.18

续表

分母的自由度 ν_2	分子的自由度，ν_1											
	14	16	20	24	30	40	50	75	100	200	500	∞
26	2.10	2.05	1.99	1.95	1.90	1.85	1.82	1.78	1.76	1.72	1.70	1.69
	2.86	2.77	2.66	2.58	2.50	2.41	2.36	2.28	2.25	2.19	2.15	2.13
27	2.08	2.03	1.97	1.93	1.88	1.84	1.80	1.76	1.74	1.71	1.68	1.67
	2.83	2.74	2.63	2.55	2.47	2.38	2.33	2.25	2.21	2.16	2.12	2.10
28	2.06	2.02	1.96	1.91	1.87	1.81	1.78	1.75	1.72	1.69	1.67	1.65
	2.80	2.71	2.60	2.52	2.44	2.35	2.30	2.22	2.18	2.13	2.09	2.06
29	2.05	2.00	1.94	1.90	1.85	1.80	1.77	1.73	1.71	1.68	1.65	1.64
	2.77	2.68	2.57	2.49	2.41	2.32	2.27	2.19	2.15	2.10	2.06	2.03
30	2.04	1.99	1.93	1.89	1.84	1.79	1.76	1.72	1.69	1.66	1.64	1.62
	2.74	2.66	2.55	2.47	2.38	2.29	2.24	2.16	2.13	2.07	2.03	2.01
32	2.02	1.97	1.91	1.86	1.82	1.76	1.74	1.69	1.67	1.64	1.61	1.59
	2.70	2.62	2.51	2.42	2.34	2.25	2.20	2.12	2.08	2.02	1.98	1.96
34	2.00	1.95	1.89	1.84	1.80	1.74	1.71	1.67	1.64	1.61	1.59	1.57
	2.66	2.58	2.47	2.38	2.30	2.21	2.15	2.08	2.04	1.98	1.94	1.91
36	1.98	1.93	1.87	1.82	1.78	1.72	1.69	1.65	1.62	1.59	1.56	1.55
	2.62	2.54	2.43	2.35	2.26	2.17	2.12	2.04	2.00	1.94	1.90	1.87
38	1.96	1.92	1.85	1.80	1.76	1.71	1.67	1.63	1.60	1.57	1.54	1.53
	2.59	2.51	2.40	2.32	2.22	2.14	2.08	2.00	1.97	1.90	1.86	1.84
40	1.95	1.90	1.84	1.79	1.74	1.69	1.66	1.61	1.59	1.55	1.53	1.51
	2.56	2.49	2.37	2.29	2.20	2.11	2.05	1.97	1.94	1.88	1.84	1.81
42	1.94	1.89	1.82	1.78	1.73	1.68	1.64	1.60	1.57	1.54	1.51	1.49
	2.54	2.46	2.35	2.26	2.17	2.08	2.02	1.94	1.91	1.85	1.80	1.78
44	1.92	1.88	1.81	1.76	1.72	1.66	1.63	1.58	1.56	1.52	1.50	1.48
	2.52	2.44	2.32	2.24	2.15	2.06	2.00	1.92	1.88	1.82	1.78	1.75
46	1.91	1.87	1.80	1.75	1.71	1.65	1.62	1.57	1.54	1.51	1.48	1.46
	2.50	2.42	2.30	2.22	2.13	2.04	1.98	1.90	1.86	1.80	1.76	1.72
48	1.90	1.86	1.79	1.74	1.70	1.64	1.61	1.56	1.53	1.50	1.47	1.45
	2.48	2.40	2.28	2.20	2.11	2.02	1.96	1.88	1.84	1.78	1.73	1.70
50	1.90	1.85	1.78	1.74	1.69	1.63	1.60	1.55	1.52	1.48	1.46	1.44
	2.46	2.39	2.26	2.18	2.10	2.00	1.94	1.86	1.82	1.76	1.71	1.68
60	1.86	1.81	1.75	1.70	1.65	1.59	1.56	1.50	1.48	1.44	1.41	1.39
	2.40	2.32	2.20	2.12	2.03	1.93	1.87	1.79	1.74	1.68	1.63	1.60
70	1.84	1.79	1.72	1.67	1.62	1.56	1.53	1.47	1.45	1.40	1.37	1.35
	2.35	2.28	2.15	2.07	1.98	1.88	1.82	1.74	1.69	1.62	1.56	1.53
80	1.82	1.77	1.70	1.65	1.60	1.54	1.51	1.45	1.42	1.38	1.35	1.32
	2.32	2.24	2.11	2.03	1.94	1.84	1.78	1.70	1.65	1.57	1.52	1.49
100	1.79	1.75	1.68	1.63	1.57	1.51	1.48	1.42	1.39	1.34	1.30	1.28
	2.26	2.19	2.06	1.98	1.89	1.79	1.73	1.64	1.59	1.51	1.46	1.43
125	1.77	1.72	1.65	1.60	1.55	1.49	1.45	1.39	1.36	1.31	1.27	1.25
	2.23	2.15	2.03	1.94	1.85	1.75	1.68	1.59	1.54	1.46	1.40	1.37
150	1.76	1.71	1.64	1.59	1.54	1.47	1.44	1.37	1.34	1.29	1.25	1.22
	2.20	2.12	2.00	1.91	1.83	1.72	1.66	1.56	1.51	1.43	1.37	1.33
200	1.74	1.69	1.62	1.57	1.52	1.45	1.42	1.35	1.32	1.26	1.22	1.19
	2.17	2.09	1.97	1.88	1.79	1.69	1.62	1.53	1.48	1.39	1.33	1.28
400	1.72	1.67	1.60	1.54	1.49	1.42	1.38	1.32	1.28	1.22	1.16	1.13
	2.12	2.04	1.92	1.84	1.74	1.64	1.57	1.47	1.42	1.32	1.24	1.19
1000	1.70	1.65	1.58	1.53	1.47	1.41	1.36	1.30	1.26	1.19	1.13	1.08
	2.09	2.01	1.89	1.81	1.71	1.61	1.54	1.44	1.38	1.28	1.19	1.11
∞	1.69	1.64	1.57	1.52	1.46	1.40	1.35	1.28	1.24	1.17	1.11	1.00
	2.07	1.99	1.87	1.79	1.69	1.59	1.52	1.41	1.36	1.25	1.15	1.00

附表 5　Q 值表

（表内横行数字，上行 $P=0.05$ 时的 Q 值，下行 $P=0.01$ 时的 Q 值）

误差的自由度（ν）	处理数(T)								
	2	3	4	5	6	7	8	9	10
5	3.64	4.60	5.22	5.67	6.03	6.33	6.58	6.80	6.99
	5.70	6.97	7.80	8.42	8.91	9.32	9.67	9.97	10.24
6	3.46	4.34	4.90	5.31	5.63	5.89	6.12	6.32	6.49
	5.24	6.33	7.03	7.56	7.97	8.32	8.61	8.87	9.10
7	3.26	4.16	4.68	5.06	5.36	5.61	5.82	6.00	6.16
	4.74	5.92	6.54	7.01	7.37	7.68	7.94	8.17	8.37
8	3.20	4.04	4.53	4.89	5.17	5.40	5.60	5.77	5.92
	4.60	5.63	6.20	6.63	6.96	7.24	7.47	7.68	7.87
9	3.15	3.95	4.42	4.76	5.02	5.24	5.43	5.60	5.74
	4.48	5.43	5.96	6.35	6.06	6.91	7.13	7.32	7.49
10	3.15	3.88	4.33	4.65	4.91	5.12	5.30	5.46	5.60
	4.48	5.27	5.77	6.14	6.43	6.67	6.87	7.05	7.21
11	3.11	3.82	4.26	4.57	4.82	5.03	5.20	5.35	5.49
	4.39	5.14	5.62	5.97	6.25	6.48	6.67	6.84	6.99
12	3.08	3.77	4.20	4.51	4.75	4.95	5.12	5.27	5.40
	4.32	5.04	5.50	5.84	6.10	6.32	6.51	6.67	6.81
13	3.06	3.73	4.15	4.45	4.69	4.88	5.05	5.19	5.32
	4.26	4.96	5.40	5.73	5.98	6.19	6.37	6.53	6.67
14	3.03	3.70	4.11	4.41	4.64	4.83	4.99	5.13	5.25
	4.21	4.89	5.32	5.63	5.88	6.08	6.26	6.41	6.54
15	3.01	3.67	4.08	4.37	4.60	4.78	4.94	5.08	5.20
	4.17	4.83	5.25	5.56	5.80	5.99	6.16	6.31	6.44
16	3.00	3.65	4.05	4.33	4.56	4.74	4.90	5.03	5.15
	4.13	4.78	5.19	5.49	5.72	5.92	6.08	6.22	6.35
17	2.98	3.63	4.02	4.30	4.52	4.71	4.86	4.99	5.11
	4.10	4.74	5.14	5.43	5.66	5.85	6.01	6.15	6.27
18	2.97	3.61	4.00	4.28	4.49	4.67	4.82	4.96	5.07
	4.07	4.70	5.09	5.38	5.60	5.79	5.94	6.08	6.20
19	2.96	3.59	3.98	4.25	4.47	4.65	4.79	4.92	5.04
	4.05	4.67	5.05	5.33	5.55	5.73	5.89	6.02	6.14
20	2.95	3.58	3.96	4.23	4.45	4.62	4.77	4.90	5.01
	4.02	4.64	5.02	5.29	5.51	5.69	5.84	5.97	6.09
24	2.92	3.53	3.90	4.17	4.37	4.54	4.68	4.81	4.92
	3.96	4.54	4.91	5.17	5.37	5.54	5.69	5.81	5.92
30	2.89	3.49	3.84	4.10	4.30	4.46	4.60	4.72	4.83
	3.89	4.45	4.80	5.05	5.24	5.40	5.54	5.65	5.76
40	2.86	3.44	3.79	4.04	4.23	4.39	4.52	4.63	4.74
	3.82	4.37	4.70	4.93	5.11	5.27	5.39	5.50	5.60
60	2.83	3.40	3.74	3.98	4.16	4.31	4.44	4.55	4.65
	3.76	4.28	4.60	4.82	4.99	5.13	5.25	5.39	5.45
120	2.80	3.36	3.69	3.92	4.10	4.24	4.36	4.48	4.56
	3.70	4.20	4.50	4.71	4.87	5.01	5.12	5.21	5.30
∞	2.77	3.31	3.63	3.86	4.03	4.17	4.29	4.39	4.47
	3.64	4.12	4.40	4.60	4.76	4.88	4.99	5.08	5.16

附表 6 Dunnett-*t* 检验临界值表(单侧)

(表中横行数字，上行 $P=0.05$，下行 $P=0.01$)

误差的自由度(ν)	处理组数(不包括对照组)T								
	1	2	3	4	5	6	7	8	9
5	2.02	2.44	2.68	2.85	2.98	3.08	3.16	3.24	3.30
	3.37	3.90	4.21	4.43	4.60	4.73	4.85	4.94	5.03
6	1.94	2.34	2.56	2.71	2.83	2.92	3.00	3.07	3.12
	3.14	3.61	3.88	4.07	4.21	4.33	4.43	4.51	4.59
7	1.89	2.27	2.48	2.62	2.73	2.82	2.89	2.95	3.01
	3.00	3.42	3.66	3.83	3.96	4.07	4.15	4.23	4.30
8	1.86	2.22	2.42	2.55	2.66	2.74	2.81	2.87	2.92
	2.90	3.29	3.51	3.67	3.79	3.88	3.96	4.03	4.09
9	1.83	2.18	2.37	2.50	2.60	2.68	2.75	2.81	2.86
	2.82	3.19	3.40	3.55	3.66	3.75	3.82	3.89	3.94
10	1.81	2.15	2.34	2.47	2.56	2.64	2.70	2.76	2.81
	2.76	3.11	3.31	3.45	3.56	3.64	3.71	3.78	3.83
11	1.81	2.13	2.31	2.44	2.53	2.60	2.67	2.72	2.77
	2.72	3.06	3.25	3.38	3.48	3.56	3.63	3.69	3.74
12	1.78	2.11	2.29	2.41	2.50	2.58	2.64	2.69	2.74
	2.68	3.01	3.19	3.32	3.42	3.50	3.56	3.62	3.67
13	1.77	2.09	2.27	2.39	2.48	2.55	2.61	2.66	2.71
	2.65	2.97	3.15	3.27	3.37	3.44	3.51	3.56	3.61
14	1.76	2.08	2.25	2.37	2.46	2.53	2.59	2.64	2.69
	2.62	2.94	3.11	3.23	3.32	3.40	3.46	3.51	3.56
15	1.75	2.07	2.24	2.36	2.44	2.51	2.57	2.62	2.67
	2.60	2.91	3.08	3.20	3.29	3.36	3.42	3.47	3.52
16	1.75	2.06	2.23	2.34	2.43	2.50	2.56	2.61	2.65
	2.58	2.88	3.05	3.17	3.26	3.33	3.39	3.44	3.48
17	1.74	2.05	2.22	2.33	2.42	2.49	2.54	2.59	2.64
	2.57	2.86	3.03	3.14	3.23	3.30	3.36	3.41	3.45
18	1.73	2.04	2.21	2.32	2.41	2.48	2.53	2.58	2.62
	2.55	2.84	3.01	3.12	3.21	3.27	3.33	3.38	3.42
19	1.73	2.03	2.20	2.31	2.40	2.47	2.52	2.57	2.61
	2.54	2.83	2.99	3.10	3.18	3.25	3.31	3.36	3.40
20	1.72	2.03	2.19	2.30	2.39	2.46	2.51	2.56	2.60
	2.53	2.81	2.97	3.08	3.17	3.23	3.29	3.34	3.38
24	1.71	2.01	2.17	2.28	2.36	2.43	2.48	2.53	2.57
	2.49	2.77	2.92	3.03	3.11	3.17	3.22	3.27	3.31
30	1.70	1.99	2.15	2.25	2.33	2.40	2.45	2.50	2.54
	2.46	2.72	2.87	2.97	3.05	3.11	3.16	3.21	3.24
40	1.68	1.97	2.13	2.23	2.31	2.37	2.42	2.47	2.51
	2.42	2.68	2.82	2.92	2.99	3.05	3.10	3.14	3.18
60	1.67	1.95	2.10	2.21	2.28	2.35	2.39	2.44	2.48
	2.39	2.64	2.78	2.87	2.94	3.00	3.04	3.08	3.12
120	1.66	1.93	2.08	2.18	2.26	2.32	2.37	2.41	2.45
	2.36	2.60	2.73	2.82	2.89	2.94	2.99	3.03	3.06
∞	1.64	1.92	2.06	2.16	2.23	2.29	2.34	2.38	2.42
	2.33	2.56	2.68	2.77	2.84	2.89	2.93	2.97	3.00

附表 7　Dunnett-*t* 检验临界值表(双侧)

(表中横行数字,上行 $P=0.05$,下行 $P=0.01$)

误差的自由度(ν)	处理组数(不包括对照组)T								
	1	2	3	4	5	6	7	8	9
5	2.57	3.03	3.39	3.66	3.88	4.06	4.22	4.36	4.49
	4.03	4.63	5.09	5.44	5.73	5.97	6.18	6.36	6.53
6	2.45	2.86	3.18	3.41	3.60	3.75	3.88	4.00	4.11
	3.71	4.22	4.60	4.88	5.11	5.30	5.47	5.61	5.74
7	2.36	2.75	3.04	3.24	3.41	3.54	3.66	3.76	3.86
	3.50	3.95	4.28	4.52	4.71	4.87	5.01	5.13	5.24
8	2.31	2.67	2.94	3.13	3.28	3.40	3.51	3.60	3.68
	3.36	3.77	4.06	4.27	4.44	4.58	4.70	4.81	4.90
9	2.26	2.61	2.86	3.04	3.18	3.29	3.39	3.48	3.55
	3.25	3.63	3.90	4.09	4.24	4.37	4.48	4.57	4.65
10	2.23	2.57	2.81	2.97	3.11	3.21	3.31	3.39	3.46
	3.17	3.53	3.78	3.95	4.10	4.21	4.31	4.40	4.47
11	2.20	2.53	2.76	2.92	3.05	3.15	3.24	3.31	3.38
	3.11	3.45	3.68	3.85	3.98	4.09	4.18	4.26	4.33
12	2.18	2.50	2.72	2.88	3.00	3.10	3.18	3.25	3.32
	3.05	3.39	3.61	3.76	3.89	3.99	4.08	4.15	4.22
13	2.16	2.48	2.69	2.84	2.96	3.06	3.14	3.21	3.27
	3.01	3.33	3.54	3.69	3.81	3.91	3.99	4.06	4.13
14	2.14	2.46	2.67	2.81	2.93	3.02	3.10	3.17	3.23
	2.98	3.29	3.49	3.64	3.75	3.84	3.92	3.99	4.05
15	2.13	2.44	2.64	2.79	2.90	2.99	3.07	3.13	3.19
	2.95	3.25	3.45	3.59	3.70	3.79	3.86	3.93	3.99
16	2.12	2.42	2.63	2.77	2.88	2.96	3.04	3.10	3.16
	2.92	3.22	3.41	3.55	3.65	3.74	3.82	3.88	3.93
17	2.11	2.41	2.61	2.75	2.85	2.94	3.01	3.08	3.13
	2.90	3.19	3.38	3.51	3.62	3.70	3.77	3.83	3.89
18	2.10	2.40	2.59	2.73	2.84	2.92	2.99	3.05	3.11
	2.88	3.17	3.35	3.48	3.58	3.67	3.74	3.80	3.85
19	2.09	2.39	2.58	2.72	2.82	2.90	2.97	3.04	3.69
	2.86	3.15	3.33	3.46	3.55	3.64	3.70	3.76	3.81
20	2.09	2.38	2.57	2.70	2.81	2.89	2.96	3.02	3.07
	2.85	3.13	3.31	3.43	3.53	3.61	3.67	3.73	3.78
24	2.06	2.35	2.53	2.66	2.76	2.84	2.91	2.96	3.01
	2.80	3.07	3.24	3.36	3.45	3.52	3.58	3.64	3.69
30	2.04	2.32	2.50	2.62	2.72	2.79	2.86	3.91	2.96
	2.75	3.01	3.17	3.28	3.37	3.44	3.50	3.55	3.59
40	2.02	2.29	2.47	2.58	2.67	2.75	2.81	2.86	2.90
	2.70	2.95	3.10	3.21	3.29	3.36	3.41	3.46	3.50
60	2.00	2.27	2.43	2.55	2.63	2.70	2.76	2.81	2.85
	2.66	2.90	3.04	3.14	3.22	3.28	3.33	3.38	3.42
120	1.95	2.24	2.40	2.51	2.59	2.66	2.71	2.76	2.80
	2.62	2.84	2.98	3.08	3.15	3.21	3.25	3.30	3.33
∞	1.96	2.21	2.37	2.47	2.55	2.62	2.67	2.71	2.75
	2.58	2.79	2.92	3.01	3.08	3.14	3.18	3.22	3.25

附表 8 χ^2 界值表

自由度	概率,P												
	0.995	0.990	0.975	0.950	0.900	0.750	0.500	0.250	0.100	0.050	0.025	0.010	0.005
1					0.02	0.10	0.45	1.32	2.71	3.84	5.02	6.63	7.88
2	0.01	0.02	0.05	0.10	0.21	0.58	1.39	2.77	4.61	5.99	7.38	9.21	10.60
3	0.07	0.11	0.22	0.35	0.58	1.21	2.37	4.11	6.25	7.81	9.35	11.34	12.84
4	0.21	0.30	0.48	0.71	1.06	1.92	3.36	5.39	7.78	9.49	11.14	13.28	14.86
5	0.41	0.55	0.83	1.15	1.61	2.67	4.35	6.63	9.24	11.07	12.83	15.09	16.75
6	0.68	0.87	1.24	1.64	2.20	3.45	5.35	7.84	10.64	12.59	14.45	16.81	18.55
7	0.99	1.24	1.69	2.17	2.83	4.25	6.35	9.04	12.02	14.07	16.01	18.48	20.28
8	1.34	1.65	2.18	2.73	3.49	5.07	7.34	10.22	13.36	15.51	17.53	20.09	21.95
9	1.73	2.09	2.70	3.33	4.17	5.90	8.34	11.39	14.68	16.92	19.02	21.67	23.59
10	2.16	2.56	3.25	3.94	4.87	6.74	9.34	12.55	15.99	18.31	20.48	23.21	25.19
11	2.60	3.05	3.82	4.57	5.58	7.58	10.34	13.70	17.28	19.68	21.92	24.72	26.76
12	3.07	3.57	4.40	5.23	6.30	8.44	11.34	14.85	18.55	21.03	23.34	26.22	28.30
13	3.57	4.11	5.01	5.89	7.04	9.30	12.34	15.98	19.81	22.36	24.74	27.69	29.82
14	4.07	4.66	5.63	6.57	7.79	10.17	13.34	17.12	21.06	23.68	26.12	29.14	31.32
15	4.60	5.23	6.26	7.26	8.55	11.04	14.34	18.25	22.31	25.00	27.49	30.58	32.80
16	5.14	5.81	6.91	7.96	9.31	11.91	15.34	19.37	23.54	26.30	28.85	32.00	34.27
17	5.70	6.41	7.56	8.67	10.09	12.79	16.34	20.49	24.77	27.59	30.19	33.41	35.72
18	6.26	7.01	8.23	9.39	10.86	13.68	17.34	21.60	25.99	28.87	31.53	34.81	37.16
19	6.84	7.63	8.91	10.12	11.65	14.56	18.34	22.72	27.20	30.14	32.85	36.19	38.58
20	7.43	8.26	9.59	10.85	12.44	15.45	19.34	23.83	28.41	31.41	34.17	37.57	40.00
21	8.03	8.90	10.28	11.59	13.24	16.34	20.34	24.93	29.62	32.67	35.48	38.93	41.40
22	8.64	9.54	10.98	12.34	14.04	17.24	21.34	26.04	30.81	33.92	36.78	40.29	42.80
23	9.26	10.20	11.69	13.09	14.85	18.14	22.34	27.14	32.01	35.17	38.08	41.64	44.18
24	9.89	10.86	12.40	13.85	15.66	19.04	23.34	28.24	33.20	36.42	39.36	42.98	45.56
25	10.52	11.52	13.12	14.61	16.47	19.94	24.34	29.34	34.38	37.65	40.65	44.31	46.93
26	11.16	12.20	13.84	15.38	17.29	20.84	25.34	30.43	35.56	38.89	41.92	45.64	48.29
27	11.81	12.88	14.57	16.15	18.11	21.75	26.34	31.53	36.74	40.11	43.19	46.96	49.64
28	12.46	13.56	15.31	16.93	18.94	22.66	27.34	32.62	37.92	41.34	44.46	48.28	50.99
29	13.12	14.26	16.05	17.71	19.77	23.57	28.34	33.71	39.09	42.56	45.72	49.59	52.34
30	13.79	14.95	16.79	18.49	20.60	24.48	29.34	34.80	40.26	43.77	46.98	50.89	53.67
40	20.71	22.16	24.43	26.51	29.05	33.66	39.34	45.62	51.81	55.76	59.34	63.69	66.77
50	27.99	29.71	32.36	34.76	27.69	42.94	49.33	56.33	63.17	67.50	71.42	76.15	79.49
60	35.53	37.48	40.48	43.19	46.46	52.29	59.33	66.98	74.40	79.08	83.30	88.38	91.95
70	43.28	45.44	48.76	51.74	55.33	61.70	69.33	77.58	85.53	90.53	95.02	100.42	104.22
80	51.17	53.54	57.15	60.39	64.28	71.14	79.33	88.13	96.58	101.88	106.63	112.33	116.32
90	59.20	61.75	65.65	69.13	73.29	80.62	89.33	98.65	107.56	113.14	118.14	124.12	128.30
100	67.33	70.06	74.22	77.93	82.36	90.13	99.33	109.14	118.50	124.34	129.56	135.81	140.17

附表 9　*r* 界值表(双侧尾部面积)

自由度	单侧:	0.25	0.10	0.05	0.025	0.01	0.005	0.0025	0.001	0.000
ν	双侧:	0.50	0.20	0.10	0.05	0.02	0.01	0.005	0.002	0.001
1		0.707	0.951	0.988	0.997	1.000	1.000	1.000	1.000	1.000
2		0.500	0.800	0.900	0.950	0.980	0.990	0.995	0.998	0.999
3		0.404	0.687	0.805	0.878	0.934	0.959	0.974	0.986	0.991
4		0.347	0.608	0.729	0.811	0.882	0.917	0.942	0.963	0.974
5		0.309	0.551	0.669	0.755	0.833	0.875	0.906	0.935	0.951
6		0.281	0.507	0.621	0.707	0.789	0.834	0.870	0.905	0.925
7		0.260	0.472	0.582	0.666	0.750	0.798	0.836	0.875	0.898
8		0.242	0.443	0.549	0.632	0.715	0.765	0.805	0.847	0.842
9		0.228	0.419	0.521	0.602	0.685	0.735	0.776	0.820	0.847
10		0.216	0.398	0.497	0.576	0.658	0.708	0.750	0.795	0.823
11		0.206	0.380	0.476	0.553	0.634	0.684	0.726	0.772	0.801
12		0.197	0.365	0.457	0.532	0.612	0.661	0.703	0.750	0.780
13		0.189	0.351	0.441	0.514	0.592	0.641	0.683	0.730	0.760
14		0.182	0.338	0.426	0.497	0.574	0.623	0.664	0.711	0.742
15		0.176	0.327	0.412	0.482	0.558	0.606	0.647	0.694	0.725
16		0.170	0.317	0.400	0.468	0.542	0.590	0.631	0.678	0.708
17		0.165	0.308	0.389	0.456	0.529	0.575	0.616	0.662	0.693
18		0.160	0.299	0.378	0.444	0.515	0.561	0.602	0.648	0.679
19		0.156	0.291	0.369	0.433	0.503	0.549	0.589	0.635	0.665
20		0.152	0.284	0.360	0.423	0.492	0.537	0.576	0.622	0.652
21		0.148	0.277	0.352	0.413	0.482	0.526	0.565	0.610	0.640
22		0.145	0.271	0.344	0.404	0.472	0.515	0.554	0.599	0.629
23		0.141	0.265	0.337	0.396	0.462	0.505	0.543	0.588	0.618
24		0.138	0.260	0.330	0.388	0.453	0.496	0.534	0.578	0.607
25		0.136	0.255	0.323	0.381	0.445	0.487	0.524	0.568	0.597
26		0.133	0.250	0.317	0.374	0.437	0.479	0.515	0.559	0.588
27		0.131	0.245	0.311	0.367	0.430	0.471	0.507	0.550	0.579
28		0.128	0.241	0.306	0.361	0.423	0.463	0.499	0.541	0.570
29		0.126	0.237	0.301	0.355	0.416	0.456	0.491	0.533	0.526
30		0.124	0.233	0.296	0.349	0.409	0.449	0.484	0.526	0.554
31		0.122	0.229	0.291	0.344	0.403	0.442	0.477	0.518	0.546
32		0.120	0.225	0.287	0.339	0.397	0.436	0.470	0.511	0.539
33		0.118	0.222	0.283	0.334	0.392	0.430	0.464	0.504	0.532
34		0.116	0.219	0.279	0.329	0.386	0.424	0.458	0.498	0.525
35		0.115	0.216	0.275	0.325	0.381	0.418	0.452	0.492	0.519
36		0.113	0.213	0.271	0.320	0.376	0.413	0.446	0.486	0.513
37		0.111	0.210	0.267	0.316	0.371	0.408	0.441	0.480	0.507
38		0.110	0.207	0.264	0.312	0.367	0.403	0.435	0.474	0.501
39		0.108	0.204	0.261	0.308	0.362	0.398	0.430	0.469	0.495
40		0.107	0.202	0.257	0.304	0.358	0.393	0.425	0.463	0.490
41		0.106	0.199	0.254	0.301	0.354	0.389	0.420	0.458	0.484
42		0.104	0.197	0.251	0.297	0.350	0.384	0.416	0.453	0.479
43		0.103	0.195	0.248	0.294	0.346	0.380	0.411	0.449	0.474
44		0.102	0.192	0.246	0.291	0.342	0.376	0.407	0.444	0.469
45		0.101	0.190	0.243	0.288	0.338	0.372	0.403	0.439	0.465
46		0.100	0.188	0.240	0.285	0.335	0.368	0.399	0.435	0.460
47		0.099	0.186	0.238	0.282	0.331	0.365	0.395	0.431	0.456
48		0.098	0.184	0.235	0.279	0.328	0.361	0.391	0.427	0.451
49		0.097	0.182	0.233	0.276	0.352	0.358	0.387	0.423	0.447
50		0.096	0.181	0.231	0.273	0.322	0.354	0.384	0.419	0.443

附表 10　r_s 界值表

n		概率，P								
	单侧	0.25	0.10	0.05	0.025	0.01	0.005	0.002 5	0.001	0.000 5
	双侧	0.50	0.20	0.10	0.050	0.02	0.01	0.005	0.002	0.001
4		0.600	1.000	1.000						
5		0.500	0.800	0.900	1.000	1.000				
6		0.371	0.657	0.829	0.886	0.943	1.000	1.000		
7		0.321	0.571	0.714	0.786	0.893	0.929	0.964	1.000	1.000
8		0.310	0.524	0.643	0.738	0.833	0.881	0.905	0.952	0.976
9		0.267	0.483	0.600	0.700	0.783	0.833	0.867	0.917	0.933
10		0.248	0.455	0.564	0.648	0.745	0.794	0.830	0.879	0.903
11		0.236	0.427	0.536	0.618	0.709	0.755	0.800	0.845	0.873
12		0.217	0.406	0.503	0.587	0.678	0.727	0.769	0.818	0.846
13		0.209	0.385	0.484	0.560	0.648	0.703	0.747	0.791	0.824
14		0.200	0.367	0.464	0.538	0.626	0.679	0.723	0.771	0.802
15		0.189	0.354	0.446	0.521	0.604	0.654	0.700	0.750	0.779
16		0.182	0.341	0.429	0.503	0.582	0.635	0.679	0.729	0.762
17		0.176	0.328	0.414	0.485	0.566	0.615	0.662	0.713	0.748
18		0.170	0.317	0.401	0.472	0.550	0.600	0.643	0.695	0.728
19		0.165	0.309	0.391	0.460	0.535	0.584	0.628	0.677	0.712
20		0.161	0.299	0.380	0.447	0.520	0.570	0.612	0.662	0.696
21		0.156	0.292	0.370	0.435	0.508	0.556	0.599	0.648	0.681
22		0.152	0.284	0.361	0.425	0.496	0.544	0.586	0.634	0.667
23		0.148	0.278	0.353	0.415	0.486	0.532	0.573	0.662	0.654
24		0.144	0.271	0.344	0.406	0.476	0.521	0.562	0.610	0.642
25		0.142	0.265	0.337	0.398	0.466	0.511	0.551	0.598	0.630
26		0.138	0.259	0.331	0.390	0.457	0.501	0.541	0.587	0.619
27		0.136	0.255	0.324	0.382	0.448	0.491	0.531	0.577	0.608
28		0.133	0.250	0.317	0.375	0.440	0.483	0.522	0.567	0.598
29		0.130	0.245	0.312	0.368	0.433	0.475	0.513	0.558	0.589
30		0.128	0.240	0.306	0.362	0.425	0.467	0.504	0.549	0.580
31		0.126	0.236	0.301	0.356	0.418	0.459	0.496	0.541	0.571
32		0.124	0.232	0.296	0.350	0.412	0.452	0.489	0.533	0.563
33		0.121	0.229	0.291	0.345	0.405	0.446	0.482	0.525	0.554
34		0.120	0.225	0.287	0.340	0.399	0.439	0.475	0.517	0.547
35		0.118	0.222	0.283	0.335	0.394	0.433	0.468	0.510	0.539
36		0.116	0.219	0.279	0.330	0.388	0.427	0.462	0.504	0.533
37		0.114	0.216	0.275	0.325	0.382	0.421	0.456	0.497	0.526
38		0.113	0.212	0.271	0.321	0.378	0.415	0.450	0.491	0.519
39		0.111	0.210	0.267	0.317	0.373	0.410	0.444	0.485	0.513
40		0.110	0.207	0.264	0.313	0.368	0.405	0.439	0.479	0.507
41		0.108	0.204	0.261	0.309	0.364	0.400	0.433	0.473	0.501
42		0.107	0.202	0.257	0.305	0.359	0.395	0.428	0.468	0.495
43		0.105	0.199	0.254	0.301	0.355	0.391	0.423	0.463	0.490
44		0.104	0.197	0.251	0.298	0.351	0.386	0.419	0.458	0.484
45		0.103	0.194	0.248	0.294	0.347	0.382	0.414	0.453	0.479
46		0.102	0.192	0.246	0.291	0.343	0.378	0.410	0.448	0.474
47		0.101	0.190	0.243	0.288	0.340	0.374	0.405	0.443	0.469
48		0.100	0.188	0.240	0.285	0.336	0.370	0.401	0.439	0.465
49		0.098	0.186	0.238	0.282	0.333	0.366	0.397	0.434	0.460
50		0.097	0.184	0.235	0.279	0.329	0.363	0.393	0.430	0.456

附表 11　T 界值表(两样本比较的秩和检验用)

	单侧	双侧
1 行	$P=0.05$	$P=0.10$
2 行	$P=0.025$	$P=0.05$
3 行	$P=0.01$	$P=0.02$
4 行	$P=0.005$	$P=0.01$

n_1 较小 n	n_1-n_2										
	0	1	2	3	4	5	6	7	8	9	10
2				3—13	3—15	3—17	4—18	4—20	4—22	4—24	5—25
							3—19	3—21	3—23	3—25	4—26
3	6—15	6—18	7—20	8—22	8—25	9—27	10—29	10—32	11—34	11—37	12—39
			6—21	7—23	7—26	8—28	8—31	9—33	9—36	10—38	10—41
					6—27	6—30	7—32	7—35	7—38	8—40	8—43
							6—33	6—36	6—39	7—41	7—44
4	11—25	12—28	13—31	14—34	15—37	16—40	17—43	18—46	19—49	25—12	21—55
	10—26	11—29	12—32	13—35	14—38	14—42	15—45	16—48	17—51	18—54	19—57
		10—30	11—33	11—37	12—40	13—43	13—47	14—50	15—53	15—57	16—60
			10—34	10—38	11—41	11—45	12—48	12—52	13—55	13—59	14—62
5	19—36	20—40	21—44	23—47	24—51	26—54	27—58	28—62	30—65	31—69	33—72
	17—38	18—42	20—45	21—49	22—53	23—57	24—61	26—64	27—68	28—72	29—76
	16—39	17—43	18—47	19—51	20—55	21—59	22—63	23—67	24—71	25—75	26—79
	15—40	16—44	16—49	17—53	18—57	19—61	26—15	21—69	22—73	22—78	23—82
6	28—50	29—55	31—59	33—63	35—67	37—71	38—76	40—80	42—84	44—88	46—92
	26—52	27—57	29—61	31—65	32—70	34—74	35—79	37—83	38—88	40—92	42—96
	24—54	25—59	27—63	28—68	29—73	30—78	32—82	33—87	34—92	36—96	37—101
	23—55	24—60	25—65	26—70	27—75	28—80	30—84	31—89	32—94	33—99	34—104
7	39—66	41—71	43—76	45—81	47—86	49—91	52—95	54—100	56—105	58—110	61—114
	36—69	38—74	40—79	42—84	44—89	46—94	48—99	50—104	52—109	54—114	56—119
	34—71	35—77	37—82	39—87	40—93	42—98	44—103	45—109	47—114	49—119	51—124
	32—73	34—78	35—84	37—89	38—95	40—100	41—106	43—111	44—117	45—122	47—128
8	51—85	54—90	56—96	59—101	62—106	64—112	67—117	69—123	72—128	75—133	77—139
	49—87	51—93	53—99	55—105	58—110	60—116	62—122	65—127	67—133	70—138	72—144
	45—91	47—97	49—103	51—109	53—115	56—120	58—126	60—132	62—138	64—144	66—150
	43—93	45—99	47—105	49—111	51—117	53—123	54—130	56—136	58—142	60—148	62—154
9	66—105	69—111	72—117	75—123	78—129	81—135	84—141	87—147	90—153	93—159	96—165
	62—109	65—115	68—121	71—127	73—134	76—140	79—146	82—152	84—159	87—165	90—171
	59—112	61—119	63—126	66—132	68—139	71—145	73—152	76—158	78—165	81—171	83—178
	56—115	58—122	61—128	63—135	65—142	67—149	69—156	72—162	74—169	76—176	78—183
10	82—128	86—134	89—141	92—148	96—154	99—161	103—167	106—174	110—180	113—187	117—193
	78—132	81—139	84—146	88—152	91—159	94—166	97—173	100—180	103—187	107—193	110—200
	74—136	77—143	79—151	82—158	85—165	88—172	91—179	93—187	96—194	99—201	102—208
	71—139	73—147	76—154	79—161	81—169	84—176	86—184	89—191	92—198	94—206	97—213

附表 12　*H* 界值表(三个样本比较的秩和检验用)

n	n_1	n_2	n_3	P	
				0.05	0.01
7	3	2	2	4.71	
	3	3	1	5.14	
8	3	3	2	5.36	
	4	2	2	5.33	
	4	3	1	5.21	
	5	2	1	5.00	
9	3	3	3	5.60	7.20
	4	3	2	5.44	6.44
	4	4	1	4.97	6.67
	5	2	2	5.16	6.53
	5	3	1	4.96	
10	4	3	3	5.73	6.75
	4	4	2	5.45	7.04
	5	3	2	5.25	6.82
	5	4	1	4.99	6.95
11	4	4	3	5.60	7.14
	5	3	3	5.65	7.08
	5	4	2	5.27	7.12
	5	5	1	5.13	7.31
12	4	4	4	5.69	7.65
	5	4	3	5.63	7.44
	5	5	2	5.34	7.27
13	5	4	4	5.62	7.76
	5	5	3	5.71	7.54
14	5	5	4	5.64	7.79
15	5	5	5	5.78	7.98

附表 13　*T* 界值表(配对比较的符号秩和检验用)

N	单侧 0.05	0.025	0.01	0.005
	双侧 0.10	0.05	0.02	0.010
5	0—15			
6	2—19	0—21		
7	3—25	2—26	0—28	
8	5—31	3—33	1—35	0—36
9	8—38	5—40	3—42	1—44
10	10—45	8—47	5—50	3—52
11	13—53	10—56	7—59	5—61
12	17—61	13—65	9—69	7—71
13	21—70	17—74	12—79	9—82
14	25—80	21—84	15—90	12—93
15	30—90	25—95	19—101	15—105
16	35—101	29—107	23—113	19—117
17	41—112	34—119	27—126	23—130
18	47—124	40—131	32—139	27—144
19	53—137	46—144	37—153	32—158
20	60—150	52—158	43—167	37—173
21	67—164	58—173	49—182	42—189
22	75—178	65—188	55—198	48—205
23	83—193	73—203	62—214	54—222
24	91—209	81—219	69—231	61—239
25	100—225	89—236	76—249	68—257
26	110—241	98—253	84—267	75—276
27	119—259	107—271	92—286	83—295
28	130—276	116—290	101—305	91—315
29	140—295	126—309	110—325	100—335
30	151—314	137—328	120—345	109—356
31	163—333	147—349	130—366	118—378
32	175—353	159—369	140—388	128—400
33	187—374	170—391	151—410	138—423
34	200—395	129—413	162—433	148—447
35	213—417	195—435	173—457	159—471
36	227—439	208—458	185—481	171—495
37	241—462	221—482	198—505	182—521
38	256—485	235—506	211—530	194—547
39	271—509	249—531	224—556	207—573
40	286—534	264—556	238—582	220—600
41	302—559	279—582	252—609	233—628
42	319—584	294—609	266—637	247—656
43	336—610	310—636	281—665	261—685
44	353—637	327—663	296—694	276—714
45	371—664	343—692	312—723	291—744
46	389—692	361—720	328—753	307—774
47	407—721	378—750	345—783	322—806
48	426—750	396—780	362—814	339—837
49	446—779	415—810	379—846	355—870
50	466—809	434—841	397—878	373—902

附表 14 *M* 界值表(随机区组比较的秩和检验用)

(P=0.05)

区组数	处理数(k)													
	2	3	4	5	6	7	8	9	10	11	12	13	14	15
2			20	38	64	96	138	192	258	336	429	538	664	808
3		18	37	64	104	158	225	311	416	542	691	865	1063	1292
4		26	52	89	144	217	311	429	574	747	950	1189	1460	1770
5		32	65	113	183	277	396	547	731	950	1210	1512	1859	2254
6	18	42	76	137	222	336	482	664	887	1155	1469	1831	2253	2738
7	24.5	50	92	167	272	412	591	815	1086	1410	1791	2233	2740	3316
8	32	50	105	190	310	471	676	931	1241	1612	2047	2552	3131	3790
9	24.5	56	118	214	349	529	760	1047	1396	1813	2302	2871	3523	4264
10	32	62	131	238	388	588	854	1164	1551	2014	2558	3189	3914	4737
11	40.5	66	144	261	427	647	929	1280	1706	2216	2814	3508	4305	5211
12	32	72	157	285	465	706	1013	1396	1862	2417	3070	3827	4697	5685
13	40.5	78	170	309	504	764	1098	1512	2017	2618	3326	4146	5088	6159
14	50	84	183	333	543	823	1182	1629	2172	2820	3581	4465	5479	6632
15	40.5	90	196	356	582	882	1267	1745	2327	3021	3837	4784	5871	7106

附表 15　随机数字表

03 47 43 73 86	36 96 47 36 61	46 96 63 71 62	33 26 16 80 45	60 11 14 10 95
97 74 24 67 62	42 81 14 57 20	42 53 32 37 32	27 07 36 07 51	24 51 79 89 73
16 76 62 27 66	56 50 26 71 07	32 90 79 78 53	13 55 38 58 59	88 97 54 14 10
12 56 85 99 26	96 95 68 27 31	05 03 72 93 15	57 12 10 14 21	88 26 46 81 76
55 59 56 35 64	38 54 82 46 22	31 62 43 09 90	06 18 44 32 53	23 83 01 30 31
16 22 77 94 39	49 54 43 54 82	17 37 93 23 78	87 35 20 96 43	84 26 34 91 64
84 42 17 53 31	57 24 55 06 88	77 04 74 47 67	21 76 33 50 25	83 92 12 06 76
63 01 63 78 59	16 95 55 67 19	98 10 50 71 75	12 86 73 58 07	44 39 52 38 79
33 21 12 34 29	78 64 56 07 82	52 42 07 44 38	15 51 00 13 42	99 66 02 79 54
57 60 86 32 44	09 47 27 96 54	49 17 46 09 62	90 52 84 77 27	08 02 73 43 28
18 19 07 92 46	44 17 16 58 09	79 83 86 19 62	06 76 50 03 10	55 23 64 05 06
26 62 38 97 75	84 16 07 44 99	83 11 46 32 24	20 14 85 88 45	10 93 72 88 71
23 42 40 64 74	82 97 77 78 81	07 45 32 14 08	32 98 94 07 72	93 85 79 10 75
52 36 28 19 95	50 92 26 11 97	00 56 76 31 38	80 22 02 53 43	88 60 42 04 53
37 85 94 35 12	83 39 50 08 30	42 34 07 96 88	54 42 06 87 93	35 85 29 48 39
70 29 17 12 13	40 33 20 38 26	13 89 51 03 74	17 76 37 13 04	07 74 21 19 30
56 62 18 37 35	96 83 50 87 75	97 12 25 93 47	70 33 24 03 54	97 77 46 44 80
99 49 57 22 77	88 42 95 45 72	16 64 36 16 00	04 43 18 66 79	94 77 24 21 90
16 03 15 04 72	33 27 14 34 09	45 59 34 68 49	12 72 07 34 45	99 27 72 95 14
31 16 93 32 43	50 27 89 87 19	20 15 37 00 49	52 85 66 60 44	38 63 88 11 80
68 34 30 13 70	55 74 30 77 40	44 22 78 84 26	04 33 46 09 52	68 07 97 06 57
74 57 25 65 76	59 29 97 68 60	71 91 38 67 54	13 58 18 24 76	15 54 55 95 52
27 42 37 86 53	48 55 90 65 72	96 57 69 36 10	96 46 92 42 45	97 60 49 04 91
00 39 68 29 61	66 37 32 20 30	77 84 57 03 29	10 45 65 04 26	11 04 96 67 24
29 94 98 94 24	68 49 68 10 82	53 75 91 93 30	34 25 20 57 27	40 48 73 51 92
16 90 82 66 59	83 62 64 11 12	67 19 00 71 74	60 47 21 29 08	02 08 37 03 31
11 27 94 75 06	06 09 19 74 66	02 94 37 34 02	76 70 90 30 86	38 45 94 30 38
35 24 10 16 20	33 32 51 26 38	79 78 45 04 91	16 92 53 56 16	02 75 50 95 98
38 23 16 86 38	42 38 97 01 50	87 75 66 81 41	40 01 74 91 62	48 51 84 08 32
31 96 25 91 47	96 44 33 49 13	34 86 82 53 91	00 52 43 48 85	27 55 26 89 62
66 67 40 67 14	64 05 71 95 86	11 05 65 09 68	76 83 20 37 90	57 16 00 11 66
14 90 84 45 11	75 73 88 05 90	52 27 41 14 86	22 98 12 22 08	07 52 74 95 80
68 05 51 18 00	33 96 02 75 19	07 60 62 93 55	59 33 82 43 90	49 37 38 44 59
20 46 78 73 90	97 51 40 14 02	04 02 33 31 08	39 54 16 49 36	47 95 93 13 30
64 19 58 97 79	15 06 15 93 20	01 90 10 75 06	40 78 73 89 62	02 67 74 17 33
05 26 93 70 60	22 35 85 15 13	92 03 51 59 77	59 56 78 06 83	52 91 05 70 74
07 97 10 88 23	09 98 42 99 64	61 71 62 99 15	06 51 29 15 93	58 05 77 09 51
68 71 86 85 85	54 87 66 47 54	73 32 08 11 12	44 95 92 63 16	29 56 24 29 48
26 99 61 65 53	58 37 78 80 70	42 10 50 67 42	32 17 55 85 74	94 44 67 16 94
14 65 52 68 75	87 59 36 22 41	26 78 63 06 55	13 08 27 01 50	15 29 39 38 43
17 53 77 58 71	71 41 61 50 72	12 41 94 96 26	44 95 27 36 99	02 96 74 30 83
90 26 59 21 19	23 52 23 33 12	96 93 02 18 39	07 02 18 36 07	25 99 32 70 23
41 23 52 55 99	31 04 49 69 96	10 47 48 45 88	13 41 43 89 20	97 17 14 49 17
60 20 50 81 69	31 99 73 68 69	35 81 33 03 76	24 30 12 48 60	18 99 10 72 34
91 25 38 05 90	94 58 28 41 36	45 37 59 03 09	90 35 57 29 12	82 62 54 65 60
34 50 57 74 37	98 80 33 00 91	09 77 93 19 82	74 94 80 04 06	45 07 31 66 49
85 22 04 39 43	73 81 53 94 79	33 62 46 86 28	08 31 54 46 31	53 94 13 38 47
09 79 13 77 48	73 82 97 22 21	05 03 27 24 83	72 89 44 05 60	35 80 39 94 88
88 75 80 18 14	22 95 75 42 49	39 32 82 22 49	02 48 07 70 37	16 04 61 67 87
90 96 23 70 00	39 00 03 06 90	55 85 78 38 36	94 37 30 69 32	90 89 00 76 33

附表 16(1) 10×10 随机排列表

1

	1	2	3	4	5	6	7	8	9	10	u	r_s
1	1	2	7	0	8	4	6	5	3	9	5	0.321 2
2	2	7	6	4	9	5	3	8	1	0	7	0.200 0
3	3	8	5	9	1	7	2	6	0	4	4	0.078 8
4	0	4	9	6	3	8	1	2	5	7	8	−0.393 9
5	9	0	2	7	6	1	8	3	4	5	9	−0.454 5
6	8	3	4	2	5	6	0	7	9	1	6	0.115 2
7	5	6	1	3	4	0	7	9	8	2	6	0.272 7
8	7	9	8	5	0	2	4	1	6	3	7	−6 242
9	4	1	3	8	2	9	5	0	7	6	7	0.563 6
10	6	5	0	1	7	9	9	4	2	8	5	−0.078 8

2

	1	2	3	4	5	6	7	8	9	10	u	r_s
1	3	0	9	6	2	4	8	7	1	5	5	−0.284 8
2	6	9	2	7	3	0	1	5	8	4	7	−0.127 3
3	4	5	1	3	9	6	0	2	7	8	5	0.442 4
4	1	3	5	9	6	8	7	4	2	0	4	0.393 9
5	9	2	6	4	8	7	5	0	3	1	5	−0.260 6
6	5	8	4	2	7	3	6	1	0	9	7	0.260 6
7	8	1	7	0	5	2	4	9	6	3	8	−0.127 3
8	7	6	0	1	4	5	3	8	9	2	8	−0.163 6
9	2	4	3	8	0	1	9	6	5	7	6	0.369 7
10	0	7	8	5	1	9	2	3	4	6	7	−0.503 0

3

	1	2	3	4	5	6	7	8	9	10	u	r_s
1	9	1	0	5	6	7	8	4	2	3	7	−0.406 1
2	2	9	8	0	4	1	5	3	7	6	5	−0.127 3
3	1	8	2	7	9	4	6	0	3	5	5	0.200 0
4	8	6	5	2	7	3	1	9	0	4	5	0.030 3
5	5	7	4	1	2	6	3	8	9	0	8	0.539 4
6	3	2	1	9	0	8	4	6	5	7	5	0.393 9
7	6	5	7	3	8	2	0	1	4	9	6	0.030 3
8	0	3	9	4	1	5	7	2	6	8	5	−0.115 2
9	7	4	6	8	3	0	9	5	1	2	6	−0.369 7
10	4	0	3	6	5	9	2	7	8	1	8	−0.175 8

4

	1	2	3	4	5	6	7	8	9	10	u	r_s
1	3	2	8	5	4	0	1	7	9	6	6	0.393 9
2	0	8	2	6	9	1	3	4	7	5	4	−0.345 5
3	8	5	7	4	2	9	6	3	1	0	7	−0.012 1
4	1	4	5	0	3	2	7	6	8	9	9	0.575 8
5	7	0	4	8	6	5	9	1	2	3	5	−0.636 4
6	2	6	3	9	1	8	5	0	4	7	6	0.369 7
7	6	9	1	3	7	4	2	5	0	8	5	0.236 4
8	9	7	6	1	0	3	8	2	5	4	8	−0.393 9
9	5	1	0	7	8	6	4	9	3	2	6	−0.175 8
10	4	3	9	2	5	7	0	8	6	1	6	0.090 9

附表 16(2) 20 个自然数的随机排列

	1	2	3	4	5	6	7	8	9	10	11	12	13	14	15	16	17	18	19	20	u	r_s
1	02	17	12	09	06	19	04	18	07	05	10	01	16	08	15	11	20	13	03	14	15	0.129 3
2	19	04	03	15	13	10	17	12	09	16	05	02	06	11	08	20	07	18	01	14	16	−0.052 6
3	06	08	09	12	20	14	05	18	15	04	03	13	02	01	07	19	11	16	17	10	13	0.099 2
4	10	17	15	12	01	03	18	19	09	06	02	04	11	14	20	16	07	05	08	13	12	−0.060 2
5	16	01	14	07	19	10	03	17	02	11	06	09	12	05	18	13	20	08	15	04	17	0.075 2
6	13	20	11	10	04	01	17	18	14	05	16	02	19	03	07	12	08	06	09	15	11	−0.169 9
7	05	10	20	15	03	04	09	13	01	16	12	02	19	17	07	14	18	08	11	06	10	0.096 2
8	17	14	09	15	05	13	02	08	18	04	16	03	06	11	01	19	20	10	07	12	10	−0.051 1
9	03	13	14	11	18	08	15	12	10	01	06	19	07	04	15	17	02	16	20	09	13	0.028 6
10	07	16	02	11	09	17	15	05	14	03	12	13	06	20	01	04	08	18	10	19	11	0.130 8

附表 16(3) 30 个自然数的随机排列

	1	2	3	4	5	6	7	8	9	10	11	12	13	14	15	16	17	18	19	20	21	22	23	24	25	26	27	28	29	30	u	r_s
1	20	12	05	03	26	21	09	09	24	19	14	06	22	11	28	29	27	30	08	02	15	18	01	25	16	04	07	13	10	23	18	−0.0763
2	04	28	01	10	17	26	22	22	27	16	13	20	12	23	18	24	09	02	29	19	25	15	06	30	07	14	05	21	03	08	21	−0.1204
3	18	21	24	04	20	02	17	17	16	13	27	11	05	12	06	28	01	14	09	22	10	08	29	07	30	15	03	25	19	26	15	0.0785
4	08	21	12	10	19	06	17	17	26	29	03	14	13	04	30	07	23	24	11	01	16	20	25	02	05	22	15	27	18	09	22	−0.0024
5	27	14	16	23	30	25	04	04	11	24	12	22	03	21	05	20	18	13	15	07	10	02	28	08	09	26	19	06	29	17	17	−0.0990
6	29	18	12	13	06	09	01	01	23	16	28	11	08	27	01	03	22	17	25	30	20	04	15	14	02	19	05	21	24	07	21	−0.0785
7	28	14	20	11	30	10	09	09	25	04	19	16	29	07	18	12	08	15	17	02	27	23	03	26	01	22	24	13	21	06	17	−0.0665
8	14	08	20	27	06	21	03	03	01	28	19	25	04	15	12	18	23	17	22	02	30	26	05	11	24	09	13	10	07	29	18	0.0376
9	10	14	09	29	05	24	07	07	26	23	04	01	28	19	11	13	02	25	03	30	16	06	21	12	17	22	20	08	15	27	18	0.1039
10	06	29	22	30	09	20	04	04	07	24	01	03	14	10	16	15	13	18	26	25	28	02	23	19	17	08	12	05	21	11	18	−0.1812

附表 16(4)　40 个自然数的随机排列

1

	0	1	2	3	4	5	6	7	8	9
0	37	14	04	29	34	17	22	09	38	21
10	15	10	31	30	02	12	01	16	33	36
20	32	03	08	11	06	20	13	25	18	40
30	24	35	19	26	27	23	05	28	07	39

$u=27$　　$r=0.051\ 4$

2

	0	1	2	3	4	5	6	7	8	9
0	19	26	31	38	23	06	15	40	27	33
10	02	03	16	10	37	18	11	21	04	36
20	25	08	05	22	17	39	12	24	07	29
30	28	13	34	20	09	32	14	01	30	35

$u=31$　　$r=0.038\ 3$

3

	0	1	2	3	4	5	6	7	8	9
0	32	25	21	04	09	36	27	10	19	22
10	23	15	28	17	37	16	11	26	06	39
20	18	34	31	03	08	33	40	07	14	29
30	20	24	01	38	13	35	02	12	05	30

$u=31$　　$r=0.086\ 1$

4

	0	1	2	3	4	5	6	7	8	9
0	21	30	02	27	03	16	20	04	25	15
10	12	39	11	24	35	29	36	28	19	34
20	33	18	10	23	37	06	17	08	13	40
30	01	26	09	38	05	22	31	14	32	07

$u=29$　　$r=0.038\ 3$

5

0	30	11	38	35	24	29	18	02	06	31
10	01	23	28	39	20	15	34	21	10	33
20	04	09	12	37	26	25	16	05	14	40
30	27	36	17	32	19	03	22	13	08	07

$u=34$　　$r=-0.173\ 7$

6

0	23	34	27	18	26	17	36	24	05	22
10	03	16	32	01	31	20	07	12	37	28
20	30	25	13	11	14	04	06	35	40	29
30	33	08	10	39	02	19	09	38	15	21

$u=27$　　$r=-0.061\ 4$

附表 16(5) 50 个自然数的随机排列

1

	0	1	2	3	4	5	6	7	8	9
0	38	09	42	08	47	21	50	07	39	30
10	36	12	23	32	40	27	24	33	10	11
20	28	49	45	29	46	15	17	44	03	22
30	01	06	20	18	25	16	35	48	05	41
40	14	31	19	02	26	13	34	43	04	37

$u=36$ $r=-0.155\ 3$

2

	0	1	2	3	4	5	6	7	8	9
0	02	30	41	40	04	37	49	22	07	10
10	31	24	47	50	45	14	25	14	03	39
20	12	01	43	28	46	17	20	05	38	13
30	06	21	27	08	33	42	09	29	36	18
40	15	48	11	16	26	35	32	23	19	34

$u=39$ $r=-0.055\ 5$

3

0	16	35	25	38	23	42	28	45	18	37
10	34	41	41	12	39	04	27	44	03	32
20	49	15	15	09	22	47	06	31	10	43
30	14	08	08	11	36	07	20	21	02	17
40	26	48	48	05	24	40	13	30	33	50

$u=41$ $r=-0.092\ 7$

4

0	10	07	24	37	22	46	25	32	17	13
10	04	11	45	29	26	05	02	47	40	09
20	16	41	36	19	27	48	33	14	39	08
30	42	15	38	23	30	50	31	06	49	28
40	43	12	21	01	18	20	35	03	44	34

$u=39$ $r=-0.0100\ 9$

附表 16(6) 100 个自然数的随机排列

	0	1	2	3	4	5	6	7	8	9
0	26	03	86	73	36	91	94	11	19	76
10	23	08	20	55	54	35	57	80	43	72
20	49	34	97	60	88	69	96	41	74	01
30	51	32	47	66	93	61	48	31	02	44
40	04	53	98	25	21	06	28	62	85	17
50	00	27	40	13	22	50	09	71	24	39
60	58	83	78	94	33	18	45	79	12	95
70	15	90	37	16	52	75	05	30	77	56
80	70	63	67	68	61	46	10	87	42	65
90	64	38	59	29	82	07	14	92	99	89

	0	1	2	3	4	5	6	7	8	9
0	48	73	12	37	19	62	47	10	16	51
10	96	31	57	36	54	81	30	55	86	93
20	88	09	03	66	65	78	84	61	53	34
30	44	25	98	83	28	59	92	13	56	79
40	14	45	76	43	63	18	94	85	80	41
50	70	91	46	29	05	17	26	33	06	42
60	27	75	40	23	04	52	71	38	74	11
70	60	72	01	95	20	68	99	69	67	24
80	07	58	35	32	89	15	02	87	90	82
90	21	50	49	64	00	77	08	97	22	39

	0	1	2	3	4	5	6	7	8	9
0	44	12	37	86	09	48	53	63	66	87
10	31	64	61	19	94	73	92	59	00	70
20	72	03	89	34	96	15	95	28	85	20
30	80	75	32	69	60	98	35	02	67	4
40	52	79	04	13	77	06	11	91	76	08
50	43	36	27	54	01	40	29	42	17	38
60	07	24	97	26	47	18	53	41	90	05
70	82	49	74	99	50	88	25	71	14	81
80	65	57	10	30	55	21	78	56	51	62
90	39	93	68	22	23	16	83	33	46	34